건강도인술 백과
健康導引術百科

지은이 하야시마 마사오

일본에 도인술을 보급한 무라카미 겐지村上源氏의 마지막 후손으로, 1960년 가마쿠라鎌倉에서 '송무관도장松武館道場'을 주재하고 도인술로 많은 난치병 환자를 치료하여 화제를 불러 모았다. 1969년 정통 도인술을 계승하고 있는 타이완의 도가용문파 제13대 전적(정통)으로 추대되었고, 도교의 최고기관인 사한장천부嗣漢張天府의 고문으로 취임했다.
저서로는 《건강도인술》《마음·건강도인술》《기의 도인술》 등이 있다.

옮긴이 김종오

1907년 평양에서 태어났으며 경성사범학교와 국학대학 문학부를 졸업한 뒤 평생을 교직에 몸담았다. 또한 노장사상과 선도에 관심을 갖고 도인술 보급에 힘썼다. 그동안 짓거나 옮긴 책으로는 《건강도인술》《마음·건강도인술》《仙人入門》《老莊인생학》《노년학》《용비어천가》《겨레얼 담긴 옛시조 감상》《고려가요 감상》《금강경》《독서지도사전》 등이 있다.

일러두기 〉〉 이 책은 정신세계사에서 출간한 《건강도인술》《마음·건강도인술》《기의 도인술》에서 꼭 필요한 행법만을 모아 수정 보완하여 하나로 묶은 것이다.

건강도인술 백과

하야시마 마사오가 지은 것을 김종오가 편역하고 정신세계사 정주득이 2006년 5월 15일 처음 펴내다. 편집부장 박시화, 정미화, 문시연, 김우종이 편집을 맡고, 류승인이 꾸미고, 김기욱이 그림 그리고, 기획 및 영업차장 김영수, 하지혜가 책의 관리를 맡다. 정신세계사의 -1978년 4월 25일(제1-100호), 주소는 03965 서울시 마포구 성산로4길 6 2층, 전화는 02-733-3134(대표전화), 팩스는 02-733-3144, 홈페이지는 www.mindbook.co.kr, 인터넷 카페는 cafe.naver.com/mindbooky이다.

2025년 2월 3일 박은 책 (초판16쇄)

ISBN 978-89-357-0273-2 03510

ⓒ 2006 하야시마 마사오

건강도인술 백과
健 康 導 引 術 百 科

하야시마 마사오 지음 | 김종오 편역

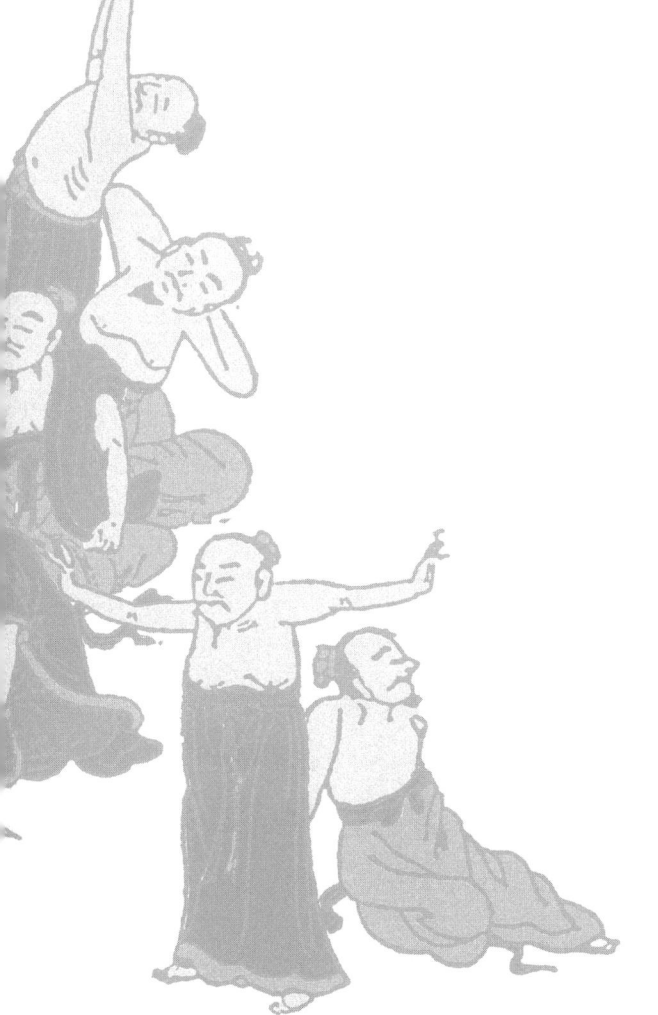

정신세계사

추천의 글

무병장수의 길 (나우당한의원 원장 김의태)

'무병장수無病長壽'는 인간의 본성적인 욕구입니다. 동서양을 막론하고 모든 의료인들은 이러한 본성적인 욕구를 실현하는 데 기여함으로써 보람과 긍지를 갖게 됩니다.

그렇지만 한편으로, 현대를 대표하는 서양의학은 인간의 면역기능을 강화시키고 자연치유력을 높이는 등의 '치유'보다는, 한정된 병소病所를 분석적으로 접근하고 있기에 아직은 '무병'을 위한 완전한 의술이기 어렵습니다. 그렇다고 해서 한의학을 포함한 전통의학이 이러한 현재의 의료문제를 해결하고 있다고 보기도 어렵습니다. 그렇기에 현행 의술의 한계를 대중적으로 인식하고 이를 해결하기 위한 다각도의 노력이 더욱 필요합니다. 그 다양한 방편 중의 하나가 '도인술'입니다. 예로부터 도인술은 한의학에서도 중요한 영역을 차지했습니다. 명의서인 《동의보감東醫寶鑑》에서도 도인술을 중요시 여겨 오장육부五臟六腑가 건강해지는 행법과 오관五官이 밝아지는 행법 등을 다루고 있습니다.

이러한 도인술이 현대에 와서는 더욱 향상되었어야 함에도 불구하고 오히려 쇠퇴한 것에 내심 안타깝던 차에 《건강도인술 백과》를 접하게 되어 의료인의 한 사람으로 기쁜 마음을 감추기가 어렵습니다. 무엇보다 도인술은 남녀노소 누구나가 쉽게 따라할 수 있는 자연스러운 동작으로 되어 있어서 그 활용이 간편합니다. 그러하므로 많은 분들에게 널리 보급되어 건강한 생활을 영위할 수 있기를 바랍니다.

머리말

누구나 가능한 최고의 건강법

'도인술導引術'이란 무엇인가. 처음으로 도인술을 접하는 사람이 많을 것으로 생각되기에 '최고의 건강법'으로서 그 효과의 일단을 보여주는 에피소드를 먼저 소개하고자 한다.

오래전 타이완의 타이난(台南) 지역에서 머무를 때 일이다. 진영성陣榮盛이라는 사람이 호텔로 나를 찾아왔다. 그는 도교道敎의 최고 권위 기관인 사한장천부嗣漢張天府의 사무원으로, 일본의 도교를 연구하는 사람 대부분은 이 사람에게서 가르침을 받았다. 진 씨는 도교학자인 도쿄대학 구보 교수의 소개로 나를 찾아왔던 것이다.

진 씨의 말인즉, 타이완의 은행장인 소 씨의 부인이 앓고 있는데 70살이 넘은 그녀는 약간 정신이 이상한듯, 자기 방 바로 옆의 화장실을 가는 사이에도 소변을 찔끔거린다는 것이다. 그런데 구보 교수에게 들으니 내가 도인술로 병을 고칠 수 있다고 하니 꼭 좀 부탁드린다는 것이다.

나는 소변문제는 바로 고칠 수 있으나 정신 쪽은 어느 정도인지 본인을 직접 만나봐야 알겠다고 했다. 일본에서도 노이로제나 조울증 등의 정신병은 고치고 있지만, 나는 중국어가 서툴기 때문에 그녀의 정신병을 고치는 데는 시간과 힘이 많이 들 것 같았다.

그런데 부인은 나를 보자 고개를 숙여 인사했다. 이런 상태라면 머리에는 이상이 없을 것이다. 그래서 "병을 고쳐드리지요" 하며 승낙했는데, 실제로 도인술을 가르친 지 사흘 만에 그때까지 걷지 못하던 그녀가 걷게 되고 스스로 화장실에 가서 소변을 보게 되었다. 이와 같이 보통의 방법으로는 잘 낫지 않는다는 증상도 낫는 것, 더욱이 즉효성이 있다는 것이 도인술의 한 특징이다.

　소 부인이 나았다는 소문을 듣고 달려온 사람이 진 씨의 친구 강가금江家錦 씨였다. 그는 중국에서 도인술을 전파해온 유파 중 하나인 도가용문파道家龍門派의 계승자였다. 강 씨는 소 부인을 만나보고 눈으로 직접 효과를 확인하고 나서 나에게 면회를 청해왔다. 그리고 이렇게 말했다.

　"나는 용문파의 제12대를 계승하고 있었으나, 도인술의 이런 기법까지는 몰랐다. 내가 알고 있는 기법을 전부 전수할 테니 부디 당신이 제13대를 이어받기 바란다."

　도인술은 중국 3,000년 역사 속에서 확립되고 승계되어 내려온 것인데, 도가의 수행자, 즉 도인술의 실천자는 타이완에서도 그 수가 적어졌을 뿐 아니라 도인술 자체가 잊혀져가는 추세이다. 동양의학 중에서도 최고의 건강법으로 알려진 도인술이 왜 잊혀져가는지 그 까닭은 본문에서 자세히 말하겠지만, 어쨌든 타이완에서도 도인술의 기법은 극히 일부의 것으로 되어버렸다. 그러던 차에 나의 기법을 직접 확인한 강가금 씨는 반드시 내가 제13대를 이어받아 도인술을 다시 세상에 퍼뜨려주기를 바랐다. 이것이 내가 도가용문파 전적傳的 제13대를 이어받게 된

전말이다. '전적'이란 '정통正統'을 뜻하는 말이다.

　도인술이란 기본적으로 젊어지는 법이라고 생각한다. 그것을 이용하여 몸의 이상이나 병을 고치는 것이다. 나에게 배운 도인술로 자신의 병을 고치고 나아가 도인술을 더 공부하여 지도원 자격을 얻어 활약하는 경우도 적지 않다. 그들은 사람들에게 도인술을 가르치면서 이 방법이 현대의학으로는 좀처럼 낫지 않는 만성병에도 놀랄 만큼 효과가 있다는 것, 더욱이 남녀노소를 불문하고 누구에게나 효과를 발휘하는 데 새삼 놀라고 있다.

　지금까지는 도인술 기법의 대부분이 비전秘傳으로 미공개상태였으나, 도인술을 세상에 보급하는 것을 제13대의 사명으로 생각하여 이번에 이 책을 쓰게 되었다. 여기에 등장하는 기법들은 누구에게나 곧 가능한 방법들이다. 아무쪼록 이 방법을 잘 활용하여 심신의 건강을 되찾기를 바라 마지않는다.

하야시마 마사오

차례

추천의 글   4
머리말   5

01 도인술의 신비한 효과 - 체험 사례
효과의 신속성   14
현대의학도 못 고치는 만성병을 낫게 한다   29
젊음과 아름다움을 되찾는다   41
섹스 고민도 시원하게 해결한다   52
몸의 이상을 고쳐 마음의 고민을 날려버린다   59

02 도인술에 입문하기 전에
도인술이란 무엇인가
기혈의 흐름을 활발하게 한다   68
몸을 자연상태로 되돌린다   78
중국 3천 년 전통의 양생비법養生秘法   86

03 몸을 언제나 젊게 하는 도인술
젊음을 시험해보는 행법(노화도 테스트)   98
행법의 올바른 방법   107
발과 다리를 젊게 하는 행법 111 | 허리를 젊게 하는 행법 115
배를 젊게 하는 행법 119 | 손과 팔·어깨를 젊게 하는 행법 124

8

목을 젊게 하는 행법 131 | 얼굴을 젊게 하는 행법 136
머리카락을 젊게 하는 행법 139 | 코를 젊게 하는 행법 141
입을 젊게 하는 행법 144 | 눈을 젊게 하는 행법 149 | 귀를 젊게 하는 행법 154

04 이런 증상에는 이런 도인술을

두통 160 | 현기증 162 | 빈혈 164 | 숨이 차고 가슴이 두근거림 166
무좀 · 티눈 169 | 방광염 172 | 치질 174 | 오십견 176 | 천식 180
생리불순 · 생리통 182 | 냉증 184 | 손발의 저림 186 | 채찍질증(삔 목뼈) 188
불면증 190 | 고혈압 · 저혈압 192 | 갱년기 장애 194 | 트림 · 방귀 196
암내 198 | 숙취 200 | 차멀미 202 | 딸꾹질 204 | 장딴지에 나는 쥐 206
코골기 · 이갈기 · 잠꼬대 208 | 위약 · 위하수 210 | 감기예방 · 노화방지 213
그 밖의 증상 (변비 · 만성설사 / 허리디스크 · 삔 허리 / 축농증 · 알레르기성 비염
치통 / 백내장 / 이명증 · 난청) 217

05 아름다운 얼굴과 몸매를 위한 도인술

주근깨 · 점 220 | 너무 굵은 허벅지 222 | 너무 굵은 다리 224 | 처진 젖가슴 226
배의 군살 빼기 229 | 눈을 예쁘게 232 | 맵시 없는 코 234 | 처진 히프 236
여드름 238 | 사마귀 240 | 주름살 242 | 기미 · 검은 얼굴 244 | 팔 · 다리 털 246
그 밖의 미용행법 (거친 손 / 목의 군살 · 목의 주름살 / 광대뼈 / 탈모증) 248

06 정력·성력을 강화하는 도인술

정력과 성력 252 | 간장의 강화법 255 | 신장의 강화법 259

남성을 위한 성력 강화법(서혜부를 주무르는 행법 / 허벅지를 문지르는 행법)

허리를 강화하는 행법 / 금냉법 / 강장법성기 자극법) 265

여성을 위한 성력 강화법(허벅지를 문지르는 행법 / 질의 복기법)

질을 죄는 행법 / 자궁 행법 / 발목욕 행법) 270

07 마음의 고민을 날려버리는 도인술

◈ 사람 상대에 자신이 생긴다

입냄새 280 | 땀을 많이 흘린다 282 | 얼굴이 빨개진다 284

남들 앞에 서면 당황한다 286 | 말을 더듬는다 288 | 시선공포증 290

나쁜 버릇 293

◈ 일과 공부에 능률이 오른다

마음이 불안정하다 296 | 머리가 띵하다 298 | 집중이 안 된다 300

기억력이 나쁘다 302 | 스트레스가 쌓인다 304 | 자율신경 실조증 307

◈ 불리한 성격 고칠 수 있다

급한 성미 310 | 소심한 성격 312 | 완고한 성격 314

투덜거림·질투심 316 | 융통성이 없다 318

◈ 상쾌한 하루, 즐거운 인생

기력이 없다 322 | 고소공포증 326 | 강박관념과 초조함 328 | 막연한 불안 330

08 기의 흐름이 원활해지는 도인술

◈ 육기법으로 내장에 기氣를 가득 채운다 334
'쉬' 하는 숨으로 간장의 사기를 몰아낸다 335
'시' 하는 숨으로 쓸개의 사기를 몰아낸다 336
'허' 하는 숨으로 심장의 사기를 몰아낸다 337
'스' 하는 숨으로 폐의 사기를 몰아낸다 338
'취' 하는 숨으로 신장의 사기를 몰아낸다 339
'후' 하는 숨으로 비장의 사기를 몰아낸다 340

◈ 기를 모아둔다 (기를 모아두는 행법) 341

◈ 기를 잘 흐르게 한다 (연수법) 344

09 도인행법의 체계화 불로좌공 24식

비전 중의 비전 350
좌공의 행법 352
불로좌공(01) ~ 불로좌공(24) 354
다른 행법과의 병행 402

도인술의 신비한 효과
- 체험 사례

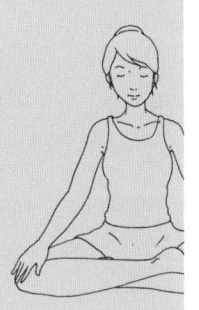

01

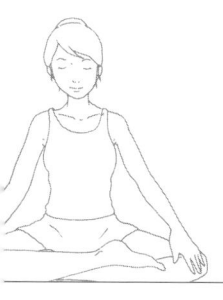

효과의 신속성

즉효성을 증명한 재빠른 사례

'아사히 TV'를 통해 생방송으로 도인술을 실연했을 때의 일이다. 프로가 끝나고 난 후 방송국 근처에서 식사를 하고 가마쿠라鎌倉 도장으로 돌아왔더니 가족들이 야단법석을 떨었다. 방송이 채 끝나기도 전에 전화문의가 쇄도하고 있다는 것이다.

그것뿐만이 아니다. 생면부지의 사람이 과자상자를 보내왔다. 곁들인 편지에 따르면 TV를 보고 어깨결림을 고치는 도인술을 해보았더니, 여러 해 동안 시달리던 집요한 어깨결림이 단번에 싹 풀렸다며 그에 대한 사례의 뜻으로 보낸다는 것이다. 본인보다도 사례가 먼저 도착해 있다는 것은 참으로 대중매체 시대다운 이야기라며 가족들과 함께 한바탕 웃었다.

벽두부터 이런 이야기를 하는 것은 도인술이 얼마나 간단하고 또 즉효성이 있는가를 알아주기 바라는 마음에서다. 예를 들어, 어깨결림 그 자체는 치명적인 병은 아니지만 당사자로서는 괴롭고 불쾌하기 짝이 없는 증상이다. 병원에 가도 웬만해선 낫지 않고 지압 등으로 잠시 나았다고 해도 곧 재발하기 일쑤다. 그런데 도인술이 무엇인지 전혀 모르던 사람이 TV에서 잠깐 본 방법을 흉내내보았더니 당장에 감쪽같이 나았다는 것이다. 이런 말을 해도 도인술을 모르는 사람은 얼른 이해가 안 갈 것이다. 아마도 이 책을 손에 든 사람의 대다수가 도인술이라는 말을 처음 듣는 것은 아닐지….

도인술 그 자체는 앞으로 자세히 이야기하겠지만, 중국 3천 년 역사 속에서 전해내려온 '최고최선의 건강법'으로 그저 단순히 건강증진이라는 두루뭉수리가 아니다. 목적별, 증상별로 정확한 방법(도인술에서는 행법이라고 한다)이 있는 것이 특징이다. 다만, 이 도인술은 비전秘傳으로서 널리 일반에게 소개되는 일이 별로 없었다. 나 자신도 이제까지 이 도인술을 적극적으로 세상에 퍼뜨리려고 하지 않았다. 그 때문에 도인술의 존재 자체를 모르는 사람이 많은 것은 당연하다고 생각한다.

잠깐 동안의 실행만으로 당장 효과를 실감할 수 있다

그럼에도 불구하고 내가 주관하는 일본도관日本道觀에는 매일같이 입문 지원자가 찾아온다. 그런 사람들에게 어떻게 해서 나를 알게 되었느냐고 물어보면, 대부분 내가 쓴 책을 읽었기 때문이라고 한다. 그들에게 공통되는 것은 그저 읽었을 뿐만이 아니라 써 있는 대로 도인술을 해보았더니, 병원에 가도 약을 먹어도 전혀 낫지 않던 몸의 이상이나 병이 거짓말같이 나았다는 것이다. 그래서 좀더 자세히 알고 싶어서 이곳에 찾아왔다고 한다.

그러나 이렇게 이야기하면 병원 치료나 약으로도 안 나았던 것이 단지 책을 읽고 또는 TV를 본 것쯤으로 정말 그렇게 간단히 나을 수 있을까 의심하는 사람이 많을 것이다. 나를 찾아온 사람 중에도 그와 비슷한 의문을 던져오는 사람이 적지 않다. 다른 사람의 소개로 지푸라기라도 붙잡는 심정으로 찾아온 사람의 경우에 흔히 있는 일이다.

"심한 요통으로 오랫동안 고생중인데 도인술로 정말 좋아질까요?"

이런 상담을 해오는 사람의 표정에는 기대 반 의문 반이라는 어설픈 감정이 나타난다. 또 내가 "하루면 낫지" 하고 말하면 모두 한결같이 못 믿겠다는 얼굴들이다.

그런데 도인술 강습을 시작하고 요통을 고치는 행법을 가르쳐주면 한 번의 시도만으로 그 감쪽같은 효과에 깜짝 놀란다.

"아, 잘 듣네요. 이것이라면 곧 낫겠어!" 하고 기쁨의 환호성을 지르는 사람도 있다. 도인술의 행법을 실천하면 이제까지 문지르고 두들겨도 그리고 지압으로도 몰아내지 못했던 울혈鬱血이 당장에 싹 흩어져나가는 것을 실감할 수 있기 때문이다. 즉석에서 나아버리는 사람도 그리 드물지 않다.

도인술은 한 번만 기억하면 다음부터는 집에서 스스로 할 수 있다. 그러므로 강습을 마치고 돌아간 사람이 얼마 후에 다시 찾아올 때는 이미 도인술의 효과에 확신을 갖게끔 되어 있다. 도인술이라는 생소한 방법을 처음부터 의심하고 드는 가족들에게 애써 설명하느라 얼마나 진땀을 뺐는지 모르겠다는 이야기를 선물 대신으로 들려줄 정도다.

도인술의 효과라는 것은 이와 같이 아주 분명히 당장에 나타나는 것이다. 그리고 그 행법行法도 전혀 어렵지 않다. 어린이나 어른이나 노인들, 그리고 남자 여자 할 것 없이 누구나 금방 터득할 수 있다. 또한 누구에게나 즉석에서 효과를 나타낸다. 더욱이 남의 손을 빌리지 않고 혼자서 할 수 있다는 점이 다른 어떤 건강법도 흉내 낼 수 없는 도인술의 장점이다.

체질이라고 단념하고 있는 3대 불쾌증도 낫는다

조금 열이 나거나 하면 누구나 경계를 한다. 예컨대 체온계가 37.2도를 가리키면 곧 약을 먹는 사람, 그만한 열에도 누워버리는 사람, 그냥 형편을 살피는 사람 등등 대응방법은 갖가지지만 어쨌든 몸의 이상을 의식하고 나름대로 조심들을 할 것이다. 이처럼 조심하는 것은 평소 건강할 때와는 몸의 상태가 다름을 느끼기 때문이다.

　이와 같이 건강한 사람일수록 사실은 몸의 변화에 민감하다. 몸의 변화나 이상을 별로 느끼지 못하거나 신경을 쓰지 않는 사람은 건강을 잃기 시작한 경우가 많다.

　현대에 들어와 자기 몸의 이상에 둔감한 경우가 매우 많아졌다. 1년이나 2년, 때로는 수십 년 동안 몸의 이상을 '체질'이라 믿고 이를 간과하며 살아가고 있는 것이다. 그 대표적인 예로 근시, 알레르기성 비염, 치질을 들 수 있다.

　보통 근시는 병으로 취급되지 않는다. 안과 진단을 받으면 안경으로 처방해줄 뿐이다. 의사로서는 고칠 수 없으므로, 결국 나면서부터 눈이 약한 체질로 돌리고 단념해버리기 일쑤다.

　하지만 태어나면서부터 근시인 사람은 웬만해서는 없는 법이다. 대부분 후천적인 원인으로 생기고 세월이 흐름에 따라 점점 악화된다. 근시가 선천적인 체질이 아니라는 증거가 있다. 바로 도인술로 악화의 원인을 제거하고 눈을 근시가 되기 이전의 상태로 돌려주면 낫는다는 사실이다.

알레르기성 비염도 마찬가지다. 이것은 '삼나무杉木 꽃가루병'이라고도 불리는데, 봄철이 되면 눈에는 안 보이지만 공중에 떠도는 삼나무 꽃가루에 콧구멍 점막이 과민반응을 일으켜 콧물이 쉴 새 없이 흐른다. 물론 삼나무 꽃가루 이외의 것으로 알레르기를 일으키는 사람도 있다.

이 알레르기성 비염도 현대의학으로는 좀처럼 낫지 않는다. 감기에 걸린 것도 아닌데 어느 날 갑자기 콧물이 자꾸 나오고 그것이 점점 심해진다. 병원에 가도 임시방편의 약을 줄 뿐 삼나무 꽃가루가 없어질 때까지, 즉 계절의 변동을 기다리는 것 외에는 별 뾰족한 수가 없다. 그리고 이듬해가 되면 또다시 걸리므로 그저 체질이라고 생각하고 단념해버리는 것이다.

어째서 사람에 따라서 삼나무 꽃가루에 민감한 반응을 보이는 사람과 그렇지 않은 사람이 있는 걸까. 또 어째서 어느 날 갑자기 민감한 반응을 보이게 되는 것일까.

이것의 근본적인 원인은 삼나무 꽃가루 때문이 아니라 그 사람의 몸에 있다고 하는 것이 옳을 것이다. 그 사람의 코 상태에 이상이 생겼기 때문이다. 다시 말해 삼나무 꽃가루에 민감한 반응을 보이는 것은 몸의 건강상태가 허물어진 증거이지 결코 체질 탓이 아니다.

치질 또한 병원에 다녀도 낫지 않는 병 중의 하나다. 치질약이 수십 종이나 되고 치질 전문의도 성황을 이루는 모양이지만, 이것은 치질 환자가 그만큼 많다는 것을 보여주는 동시에 의사의 치료나 약으로는 잘 낫지 않음을 여실히 보여주는 것이라고 할 수 있다.

치질은 증세가 가벼울 때는 약을 발라서 일시적으로 위장할 수 있다. 그러나 일단 걸리면 현대의학이나 약으로는 치질의 진정한 원인을 제거하지 못하기 때문에 세월이 흐를수록 자꾸 악화되고 마침내 수술을 하게 된다. 하지만 환부를 잘라내는 것만으로 치질 증상이 생기는 진정한 원인을 고친 것이 아니기 때문에 대부분 재발을 되풀이한다. 그러다가 자신은 항문의 점막이 약한 체질이라 생각하고 단념해버리는 경우가 많다. 그러나 내가 보기에 나면서부터 치질에 걸린 사람은 없다. 체질이 아니다. 후천적인 원인이 있기에 그것을 제거하면 치질은 쉽게 낫는다.

이상으로 보아 근시, 알레르기성 비염, 치질에는 공통점이 있다. 모두 선천적인 병이 아니라 후천적인 원인으로 몸의 상태가 흐뜨러진 결과로 일어난다. 그런데 현대의학에서는 이런 근본적인 원인을 모르기 때문에 낫지 않는 것으로 간주한다. 결국 이런 이상이 생기기 쉬운 체질 탓으로 돌리고 그저 참는 도리밖에 없다고 단념해버린다. 이렇게 매일매일 지내는 동안 불쾌함과 부자유가 그저 당연한 일처럼 느껴지고 몸의 이상으로는 생각되지 않는다.

그래도 이런 불쾌한 증상을 어떻게 고칠 방법이 없을까 고민하는 사람은 많은 듯하다. 그 증거로 근시나 콧병에 관한 대책만으로도 한 권의 책이 되고 때로는 그것이 베스트셀러가 되기까지 한다. 그 책들을 읽고 낫는지 어쩐지 나는 잘 모르지만, 적어도 도인술이라면 다음의 실례들에서 보듯이 상당한 중증도 단기간에 확실히 효과가 나타난다.

근시

어머니의 백내장이 먼저 나왔다

시가 현縣에서 어머니 손에 이끌려 나를 찾아온 M군은 아직 다섯 살도 안 되었는데 0.09의 고도 근시에 난시가 섞인 두꺼운 안경을 끼고 있었다. M군의 아버지는 치질과 간장병을 도인술로 고친 체험자로서, 자기 체험을 통해 도인술의 탁월함을 알고 아이의 근시도 낫는다는 확신으로 내가 주재하는 일본도관에 어머니와 함께 보낸 것이다.

M군은 잠시도 가만히 있지 못하는 개구쟁이였다. '과연 이 아이가 조용히 행법을 할 수 있을까, 아이에게만 시켜서는 지속하지 못할 것이다.' 이런 생각이 들자 어머니도 함께 도인술('눈을 젊게 하는 행법' 참조)을 하도록 권했다. 마침 어머니에게 백내장 증상이 보이기도 했다. 연세가 있는 탓인지 물건이 뿌옇게 흐려 보인다기에 어머니 눈에 이상이 있음을 알게 된 것이다. 그러나 걱정을 시키면 안 되겠기에 그 일에 대해서는 잠자코 있었다.

모자가 강습을 받고 돌아간 사흘 뒤에 전화가 걸려왔다. 아들보다도 어머니에게 먼저 반응이 일어났다는 것인데 어머니는 눈이 빨갛게 되었다며 걱정했다. 그래서 그것은 눈이 좋아지는 증상이므로 걱정 말고 행법을 계속하라고 했다. 그리고 아들의 상태를 물었더니 아무 변화도 없다는 것이다. 물 속에서 눈을 씻는 것이 무섭다면서 그저 얼굴을 물에 대기만 하는 모양이다.

닷새 후에 또 전화가 왔다. 아들에게는 변화가 없는데 정작 어머니는 돋보기 없이 신문을 읽게 되었다며 기뻐하는 모습이 전화를 통해 역력히 전해졌다. 그래서 사실 당신은 노안이 아니라 백내장에 걸려 있었던 거라고 그때 비로소 밝혔다. 그 때문에 물건이 뿌옇게 흐려 보였던 것이며 눈 행법을 해서 그것이 나은 것이라고 설명해주었더니 그녀는 무척 놀라는 듯했다.

그러나 아들은 도무지 반응이 없다고 하길래 캐물어보니 여전히 행법을 하지 않고 있음을 알았다. 나는 그대로 내버려두면 눈이 아주 안 보이게 되어서 학교에도 갈 수 없을 거라고 겁을 주었다. 때로는 이런 처치도 필요한 것이다. 과연 어린이답게 M군은 깜짝 놀라며 이번에는 본격적으로 행법을 하기 시작했다.

그리고 열흘 뒤, M군이 본격적으로 행법을 시작한 지 닷새째의 일이다. 그에게 반응이 일어났다. 아침에 눈을 뜰 수 없을 만큼 누런 눈곱이 왕창 나온 것이다. 3시간쯤 뒤에는 흰 눈곱이 나왔다. 다시 그로부터 2~3시간 경과하자 또 누런 눈곱… 이런 식으로 깨어 있는 동안 계속 반복되었다. 닷새 동안, 어머니가 아들 곁을 떠나지 않고 눈 행법을 계속시킨 결과이다. 그 후 일주일쯤 같은 상태가 지속되었다.

마침내 열이틀째 되는 날, 시력검사를 해보았더니 근시에는 변화가 없었으나 난시는 말끔히 가셨다.

고도의 근시도 2개월이면 시력을 회복

한 달 뒤 아들이 갑자기 머리가 아프다고 호소한다며 어머니에게서 전화가 왔다. 이야기를 들어보니 행법을 시작한 후에는 되도록 안경을 벗으라고 지시했는데, 계속 지켜오다 오늘 오랫만에 껴보았다는 것이다.

그래서 어머니에게 아들의 시력이 회복되는 중이라서 지금까지의 안경 도수는 이제 맞지 않는다, 그것이 바로 두통의 원인이라고 가르쳐 주었다. 그리고 곧 안경을 바꾸도록 지시했다. 어머니는 당장 아들을 데리고 안경집에 갔다. 그리고 시력검사를 해보았더니 처음에 0.09였던 것이 0.3으로 좋아졌음을 알았다. 이와 같이 어린이의 경우는 성장이 빠르기 때문에 병이 악화되기도 쉽지만 나을 때도 빠른 법이다.

한 달 반 후에는 아버지와 함께 셋이서 일본도관으로 찾아왔다. 0.3이 된 후부터는 회복이 빨라져 일주일 후에는 0.6, 그 다음 일주일 후에는 0.9로 시력이 회복되었다고 했다. 그때마다 안경을 바꾸는 일이 즐거운 듯 어린 소년은 행법을 거르지 않는다는 것이다. 이제는 안경이 필요 없게 되었으니 더이상 끼지 말라고 나는 지시했다.

그후 2개월 후에 아버지가 찾아와서 아들의 시력이 1.0이 되었다며 즐거워했다. 또한 미처 몰랐던 아내의 백내장도 동시에 나아서 이제 우리집 안경은 서랍 속에서 잠자고 있다며 활짝 웃던 그 얼굴이 아직도 눈에 선하다.

알레르기성 비염

화장지가 손에서 떠날 날이 없는 K군

고베에서 갑자기 K군이 찾아온 것은 아직 이른 아침시간이었다. 상기된 얼굴로 그는 내가 쓴 책과 침낭을 옆구리에 끼고 한 손에는 화장지를 소중히 들고 현관에 서 있었다. 눈이 몹시 충혈되어 보여서 우선 잠을 좀 재우기로 했다.

단잠을 잔 후 깨어난 K군은 또다시 자꾸 코를 풀어대고 재채기를 하는 등 야단법석을 떨었다. 얼마 후에 K군을 불러 이야기를 들어보았다.

그는 알레르기성 비염에 시달리고 있었다. 대학입시를 코앞에 두고 있는데 책을 읽어도 머리에 들어오지 않고 조바심만 나고 공부가 제대로 안 된다는 것이다.

알레르기성 비염으로 콧물이 자꾸 나와서 죽을 지경이라는 K군은 코를 보나 목소리를 들어보나 틀림없는 축농증이었다. 의사는 축농증과 알레르기성 비염을 구별하지만 사실인즉 그 둘은 같은 것이다. 축농증의 경향이 있기 때문에 알레르기 증상을 일으키는 것이다. 도인술의 입장에서 말하면 콧물도 일종의 고름이다.

축농증은 악성일수록 고름이 나오기까지 시간이 많이 걸린다. 악성이 되면 콧구멍에만 고름이 생기는 것이 아니라 눈 안쪽까지 퍼진다. 그 때문에 근시가 되기도 한다.

K군은 안경을 쓰지 않았으나 시력을 물어보니 0.07이었다. 그에게 코 행법('코를 젊게 하는 행법' 참조)을 가르쳐주면서 축농증이 나으면 시력도 회복될 것이라고 했더니 K군은 기쁨을 감추지 못하고 고향의 부모에게 전화를 걸었다. 그로부터 한 달 후 다시 찾아온 K군의 얼굴은 달라져 있었다. 부은 듯하던 콧날은 날씬해지고 청년다운 늠름한 표정을 되찾았다.

K군의 체험담을 들어보자. 도인술 지도를 받고 배운 대로 곧 콧구멍을 물로 씻으려고 했으나 어쩐지 무서운 생각이 들어 잠시 망설였다. 결국 찬물로는 하지 못하고 처음에는 미지근한 물을 콧구멍으로 통과시켰는데 찡한 아픔이 오고 잘 되지 않았다. 이튿날 아침에는 냉수를 통과시켰더니 어제보다 더 아프고 눈물이 나고 귀까지 찡한 것이 이상해지

는 것 같았다. 양쪽 코가 막혀서 숨이 막힐 지경이었다. 밤에는 다시 미지근한 물로 했더니 아픔은 좀 덜했는데 물을 코로 넣어서 입으로 내뱉기란 결코 쉬운 일이 아니었다.

집에 돌아온 후로는 하루 4~5회 코세척을 실행했다. 아침에는 냉수, 밤에는 미지근한 물을 사용했는데 냉수는 웬만해서는 콧구멍 속으로 쉽게 들어가지 않았다.

K군의 체험으로는 코를 씻기 시작한 후 일주일째가 제일 괴로웠다고 한다. 오른쪽 콧구멍이 통과되면 왼쪽이 막히고, 왼쪽 콧구멍이 통과되면 오른쪽이 막히기를 되풀이했다. 여전히 콧물은 자꾸 나오고 저절로 떨어지는 일도 가끔 있었다. 머리가 띵한 것이 무거운 느낌이었다.

도인술로 고름이 시원하게 나왔다

열흘쯤 되니 눈 속이 찡하고 아파왔다. 그리고 무엇인가 움직이는 것 같은 느낌이 들더니 코에서 고름덩어리가 나오고 아픔이 멎었다. 이튿날은 코가 찡하고 아픈 동시에 양쪽 귀에서 진물이 나기 시작했다. K군은 깜짝 놀라서 나한테 전화를 걸어 물어볼까 했으나 코와 눈과 귀는 연결되어 있다고 도인술 강습에서 배운 기억이 나자, 이것은 코가 낫기까지의 과정이라고 스스로 타이르며 상태를 좀더 지켜보기로 했다. 콧물이 목구멍으로 마구 흘러들었기 때문에 입으로 뱉어내기 바빴다.

2주째가 되어도 여전히 고름은 계속 나왔다. 그 무렵에 시험 보는 친구들의 모임이 있어서 참석했더니 얼굴이 달라진 것 같다며 모두들 한마디씩 했다. 집에 돌아와서 거울을 보니 자기 눈에도 많이 달라진 것 같았다. 또 멀리서도 거울 안의 자기 얼굴이 똑똑히 보이므로 시력이 회복되었음을 알았다. 그로부터 날마다 거울 보는 일이 즐거워지고 공부도 잘되었다. 그 무렵부터 미지근한 물은 그만두고 밤에도 찬물로 콧구멍을 세척했다.

20일째 되는 날, 눈에서 코에 걸쳐 스물거리던 움직임이 다시 시작되자 슬슬 고름이 또 나올지 모른다는 생각에 마음이 안정되지 않았지만 어쩐지 자기 몸을 알게 된 것 같아서 즐거움이 샘솟았다. 저녁을 먹고 8시쯤 목욕탕의 김을 쐬는 순간, 두 번째 고름이 타일 위에 떨어지며 흩어졌다. 처음에는 오렌지색이었는데 점점 청록색을 띤 고름이 나왔다. 고름이 나온 뒤에는 시원하고 기분이 쾌적했다.

25일째에도 다소 스물거림이 있었고 또 귀에서도 진물이 질금질금 나오고 코에서는 고름이나 콧물이 흘렀다. 어머니가 K군의 얼굴을 보시고는 달라졌다고 하기에 거울을 보니 전에 납작했던 코는 콧등이 높아지고 왼쪽 눈에는 쌍꺼풀이 생겼다. 시력도 많이 좋아진 것 같다.

28일째에는 전에 없이 코가 시원한 느낌이었다. 양쪽 모두 막히지 않고 띵하던 머리도 한결 상쾌해졌다. 하지만 콧물만은 아직 계속되었다. 이 기회에 내보낼 대로 내보낼 생각이었다.

한 달 후, 아침에 눈을 뜨니 기분이 아주 상쾌했다. 그래서 나한테 전화를 걸어와 그동안의 경과를 보고하러 오겠다고 한 것이다.

치질

치질은 과연 죽어도 안 낫는 병인가

치질의 치痔자는 疒(병질 엄)에 寺(절 사)를 쓴다. "죽어서 절에 가도 안 낫는다"는 농담이 있는 만큼 웬만해서는 낫지 않는다고 알려져 있다. 게다가 남에게 공개하기도 수치스러운 병이다.

내가 주재하는 일본도관에 찾아오는 사람들도 웬만해서는 치질 이야기는 선뜻 꺼내지 않는다. 특히 여성은 부끄러움이 앞서서 결국 말도 꺼내보지 못하고 돌아가는 경우가 많다. 그리고 얼마 후에 다시 용기를 내어 상담하러 오기는 하지만 전과 마찬가지로 단념하기 일쑤다. 나는 사람들의 얼굴이나 몸놀림을 보면 어떤 병을 지니고 있는지 대강 알 수 있지만, 본인이 말을 꺼내기 전에는 특별한 일이 없는 한 모르는 체하고 있다.

I씨의 경우도 자신이 치질에 걸렸다는 얘기를 꺼내기까지는 시간이 무척 걸렸다. 키도 훤칠하고 참으로 사내 중의 사내라는 느낌이 드는 그였지만 무언가 불안해 보였다. 일본도관에 와서도 일어섰다 앉았다, 복도를 서성거리며 안절부절하는 모습이다. 그러다가 화장실에 들어가더니 좀처럼 나오지 않는다. 한 15분쯤이나 지났을까. 그는 마치 기어나오듯이 화장실에서 나왔다. 그러고는 괴로운 듯 엉덩이에 손을 대고는 언제나 이 지경으로 지병 때문에 고생한다고 실토했다.

I씨의 치질은 수치질과 암치질을 동반한 것이어서 여성은 아니지만 생리 때같이 피가 쏟아진다고 했다. 어떤 사람에게 물어보니 앉는 것은 치질에 나쁘기 때문에 오랫동안 앉아 있지 말고 자주 일어서야 한다고

하기에 그는 아까부터 불안정해 보인 것이다.

확실히 같은 자세를 장시간 계속하는 것은 몸에 좋지 않다. 그래서 앉아만 있는 사람뿐만이 아니라 계속 서서 일하는 사람에게도 치질이 많다. 하지만 한 번 걸린 치질은 자세를 바꾼다고 낫는 것이 아니다. 나는 I씨에게 치질 행법을 가르치기로 했다.

일반적으로 치질의 종류는 수치질, 암치질, 치루, 탈항으로 크게 나뉘는데 치질은 수치질이나 암치질로부터 시작된다. 수치질은 항문 속에 새끼손가락 끝마디만한 돌기가 사마귀처럼 생기는 내치핵과 항문 밖에 생기는 외치핵이 있는데, 그 사마귀는 변이 나올 때 터져서 피가 난다. 또 암치질은 항문의 점막이 찢어져서 피가 난다. 수치질은 뿜듯이 나오고 암치질은 뚝뚝 떨어지는 경우가 많다.

암치질과 수치질이 심해진 것이 치루다. 항문 언저리가 염증을 일으켜 고름이 생기고 그 고름이 터져나온 구멍이 남아서 낫지 않는 것이 치루다. 간단히 말해서 여드름이나 종기의 기름이나 고름이 터져나온 자국과 같다. 아프고 열이 나고 해서 괴롭기 짝이 없는 그런 증상이다.

탈항은 항문으로 직장直腸이 불거져나오기 때문에 '직장탈'이라고도 한다. 이것은 항문에 탄력이 없는 사람에게서 흔히 볼 수 있다. 심한 경우는 10~20센티미터나 축 늘어진다. 이것을 의사에게 보이면 그 부분을 수술로 잘라버리지만 대부분 다시 나오는 경우가 많다.

수치질, 암치질은 한 달이면 낫는다

I씨의 치질은 수치질과 암치질이므로 행법을 시작한 후 한 달 만에 나아버렸다. 우선 첫날부터 배변 시간이 짧아졌다. 배변이 수월해졌기 때문

에 출혈은 줄었으나 힘주는 것이 습관이 되다보니 아픔은 얼른 가시지 않는 모양이다.

닷새째부터는 힘주는 것을 멈추니 휴지에 피가 조금 묻는 정도의 출혈이 있고 항문의 사마귀도 한결 작아지기 시작했다. 다만 술을 마신 뒤에는 출혈이 많아졌다.

화장실 갈 때마다 열심히 행법을 반복했더니 보름쯤 뒤에는 사마귀가 있는지 없는지 거의 알 수 없을 정도가 되었다. 전과 같이 화장실에서 엉금엉금 기어나오다시피 하는 일은 이제 없어졌다.

그는 한 달 뒤에 다시 일본도관을 찾아와 전에는 매번 화장실에서 기어나오던 것이 지금은 손만 씻으면 끝나므로 뭔가 잊어버린 것 같아 허전하다며 웃음을 지었다.

I씨의 경우는 치질 행법만으로 효과를 보았지만, 일반적으로 치질인 사람은 장이 나쁜 경우가 많다. 항문은 장과 직결되어 있기 때문에 장이 나쁜 사람은, 예를 들어 수치질을 수술로 잘라낸다 해도 장에서 항문에 걸친 세포를 바꾸지 않는 한 또다시 나온다. 탈장, 자궁탈 등도 모두 같은 것이다. 이런 경우는 장을 같이 치료할 필요가 있음을 덧붙여 말해 둔다.

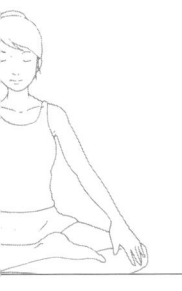

현대의학도 못 고치는
만성병을 낫게 한다

만성병은 노화를 촉진한다

몸의 이상을 대수롭지 않게 보아 넘기고 이상의 원인을 그냥 내버려두면 어느새 만성이 되어버린다. 특별히 고통이 심하지 않으면 대부분 그냥 지나치는데, 이것은 대단히 잘못된 것이다. 몸의 이상이 만성이 되면 노화가 촉진된다. 이것은 단순한 으름장이 아니다.

만성적인 몸의 이상과 노화는 닭과 달걀의 관계와 같다. 만성적인 이상 때문에 몸이 노화되고 몸이 노화되면 만성적인 이상이 생긴다. 이런 악순환의 관계를 잘 보여주는 대표적인 병으로 변비, 뻔 허리, 혈압의 이상을 들 수 있다.

먼저 변비는 위장이 활력을 잃어 장의 배설능력이 약해진 것이 원인이다. 하루 한 번씩 꼭꼭 배변을 한다고 해서 변비가 아니라고 단정지을 수는 없다. 먹은 양에 맞게 다 배설되지 않으면 몸에 필요 이상의 영양분이 축적된다. 또 장벽에 숙변이 달라붙어서 그 독소가 온몸을 돌면서 여러 가지 이상을 일으킨다. 즉 변비는 두통, 어깨결림, 요통, 비만, 고혈압, 저혈압 등의 직접 간접의 원인이 된다. 이런 증상은 몸의 움직임을 둔화시키고 내장의 활동을 약화시킨다. 그 때문에 나타나는 몸의 이상을 총칭하는 것이 바로 '노화'다.

그런데 노화현상은 꼭 늙어서만 나타나는 것이 아니다. 젊은 사람에게도 일어난다. 요즘은 젊은 사람이나 어린이에게까지 비만이 만연되어 있는데 이는 과식이 불러온 노화현상이다. 하루 한 번 배변을 하지만 먹는 양이 너무 많기 때문에 배설이 불충분하여 비만이 되는 것이다. 그대로 내버려두면 젊어서부터 백발, 어깨결림 등의 노화증상이 나타난다.

다음으로 삔 허리는 어느 날 갑자기 일어난다. 아침에 일어나려고 할 때라든지 무거운 물건을 들려고 허리에 힘을 주는 순간 갑자기 생기는 것이다. 어제까지만 해도 아무렇지 않던 동작이 이번에는 어째서 꼼짝달싹 할 수 없는 격통을 불러오는 것일까.

이것은 몸의 노화가 자기도 모르는 사이에 진행되다가 어느 날 한계가 오면서 일어나는 것이다. 그렇게 보면 삔 허리는 어느 날 갑자기 일어나는 것이 아니다. 오랫동안 몸 안에서 진행되어온 것이 분명하다.

도인술의 입장에서 인체의 움직임을 보노라면, 이 사람은 머지않아 삔 허리로 고생하겠다는 짐작이 가능하다. 따라서 예방도 가능하다.

삔 허리가 단순히 일시적인 것이 아니라 노화 때문이라는 것은 한 번 발작을 일으키면 두 번, 세 번 재발하기 쉬운 사실에서도 알 수 있다. 허리를 중심으로 한 몸의 조직이 활력을 잃은 것이다. 그러므로 삔 허리를 예방하고 두 번 다시 재발하지 않도록 하기 위해 허리조직의 노화를 방지하는 일은 중요하다. 아니 노화를 방지할 뿐 아니라 노화를 치료하는 것,

즉 몸을 젊게 하는 일이 필요한데 도인술이 바로 그런 건강법이다.

또한 고혈압이나 저혈압, 즉 혈압의 이상은 혈관, 심장 등 순환기 계통의 노화가 원인이다. 혈압에 이상이 생기면 동시에 내장이 그 영향을 받아서 노화가 촉진된다. 즉 노화의 악순환이 일어나는 것이다.

현대의학은 혈압 이상에 관해서 대증요법對症療法밖에는 해결책을 제시하지 못한다. 예컨대 고혈압의 경우는 혈관을 이완시켜 혈압을 내려줄 뿐이다. 순환기계의 노화를 막고 다시 젊게 할 수는 없기 때문에 언제까지나 약을 먹지 않으면 안 된다. 또한 오랫동안 약을 복용하면 부작용이 생기므로 몸 전체의 노화는 자꾸 빨라지기만 한다.

이와 같이 만성병은 대부분 몸의 노화가 나타난 것이다. 이런 만성병의 특징은 약을 먹어도 일시적인 효과만 있다는 사실이다. 현대의학에서는 노화를 방지하는 약이 없기 때문에 이는 당연한 것이다. 물론 수술로도 근본적인 치료가 불가능하다.

바로 이런 노화현상을 막아주고 고칠 수 있는 것이 도인술의 큰 특징이다.

변비

심한 변비도 당장 효과가 나타나는 '안복按腹행법'

몇 해 전에 한 젊은 여성으로부터 편지가 날아들었다. 평소에도 건강상담 편지가 심심치 않게 오는데, 이 편지의 주인공 K여인의 고민은 변비였다.

어릴 적에는 기분 좋게 배변을 했는데, 성장하면서 변비가 생겨 현재는 사흘 정도의 변비도 당연시하게 됐다며 그 이유를 모르겠다는 내용이었다. 나이나 직업 등이 적혀 있지 않았으므로 언제쯤부터 변비가 시작되었는지, 그리고 그 밖의 몸의 증상에 관해서도 좀더 자세히 알려 달라고 편지를 했다.

그 회답에 따르면 그녀는 23세의 미혼녀이고 전화교환원이 된 지 5년째라고 했다. 변비는 고등학교 때부터 시작되었고 그 때문인지 현재는 늘 불안하고 자주 신경질적이 된다는 것이다.

그녀와 같이 고등학교 때 변비가 되는 여성이 많다. 그 시절은 갑자기 이성을 의식하게 되고 삶에 대해 진지하게 생각하고 고민을 하는 시기이다. 그래서 사소한 일에도 감정이 흔들리고 정신적인 충격을 받기 쉬운 법인데, 여성 중에는 이를 먹는 것으로 해소하는 경우가 많다. 이렇게 과식이나 스트레스 등으로 장의 활동이 둔화되어 변비가 되는 것이다.

그녀의 경우는 하루종일 앉아서 일하는 교환원이라는 직업이 다소 영향을 주었는지 모른다. 또한 변비가 있는 사람은 어떻게 해서든 배설하고 싶다는 기분 때문에 더 먹어서 내보내려고 하는데, 이것이 더욱 중증을 낳는 경향이 있다.

K양의 편지 내용으로 보아 그녀는 개복수술을 한 일도 없고 이렇다 할 병도 없었기 때문에 곧 변비에 효과가 있는 안복행법을 적어서 보내주었다. 편지를 보내고 2주일쯤 후에 그녀는 근무처에서 직접 전화를 걸어왔다. 그리고 수다스러울 만큼 변비가 나은 사실을 한참이나 늘어놓았다. 이야기인즉, 처음에 안복행법을 했더니 그 순간 배가 아프면서 꾸룩꾸룩 소리를 내기 시작했다. 황급히 화장실로 달려갔더니 대량의 변

이 나왔다. 8년 동안 쌓인 찌꺼기를 한꺼번에 쏟아버린 느낌이었다.

그로부터 매일 변이 계속되는데 요즘은 직장생활이 한없이 즐겁고 따라서 당분간은 결혼하고 싶은 생각도 들지 않는다며 수화기 저편에서 그녀는 웃고 있었다. 그녀의 경우 가령 서른 살까지 변비를 그대로 내버려두었다면, 다른 여러 가지 증상이 동시에 일어나 몸 전체의 노화를 앞당겼을 것이 틀림없다. 20대 초반에 변비에 손을 쓴 것은 아주 다행한 일이라고 하겠다.

변은 잘 나오지만 이상체질이 되기 쉬운 현미식

변비에 관하여 한 사람 더. 이번에는 나이가 지긋한 사람의 예를 들어보자. 오사카에 사는 M여인은 닷새 동안의 변비쯤은 보통이라고 생각하는 50대 주부였다. 그녀가 처음 찾아왔을 때 나는 농담삼아 "당신의 남편은 마치 똥을 안고 자는 것 같겠구먼"이라고 했던 모양이다. 워낙 입버릇이 사나운지라 나는 이 말을 곧 잊어버렸지만 그녀는 오랫동안 잊혀지지 않았나보다. 얼마 동안 변비가 더욱 심해졌다가 완전히 나은 지금은 여러 사람 앞에서 우스갯소리로 스스럼없이 말하지만, 어쨌든 그 정도로 심한 변비였던 것이다.

여성들은 흔히 그럭저럭 변을 참아버리는 나쁜 버릇이 있다. 특히 주부라면 아침에 화장실에 가고 싶어도 남편과 아이들을 내보내고 나서 혹은 빨랫감을 다 처리하고 나서 가겠다며 미적대기 일쑤다. M여인의 경우도 마찬가지로 처음에는 하루 변비가 이틀로 연장되고 곧 사흘로 연장되었다. 그리고 점점 장의 활동이 둔해져서 4~5일의 변비도 당연한 일이 되고 만 것이다.

변비는 단지 변이 쌓이기만 하는 것이라면 문제가 크지 않지만, 보통은 그것으로 끝나지 않고 변의 독소가 온몸을 돌아 노화를 촉진한다. 그녀를 처음 만났을 때도 실제보다 훨씬 나이들어 보였다.

변비에 시달리다 못해 나를 찾아온 M여인이 처음 물어본 것은 "현미식을 어떻게 생각하느냐"였다. 전에 이웃에 사는 부인에게 현미식으로 변비를 고친 이야기를 듣고, 그때부터 쭉 현미식을 해왔는데 그래도 변비가 낫지 않는다는 것이다.

여기서 잠깐 현미식에 대해 조금 거론해두기로 한다. 도인술을 실천하는 사람을 '도가道家'라고 하는데, 도가는 무엇이든 자기 몸으로 실험해보지 않으면 안 된다. 나도 20년 전에 현미식을 반년 정도 계속한 적이 있는데, 그때 찾아갔던 친척집에서 사과를 조금 입에 댔다가 쓰러진 일이 있었다.

이게 무슨 말인가 하면, 현미식을 하면 확실히 변은 잘 나올지 모르지만 자칫 이상체질이 되기도 한다는 말이다. 게다가 동양인이 현미식을 계속하면 얼굴빛이 현미색깔, 즉 독특한 흑갈색이 되니 이상한 일이다. M여인도 거무스레한 얼굴을 하고 있었다. 유럽인의 경우는 이와 반대로 백색이 된다.

나는 그녀에게 현미식을 그만두라고 지시하고 안복행법을 가르쳐주었다. 그랬더니 그녀는 한창 도인술 지도를 받다가 배가 아프기 시작하여 황급히 화장실로 달려갔다. 한참 후에 화장실에서 나오더니 "내 몸 안에 숙변이 이렇게 많이 쌓여 있는 줄 미처 몰랐어요. 무엇을 어떻게 먹느냐도 중요하지만 선생님 말씀대로 먹은 것을 어떻게 배설하느냐가 더 중요하다는 사실을 이제야 알았어요" 하는 것이다.

안복행법을 실시하면 장의 활동이 활발해지기 때문에 이제까지 장벽에 달라붙어 있던 숙변이 벗겨지기 시작한다. 벗겨질 때 다소의 아픔이 따르지만 그런 경우는 두 손바닥을 비벼서 따뜻하게 한 다음, 아픈 부분에 대주면 아픔이 사라진다.

M여인의 경우는 아픔과 동시에 암녹색을 띤 변이 나왔다고 했다. 그것이 숙변이다. 그후 약 일주일 동안에 걸쳐 설사가 계속되었는데 그것으로 장 청소가 깨끗이 된 셈이다.

도인술을 시작한 지 2주쯤 지나자 그녀의 거무스레한 얼굴빛이 완전히 가시면서 얼굴이 온화해지고 윤기가 흘렀다. 표정도 밝아지고 전에 비해 훨씬 젊게 보였다. 그간의 자세한 사정을 모르는 남편은 그녀의 변화에 어리둥절했다고 한다.

삔 허리

3시간 만에 나은 중증의 삔 허리

나는 가끔 집단 치료 강습회를 연다. 넓은 강당에 수십 명에서 수백 명이 모여 일제히 도인술 실습을 하는 것이다.

이때 도인술이 가장 극적인 효과를 발휘하는 것은 팔다리나 허리가 부자유스러운 사람의 경우다. 내장의 병과 달리 오십견, 류머티즘, 중풍, 삔 허리 등은 옆에서 보면 거동이 부자연스러움을 얼른 알 수 있다. 그런 증상이 눈앞에서 낫기 때문에 반신반의로 강습을 받고 있던 사람들도 이만큼 신통하다면 자기 병도 고칠 수 있다는 확신을 갖는 모양이다.

A씨의 삔 허리를 고친 것은 와카야마의 집단 치료 강습회에서였다.

53세의 A씨는 가족의 부축을 받으며 강습회장을 찾았다. 운송업을 하는 그는 강습회 전날, 무거운 물건을 들려고 허리에 힘을 주는 순간 허리를 삐었는데, 허리가 어찌나 아픈지 앉지도 눕지도 못한다는 것이다. 그는 반듯하게 누울 수만 있게 해줘도 좋겠다며 이마에 비지땀을 흘리면서 매달리다시피 말했다. 강습회 시간은 오후 1시에서 4시까지 총 3시간이었다. 나는 A씨에게 단 한 가지 행법만 가르쳐주고 그것을 강습회가 끝날 때까지 하라고 지시했다.

그 행법은 선 채로 윗몸을 앞으로 굽히는 것인데('허리를 젊게 하는 행법' 참조), 처음에 A씨는 무척 괴로운 듯 윗몸을 아주 조금밖에 기울이지 못했다. 나는 300명이나 되는 사람들을 동시에 지도해야 했기 때문에 A씨에게 매달려 있을 수 없어서 그의 부인에게 무릎을 굽히지 않을 것과 그리고 무리하게 허리를 굽히지 말라고 단단히 일러놓고 A씨 곁을 떠났다.

한 40분쯤 지났을까. 한 바퀴 둘러보고 나서 A씨에게로 돌아와보니 윗몸이 3분의 1쯤 앞으로 굽혀져 있었다. 그것을 확인한 후 나는 다시 회장을 둘러보며 다른 사람들을 지도해나갔다.

도인술이라면 재발은 걱정할 필요 없다

문득 시선을 A씨에게로 돌렸더니 꽤 등이 굽어지고 두 손도 바닥에서 20센티미터까지 와 있었다. 그런데 A씨는 빨리 고치고 싶은 일념에서인지 손을 바닥에 대려고 몸에 탄력을 주는 것이었다. 나는 달려가서 얼른 멈추게 했다. 이것이 도인술과 스포츠의 다른 점이다. 조용히 숨을 내쉬면서 하지 않으면 오히려 허리를 다치고 만다.

주의를 받은 A씨는 다시 처음처럼 천천히 행법을 하기 시작했다. 그리하여 강습회가 끝나기 10분쯤 전에 A씨의 손은 바닥에 닿았다. 손이 바닥에 닿는다는 것은 삔 허리가 나았음을 뜻한다.

40세가 지나면 이 행법이 약간 힘들지 모른다. 허리가 쉽게 굳어지기 때문이다. 그러나 호흡을 맞춰서 바른 동작을 하면 누구나 곧 요령을 터득할 수 있고 따라서 A씨의 삔 허리도 약 3시간 만에 고쳐진 것이다.

보통 허리가 삐면 일주일쯤 누워버리는 수가 많고 게다가 누워 있어도 지겹도록 괴롭다고 한다. 병원에 가도 그저 아픔이 덜해지기를 기다리는 수밖에 없다. 다른 방법으로는 이렇게 짧은 시간에 고칠 수 없다. 더욱이 이 행법을 매일 계속하면 두 번 다시 이 병으로 고생하는 일이 없어진다. 허리의 조직이 젊어지기 때문이다.

고혈압 · 저혈압

약으로 증상을 눌러놓았다고 낫는 것은 아니다

일반적으로 고혈압과 저혈압을 전혀 상반되는 증상으로 생각하는데, 도인술에서는 그 둘을 특별히 구별하지 않는다. 둘 다 순환기 계통의 기능 쇠퇴가 원인이요, 남녀노소 구별 없이 순환기계의 기능을 원활히 해주는 행법을 하면 혈압의 이상은 낫기 때문이다. 그래서 고혈압과 저혈압을 한데 뭉뚱그린 것이다.

먼저 고혈압이 나은 실례를 들어보자. 사이다마 縣의 G씨는 따님의 소개로 나를 찾아왔다. 그는 자기 딸이 지병인 신장병을 도인술로 고친 것을 알고 있었지만, 도인술을 좀처럼 인정하려고 하지 않았다. 병을 고치는 것은 의사뿐이라는 세상의 '상식'을 고집스럽게 간직하고 있었다.

그런데 근래 몇 년 사이에 G씨의 고혈압이 악화되어 그 수치가 200을 넘자 병원에 입원하는 소동이 벌어졌다. 다행히 일주일이 안 되어 170쯤으로 떨어지고 일단 퇴원은 했으나, 집에서 치료하면서도 언제 재발할지 몰라 불안해했다. 요즘은 혈압강하제도 상당히 발달하여 약을 먹으면 어느 정도는 눌러놓을 수 있다. 그러나 약을 끊으면 곧 다시 뛰어오른다. 다시 말하면 약은 병을 고치는 것이 아니라 증상을 누르고 있을 뿐이다.

딸의 신장병이 도인술로 완치된 것을 보고도 G씨는 병을 고친다는 사실을 그리 대단한 일이라고 생각하지 않았다. 그런데 정작 자신이 병에 걸리고 보니 현대의학에서는 병을 근본적으로 고치는 것이 아니라 증상을 일시적으로 눌러둘 뿐이라는 사실을 알게 되었다. 그렇게 되니 병을 근본적으로 고쳐주는 도인술의 고마움을 새삼 이해할 수 있게 되었고 그래서 딸에게 부탁하여 나에게 연락을 해온 것이다.

G씨는 부인과 함께 어쩐지 불안한 듯한 얼굴로 찾아왔다. 커다란 보따리를 들고 일본도관에 입원할 작정으로 왔다는 것이다. 내가 2~3일 머물면 완전히 나을 거라고 해도 본인은 한 달쯤은 각오하고 있다고 버텼다. 몸을 살펴보니 손발의 끝 부분은 자주빛으로 흐려져 있고 걱정과 불안으로 잠을 못 잔 듯 눈은 붉게 충혈되어 있었다.

나는 먼저 도인술에 대해 설명하고 왜 혈압이 올라가는지를 설명했다. 그러자 그는 "아, 과연 그렇군요. 손끝의 혈관은 바늘의 300분의 1밖에 안 되는 가는 혈관이군요. 그곳을 다섯 배나 탁해진 피가 흐른다면 혈관을 손질하지 않는 한 혈액의 흐름이 정체되는 것은 당연하겠네요" 하며 몇 번이고 나의 설명을 되뇌었다.

그에게 곧 손발 주무르는 행법('손을 젊게 하는 행법', '발을 젊게 하는 행법' 참조)을 지도했더니 빛깔이 죽었던 손발은 당장 고운 핑크빛이 되었다. 그날 밤은 잠도 잘 잤다.

이튿날 아침, 그는 자못 얼굴빛이 좋아지고 눈도 맑아진 듯하다고 했다. 그러면서 자신의 또다른 걱정거리는 직업상 암만 해도 술을 끊을 수 없다는 것이다. 그래서 "술은 걱정할 것 없소. 피의 순환이 좋아지면 적은 양으로도 기분이 좋아지고 어느 정도 이상은 마시고 싶지 않아져요" 하고 말해주었더니 한시름 놓은 것 같으면서도 한편으론 믿기지 않는다는 그런 얼굴이었다.

도인술을 실천하면, 예를 들어 그때까지 한 병을 마시던 사람은 서너 잔으로도 온몸에 술기운이 확 퍼져서 주량이 절반으로 뚝 떨어진다. 반대로 전혀 못 먹는 사람에게 행법을 시키면 조금씩 마시게 된다. 술을 한 방울도 못 마시는 것 역시 몸이 안 좋기 때문이다.

G씨가 일본도관에 찾아온 지 사흘째 되는 날 오전, 기분이 어떤가 하고 가보았더니 마침 집에서 가지고 온 혈압계로 혈압을 재고 있는 중이었다. 처음 왔을 때는 170~120이었던 것이 지금은 120~90이라고 했다. 그날 저녁, 그는 건강한 모습으로 집으로 돌아갔다.

손발을 주무르는 것으로 혈압의 이상은 낫는다

다음은 저혈압의 경우인데, 도쿄의 여고생 J양의 예를 소개하기로 한다. J양은 여성지에 실린 도인술 기사를 읽고 자신의 저혈압도 나을 거라는 희망으로 나를 찾아왔다.

그 당시 그녀의 혈압은 90~60이었다. 그녀의 말로는 혈압이 낮기 때문에 아침에 일어나기 괴롭고 특히 오전중에 기운이 통 없고 안색이 나쁘다고 했다. 그 밖에도 여러 가지 몸의 이상을 호소하면서 모두 저혈압 때문이 아닌지 모르겠다는 것이다.

내가 관찰한 바로는 생리도 순조로운 것 같고 그 밖에 병이 있는 것 같지 않았다. 그래서 "혈압은 도인술로 곧 나으니 걱정할 것 없다. 오히려 걱정되는 일은 자신이 저혈압이라는 사실에 구애되어 무엇이든 그것에 결부시키려는 그 생각이 문제다. 도인술로 혈압이 낫거든 병에 대해서는 깨끗이 잊어버리도록 하라. 그렇게 하지 않으면 스스로 병을 만드는 결과를 부른다"고 주의시켰다.

그러고 나서 그녀에게 손발을 주무르는 행법을 지도했다. 그녀는 집에 알리지 않고 왔기 때문에 그날로 돌아갔는데, 일주일 뒤에 전화를 걸어와 혈압이 정상이 되었다며 고마워했다. 그녀의 경우는 병원에서 혈압을 재보고 "혈압이 낮다"고 한 말에 필요 이상으로 신경을 써서 오히려 몸의 상태를 흩뜨려놓은 것 같았다.

그러나 요즘 젊은이들 사이에서 혈압의 이상이 많아진 것도 사실이다. 그것도 남자는 고혈압, 여자는 저혈압으로 뚜렷이 갈라져 있다. 어떤 조사에 따르면, 남자는 과도한 육식이 원인이고 여자는 단 것을 지나치게 먹기 때문이라고 한다. 그러나 그 어느 것이든 간에 혈액이 탁해져서 기혈의 흐름이 나빠진 것이 근본적인 원인이다. 이것을 도인술로 고치는 것은 앞의 두 사례에서 보듯이 지극히 간단하다.

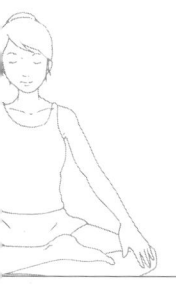
젊음과 아름다움을 되찾는다

미용상의 고민도 도인술로 말끔히 해소할 수 있다

여성에게 가장 큰 관심거리 중 하나가 미용일 것이다. 여기서는 비만, 작은 가슴, 주름살, 기미의 고민을 해소한 예를 소개하겠다. 모두 눈물겨운 노력을 했어도 좀처럼 효과를 보지 못했던 여성들이 마침내 그 고민을 해소한 경우이다.

    비만증인 경우, 수없이 공개되는 살빼기 방법의 대부분이 식사 제한을 수반하는 것들이다. 먹지 않고 살을 빼겠다는 것인데, 즐거운 세 끼 식사를 제한당해서는 그것이 오래 지속될 리 없다.

    요즘은 군살을 떼어내거나 위를 짧게 잘라서 영양을 흡수하지 못하게 하는 수술을 하기도 한다. 그러나 몸의 일부를 떼어버린다는 것은 아무리 생각해도 끔찍한 짓이다.

    작은 가슴의 경우도 수술을 하여 유방에 무언가를 넣어서 크게 만드는 성형수술을 하기도 한다. 그러나 뚱뚱해지거나 유방의 발육이 나쁘거나 한 것은 모두 몸에 그만한 원인이 있는 것이다. 신체의 일부를 깎아내고 무엇을 넣고 해서 모양만 갖추려 한다면 사람의 몸이 생물인 이상 제대로 될 리 없다. 일시적으로는 맵시 있어진다 하더라도 반드시 부작용이 생겨 후회하게 될 것이다.

도인술에 따르면 유방이 너무 크거나 또는 너무 작은 것은 몸의 자연적 구조의 균형이 깨진 탓이다. 그러므로 몸의 자연적 구조를 활발히 움직이게 하여 이상적인 몸의 형태를 되찾도록 한다. 즉 도인술은 비만이나 작은 가슴의 근본 원인을 치료하는 것이므로 식사 제한 등은 필요 없다.

또한 나이를 먹으면 피부가 거칠어지는 것은 당연한 일, 주름살이 잡히는 것은 막을 수 없는 노릇이다. 그러므로 일단 주름살이 잡혀버리면 그야말로 성형수술에라도 매달릴 수밖에 없다는 생각들을 많이 한다. 또한 피부의 노화대책이라고 해서 갖가지 화장품들이 불티나게 팔리고 있지만, 아무리 비싼 화장품을 사용한들 단지 기분을 위로해주는 효과 이상은 없음을 여성들은 잘 알고 있다.

그래서 피부가 거칠어지는 것을 도인술로 간단히 막을 수 있다고 말하면 놀랄 사람이 많을지 모르나, 이제까지 이야기해온 대로 도인술은 세포의 노화를 방지하는, 아니 한걸음 나아가 젊음을 되찾기 위한 것이다. 도인술에서는 화장품을 발라서 위장하는 것이 아니라 주름이나 기미를 근본적으로 치료하여 매력적인 피부로 만들어준다. 도인술을 하는 사람은 나이를 알 수 없다고들 하는데 바로 이런 이유 때문이다.

비만

뚱뚱해지는 참원인은

너무 뚱뚱한 것이 건강에 해롭다는 것은 잘 알려진 사실이요, 그래서 살을 빼려고 애를 쓰는 사람은 많지만 '왜 뚱뚱해지는가'는 의외로 알려져 있지 않다. 이 원인이 완전히 파악되면 무리 없이 자연스럽게 먹고 싶은 것을 먹으면서 날씬해지는 방법을 알게 된다. 그것이 도인술의 행법이다.

과식도 물론 비만의 원인이 된다. 그러나 젊을 때는 아무리 먹어도 보통은 그렇게 뚱뚱해지지 않는다. 그러나 중년이 지나면 같은 양을 먹어도 자꾸 살이 찐다. 무슨 까닭인가? 바로 배설능력이 쇠퇴하기 때문이다. 뚱뚱해지는 사람은 식사량을 아무리 줄여도 물을 조금 마시는 것으로 살이 찐다. 단체생활에서 같은 양을 먹어도 뚱뚱해지는 사람과 그렇지 않은 사람이 있는 것은 배설능력이 다르기 때문이다.

또한 과식을 왜 하게 되는지 모르는 사람이 의외로 많다. 그것은 위장이 활력을 잃고 느슨해졌기 때문이다. 아무리 먹어도 위장이 자꾸 늘어나기 때문에 만족감이 안 생긴다. 그래서 자꾸 먹게 되는 것이다. 위장이 느슨해지면 배설능력도 쇠퇴하기 때문에 군살이 붙게 된다.

배에 생긴 군살을 운동으로 빼려고 하면 대단히 힘이 든다. 그러나 위장의 활력을 회복시켜주면 늘어난 위장이 줄어들고 배설능력도 높아지므로 보름이나 한 달 정도면 군살도 빠진다. 이를 위한 방법이 변비 증상에서도 소개한 안복행법이다.

먹고 싶은 것을 먹으면서 두 달 반 동안 17kg 감량

M부인은 안복행법으로 두 달 반 만에 74kg에서 57kg까지 줄였다. 시작 전에는 160센티미터의 키에 몸무게가 74kg이었으니 대단한 비만체형이었다. 그녀는 이 때문에 고민이었으나 뚱뚱한 것은 자기 체질이라며 단념하고 있었다.

그 당시 남편은 치질, 무좀, 치조농루 등으로 고민하던 끝에 나의 도관에 입문했다. 그리고 오랫동안의 고민거리였던 이 병들이 도인술로 간단히 낫게 되자 부인에게도 도인술을 권했던 것이다. 그런데 그녀는 도인술로 살을 뺄 수 있다고는 꿈에도 생각하지 않았기 때문에 조금도 해볼 생각이 없었다. 그런 그녀가 갑자기 생각을 바꾼 것은 이웃에 사는 여인의 말 한마디 때문이었다.

"당신 남편은 참 젊네요! 연하 남편을 둔 줄은 미처 몰랐어요. 부러워요."

사실 남편은 46세, 그녀는 42세였다. 연상의 아내는커녕 네 살이나 연하인데… 그때서야 남편을 젊게 해주는 도인술의 효과를 인정하지 않을 수 없었다. 또 이대로 있다가는 남편에게 외면당할지도 모른다는 조바심이 불현듯 일어났다. 그래서 남편에게 부탁하여 안복행법을 배우게 된 것이다.

그녀는 하루 세 번씩 안복을 실시했다. 처음 일주일 동안은 몸무게에 별다른 변화가 없었다. 그러나 변비가 감쪽같이 사라지고 물렁물렁하던 복부에서 허리에 걸쳐 어딘지 모르게 탄력이 생긴 것 같고 동작도 가벼워지는 느낌이었다.

일주일 후에는 이틀에 1kg씩 살이 빠지기 시작했다. 그렇게 2주일 후에는 몸무게가 70kg이 되었다. 이렇게 되니 몸무게를 재는 것이 큰 즐거움이 되었다. 어쩐지 마음이 들뜨고 몸도 경쾌해졌다.

20일 전후에 걸쳐 닷새 동안에는 3kg이 줄었다. 전에는 1~2kg쯤은 하루만에 불었는데, 안복을 시작한 후로는 전혀 반대가 되었다. 그것도 먹고 싶은 것을 마음대로 먹으면서 말이다. 아침 거르기, 흰밥 안 먹기, 채식 위주의 식사 등 무리한 제한 없이도 가능한 것이 도인술의 매력임을 절감했다.

한 달 후에는 체중계의 바늘이 65kg 선을 깼다. 그녀는 남편과 둘이서 중국요릿집을 경영했기 때문에 아무래도 식사는 기름진 것이 많았고 또 그런 음식을 즐겼다. 그런데 요즘은 몸이 달라진 때문인지 기호가 달라졌음을 깨달았다. 이제는 별로 손질을 하지 않은 담백한 음식에 손이 많이 간다는 것이다.

이웃에 사는 부인들은 달라진 그녀를 보고 "무엇을 하길래 그렇게 날씬해졌냐"며 부러워했다. 웬만해서는 사실을 이야기하지 않는 남편도 가게에 찾아오는 손님을 붙잡고 부인이 날씬해진 이야기를 하며 자랑스러워했다. 다만, 뱃가죽이 늘어난 것 같기도 하고 주름이 잡힌 것 같기도 한데 아마 지방이 제거된 탓이리라.

살이 빠져서 얼굴까지 여성스러워졌다

65kg 선을 깬 뒤부터는 한때 저울 바늘이 좀처럼 60kg에 접근하지 않는 시기가 있었다. 하지만 계단을 올라갈 때 허벅지가 서로 부딪치지 않고 숨도 별로 차지 않게 되었다. 또 35일쯤부터는 뱃가죽이 팽팽해지고 등에 붙어 있던 살도 웬만큼 미끈해진 것 같았다.

한 달 반쯤 되니까 2~3일 대단한 쾌변이랄까, 설사 증상이 계속되었다. 식사 때마다 배가 아파서 화장실로 달려갔다. 그리고 화장실에서 나올 때마다 체중을 달아보면 한 번에 약 300g씩 줄어드는 것이었다. 이중턱도 없어지고 튀어나왔던 볼살도 들어가서 자신이 보기에도 얼굴이 여성스러워진 것을 역력히 알 수 있었다.

두 달 후에는 몸무게가 61kg이 되었다. 다리도 가늘어졌다. 이제까지 펑퍼짐하던 얼굴에 오목조목 균형이 잡히기 시작하고 콧날도 오똑해졌다. 식사도 적은 양으로 만족하게 되었다.

두 달 반 후에는 드디어 몸무게가 57kg이 되었다. 이웃에 소문이 퍼져 일부러 구경 오는 호사가도 있었다. 그러나 누구보다도 기뻐해준 것은 남편이었다.

작은 젖가슴

젖가슴이 납작한 사람은 하반신에 살이 찐 경우가 많다

일반적으로 동양 여성의 가슴은 서양 여성에 비하면 작아서 풍만한 가슴을 바라는 사람이 많다. 그러나 서양 여성이라고 모두 풍만하기만 한 것은 아니며, 뒤에서 이야기하겠지만 너무 큰 가슴도 문제가 없는 것은 아니다.

요코하마에서 온 B양은 19세의 전문대학 학생이었다. 한참 동안을 망설이다가 결심한 듯이 입을 열었는데, 가슴을 크게 했으면 좋겠다는 말이었다.

그녀는 확실히 상반신만 보면 가슴이 빈약하고 아직 소녀티가 가시지 않아 귀여워 보였다. 그러나 하반신을 보면 배에서 허리, 그리고 허벅지에서 발에 걸친 부분은 완전히 여성스럽게 발달해 있었다. 아니, 필요 이상으로 발달했다고 보는 것이 맞을 만큼 도무지 상반신과 균형이 맞지 않았다. 이와 같이 가슴이 빈약한 여성은 하반신에 필요 이상의 살이 붙어 있는 경우가 많다.

따라서 B양과 같은 납작가슴은 상반신과 하반신의 호르몬 균형을 잡아주는 행법을 실천하면 곧 부풀어오르고 동시에 하반신은 날씬해진다. 여기에는 생리불순을 고치는 행법(생리가 순조로운 사람도 납작가슴인 사람은 할 필요가 있다)이 좋다.

B양의 경우는 이 행법을 시작한 지 2주일쯤부터 우선 하반신이 단단해지기 시작했을 뿐 아니라 균형이 잡혀갔다. 그리하여 2년 전에 입었던 타이트한 스커트를 다시 입을 수 있게 되었다. 게다가 발을 포개는 자세가 되지 않아서 한쪽 발을 다른 쪽 발에 힘껏 얹어도 곧 미끄러져버리던 것이 그럭저럭 포갤 수 있게 되었다.

한 달째에는 티셔츠를 입었을 때 가슴 양쪽이 조금 볼록해졌음을 느꼈다. 그리고 두 달째에는 친구와 충돌하여 가슴이 부딪혔을 때 이제까지 못 느꼈던 탄력을 스스로 느끼고 '아, 부풀어오는구나' 하고 실감했다. 배에서 다리에 걸친 군살도 없어지기 시작했다.

석 달째에는 보통 사이즈의 브래지어를 착용할 수 있게 되었다. 그리고 이전에는 몸의 위와 아래 균형이 맞지 않아서 입어도 모양이 나지 않던 드레시한 옷도 입을 만해졌다는 것이다. 하반신의 군살도 빠지고 다리도 날씬해져서 이제까지 입지 못했던 미니스커트도 한번 입어볼 생각이라고 한다.

여성이 호소하는 가슴에 대한 고민에는 B양과 반대로 지나치게 커서 곤란한 경우도 있는데, 작은 것보다 너무 큰 가슴에 건강상의 문제가 더 많다.

너무 큰 젖가슴은 건강상 문제가 많다

5년 전쯤 도인술 강습회에 앞치마 차림으로 참가한 20세 정도의 여성이 있었다. 그녀는 고베에서 온 C양으로 유방이 너무 커서 남자들이 지나갈 때마다 그곳을 스치고 간다는 것이다. 그것이 싫어서 앞치마로 감추고 있다고 했다.

곧 여성 코치에게 살펴보라고 했더니 확실히 보통 이상으로 크고 축 늘어져 있었다. 또한 큰 것치고는 비교적 딴딴했다.

그녀는 유방이 너무 무거워서 어깨가 결린다고 했다. 사실 이 유방은 풍만한 것이 아니라 여분의 수독水毒이 유방에 괴어 있는 것이다. 수독이 괴는 것은 수분 배설기관이 제대로 활동을 못하기 때문이다. 따라서 신장, 방광 계통의 활동을 활발하게 해주는 행법을 실시하면 수독은 소변이 되어 나가버린다.

C양에게 가슴을 작게 하고 싶지 않냐고 물었더니 그렇게 할 수 있냐며 놀라워했다. 그녀는 지금까지 남자들에게 희롱당할 때마다 분해서 참을 수 없었다며 눈물을 글썽거렸다. C양은 사실 축농증을 치료하기 위해 도인술을 배우러 온 것이지만, 당장 앞가슴이 단단해지는 행법과 함께 신장, 방광의 활동을 활발하게 해주는 행법을 지도받았다.

닷새가 지나자 하루 4~5회였던 소변 횟수가 두 배 이상으로 늘어나서, 그녀는 어디를 가나 먼저 화장실을 찾게 되었다. 그리고 화장실에

갈 때마다 몸이 가벼워지는 것 같은 상쾌함을 느꼈다.

열흘쯤부터는 소변의 횟수가 더 늘어났다. 그것에 비례하여 유방의 모양은 점점 죄어들고 부드러워졌다. 그러나 아직도 엄청난 크기 때문에 앞치마는 벗지 못했다.

한 달쯤 뒤에는 그렇게도 자주 드나들던 화장실 출입이 하루 한두 차례로 줄었다. 그때마다 기분 좋게 나오는 것에는 변함이 없었다. 유방도 2센티미터쯤 올라갔으므로 그리 무거움을 느끼지 않게 되었다. 그녀는 어깨결림도 없고 해서 큰맘 먹고 앞치마 없이 사람이 붐비는 곳을 걸어보기로 했다. 이전부터의 의식 때문인지 여전히 가슴에 시선을 느꼈지만 장난삼아 스치고 가는 사람은 이제 없어졌다.

한 달 반쯤 지났을 무렵에는 빨리 걷거나 뛰거나 해도 전과 같이 흔들거리는 느낌은 완전히 없어졌다. 또 유방에 탄력이 생기기 시작했다.

나는 전부터 브래지어를 착용하지 않는 것이 좋겠다고 했으나 그녀는 좀처럼 벗어버릴 생각을 못하더니, 한 달 반쯤 지나서 드디어 벗어보았다. 그랬더니 시원한 해방감을 느끼는 동시에 그 압박감이 마음마저 죄고 있었음을 깨달았다.

그녀는 전화를 걸어와 "덕분에 인생관까지 달라졌어요. 지금까지는 매사에 소극적이었는데, 이제부터는 적극적인 자세로 즐겁게 살아갈 자신이 생겼어요" 하는 것이다.

두 달 뒤에 원피스 차림으로 그녀가 나타났다. 이제는 유방에 균형이 잡혀 떳떳이 멋을 부릴 수 있게 되었고 어깨결림도 옛 이야기라며 사뭇 즐거운 듯이 웃음꽃을 피웠다.

주름살 · 기미

깊은 주름살도 석 달 만에 없어진 여고생

O양은 고교 3년생이었다. 그런데 벌써부터 그녀의 눈초리와 눈밑에는 주름이 많이 잡혀 있었다. 또 볼에는 그리 진하지는 않지만 잔기미가 30개 정도 끼어 있었다. 비교적 피부가 흰 편이라 유난히 눈에 띄었다.

주름살은 중학교 1학년 때부터 생겼다고 한다. 그것도 깊숙한 주름이 눈밑에 잡혀 있어서 웃으면 눈초리에 세 줄의 주름이 뚜렷이 나타났다. 중학시절에 너무 웃었기 때문이라고 O양은 변명했지만 내가 보기에 그 주름살은 선조 대대의 것이었다. 할머니도 어머니도 깊은 주름살로 고민하고 두 살 아래인 동생도 자기와 마찬가지로 주름살이 있다는 것이다. 이대로 내버려두면 서른 살쯤에는 주름투성이 얼굴이 된다고 했더니, 그녀는 이마에 주름살을 그리며 슬픈 얼굴을 하더니 "조금 피로하거나 하면 전날보다 더욱 주름살이 깊어져요" 하고 말했다.

그녀에게 곧 주름살과 기미를 제거하는 행법을 가르쳐주었다. 서른 살에 우메보시(매실을 소금에 절인 것으로, 겉이 주름투성이다)가 되기는 두려웠는지 그녀는 행법을 열심히 했다.

20일쯤 뒤에 O양이 찾아왔다. 오랫만에 얼굴을 보니 기미는 아주 자세히 보지 않는 한 알아보기 어려웠다. 하지만 주름살은 선조 대대의 것인 만큼 쉽게 나아지지 않았다. 조금 엷어졌을까 하는 정도였다.

그러나 한 달이 지나자 눈초리의 주름은 이제 웃어도 안 생겼다. 그리고 눈밑은 본인이 만져보면 지금까지와는 감촉이 다를 만큼 변화가 있었다. 즉 주름살이 점점 얇아져가고 있는 것만은 사실인 것 같다.

두 달 뒤에는 손으로 만져보아도 주름살을 잘 느끼지 못하게 되었을 뿐만 아니라 눈초리 근처의 주름살도 거의 없어져가고 있었다. 이제 슬쩍 봐서는 주름살인지 모를 정도이고, 눈초리에서 멀리 떨어진 곳에 한 줄이 희미하게 느껴질 뿐이다. 석 달 뒤에는 웃어도 거의 알아볼 수 없을 만큼 주름살이 사라져버렸다.

중년이 지나서도 아름다운 피부를 되찾을 수 있다

O양의 경우는 주름살이나 기미가 상당히 중증이었지만 아직 젊다는 점에서 회복의 힘이 컸다고 볼 수 있다. 그러면 나이가 지긋한 사람의 경우는 어떠한가. 다행히 나이가 들었어도 같은 행법으로 효과를 볼 수 있다.

구마모토에서 강연회를 열었을 때의 일이다. 회장에는 200명쯤 모여 있었는데 바로 눈앞에서 60세 정도의 부인이 꾸벅꾸벅 졸고 있었다. 이윽고 나에게로 눈을 돌린 그녀의 얼굴을 보고 깜짝 놀랐다. 주름 속에 얼굴이 있다고 해야 할 만큼 온통 주름과 기미투성이었다.

사연을 들어보니, 농사를 지으며 10명의 아이를 낳아서 기르는 30년 내내 고생의 연속이었다는 것이다. 그녀의 주름과 기미는 그 고생의 열매이기도 하다. 나는 "이제 더이상의 고생은 그만두시오. 자신을 위한 생활 쪽으로 방향을 돌리시오" 하며 남을 중심으로 생각하는 버릇을 고치도록 지도했다. 동시에 몸의 건강을 되찾는 다른 행법과 함께 주름과 기미를 없애는 행법도 가르쳐주었다.

그녀는 내 말을 잘 알아듣고 생활방식을 바꾸었다. 오랜 세월 햇볕에 그을린 탓에 살갗이 하얘지기까지는 시간이 걸렸지만, 두 달 후에는 주름과 기미가 눈에 띄지 않을 정도로 젊어졌다.

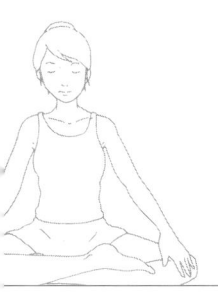

섹스 고민도 **시원하게 해결한다**

만족스런 성생활을 즐기기 위한 도인술

성의 능력은 건강의 척도이기도 하다. 남녀 모두 다소 개인차는 있으나 10대 후반에 성기능이 무르익어 50세에서 60세쯤까지는 약간의 후퇴가 있기는 하나 그 능력은 한평생 지속된다고 한다.

    그러나 아무리 젊어도 건강상태가 나빠지면 성의 능력이 약해질 수 있다. 특히 건강상태의 악화가 노화로 이어지는 경우에 성의 능력이 뚝 떨어진다. 성의 능력이 떨어지면 정신적으로도 긴장을 잃어버리기 때문에 그것이 몸에도 영향을 끼쳐 그 결과 노화가 더욱 진척되기도 한다.

    성 능력의 쇠퇴는 남자의 경우 성기의 발기력으로 분명히 나타난다. 여성의 경우는 성교에 대한 의욕 감퇴로 나타나는데, 성기의 구조상 눈에 보이는 형태로서는 별로 뚜렷하게 나타나지 않는다. 그러나 오랫동안 내버려두면 갱년기 장애가 나이에 비해 일찍 일어나기 쉽다.

도인술의 특징은 노화를 방지하는 데 있다. 그러므로 노화와 관련이 깊은 성 능력 감퇴에 관해서도 남녀 모두 자연스러우면서 효과가 높은 여러 가지 치료법이 있다. 여기서는 여성의 성 능력 감퇴를 막는 갱년기 장애 치료 사례와 강장행법을 통한 남성의 성 능력 치료 사례를 소개하기로 한다.

성생활에서 오는 만족감이 즐겁고 풍요로운 생활을 위한 중요한 요소임은 말할 나위도 없다. 만족스러운 성생활을 위한 행법이 도인술에 있다는 것은 보통의 건강법과는 또다른 훌륭한 점이라 할 수 있다.

갱년기 장애

회춘행법으로 폐경 여성이 다시 생리를

50세 전후의 여성이 도인술을 실천하면 그 효과는 눈에 띄게 나타난다. 왜냐하면 이 무렵은 갱년기라고 해서 여성의 몸 상태가 큰 변화를 일으키는 시기이기 때문이다. 이 변화란 다시 말해서 노화현상인데, 도인술에서는 노화를 방지하고 몸을 다시 젊게 할 수 있기 때문에 그 효과가 뚜렷한 것이다. 게다가 여성의 몸은 남성에 비해 미묘하고 복잡하지만, 정교하리만큼 적절한 행법을 실행하면 그 효과도 한결 높아진다.

도쿄에서 온 49세의 S여인은 몸속이 썩은 것 같은 느낌에 전신의 기력을 잃고 있었다. 의사에게 가면 갱년기 장애이니 이 시기가 지나면 곧 몸의 상태도 좋아진다면서 신경안정제만 처방해주었다. 그녀는 "이대로 늙어가기만 한다고 생각하면 살 의욕이 없어집니다" 하며 지칠 대로 지친 표정으로 이야기했다.

삶의 보람을 잃어버렸기 때문이리라. 머리는 손질을 안 해서 부스스, 옷차림도 밋밋한 원피스 차림이다. 두통에서 어깨결림, 불면증 등등 몸의 이상이라는 것은 죄다 갖추고 있는 형편이고 눈에도 초점이 없었다.

갱년기 장애란 노화현상의 하나이기 때문에 노화된 몸을 다시 원래의 상태로 돌리면 낫는다. 곧 젊어지는 행법을 가르쳤더니 꼭 일주일 만에 그녀에게서 전화가 걸려왔다. 오늘 아침에 화장실에 갔더니 피가 흐르더라는 것이다. 그것은 틀림없는 생리였다.

멈추었던 생리가 어떻게 다시 시작되었을까. 그녀는 47세에 생리가 멎었다. 그러나 이 경우, 실은 완전히 다 내보내고 멎었던 것이 아니다. 다시 말하면 미처 배설하지 못했던 피가 몸 안에 머물러 있으면서 그것이 어혈이 되어 어깨결림이나 두통의 원인이 되었던 것이다.

S여인의 출혈은 행법의 효과로 몸이 젊어지자 어혈이 되어 머물러 있던 피가 다시 생리로 배설된 것에 지나지 않는다. 이런 생리는 사람에 따라 다르지만 1년에서 5년쯤 계속되다가 다시 멎는다. 그러나 이번에는 어혈을 모조리 다 내보냈기 때문에 행법을 잘 실천하고 있노라면 다시는 갱년기 장애에 시달리는 일은 없다.

생리중 목욕이 금물인 진정한 이유는

옛날에는 생리중에 목욕은 물론 머리도 감아서는 안 되었다. 그러나 요즘 이런 습관은 남성본위의 사회가 만든 금기라 하여 무엇이든 해도 괜찮은 것으로 되어 있다. 그래서 요즘은 생리중에도 거리낌 없이 목욕하는 여성이 많다. 그러나 그 때문에 생리가 일시적으로 멎는다는 사실을 알고 있는지. 생리 때마다 이렇게 목욕 때문에 멎은 피는 갈 데가 없기 때문에 몸 안에 그대로 쌓인다. 그것이 오랫동안 쌓이고 쌓여서 두통이나 어깨결림 등의 원인이 되는 것이다. 그리고 이것이 쌓여서 50세 전후에 폭발하는 것이 갱년기 장애다.

나의 설명을 들은 S여인은 퍽이나 안심이 되는 모양이었다. 오히려 갱년기 장애로 일본도관과 인연을 맺어 도인술을 알게 된 것을 만족스러워했다. 출혈이 있은 뒤부터는 깊은 잠을 잘 수 있었고 불안 초조 등도 깨끗이 사라졌다. 생리는 사흘쯤 계속되다가 멎었다고 한다.

한 달 후에 남편과 함께 찾아온 S여인은 눈부시게 젊어져 있었다. 뒷모습이 꼭 아가씨 같았다. 그녀의 말인즉, 도인술을 시작한 지 보름 만에 두통이나 어깨결림이 사라지자 다시 멋을 내고 싶어졌다는 것이다. 머리는 깨끗이 다듬었고 엷은 화장도 보기 좋았으며 옷차림도 밝은 베이지 계통으로 모든 것이 신선해 보였다. 한 달 전과는 하늘과 땅 차이였다. 말씨와 웃음에서도 여자다움을 물씬 풍겼다.

젊어진다는 것은 이와 같이 자신을 위해서뿐만 아니라 가족을 위하는 것이라고 생각한다. 남편이 기뻐함은 말할 것도 없고 아이들을 위해서도 젊은 엄마는 신선한 추억거리가 되는 법이다.

정력증강

여성이 증명해주는 남성의 성 능력

성욕이 감퇴하거나 성생활에 자신이 없어진 남성에게 강장強壯행법을 가르쳐서 정력을 회복시키는 일은 간단하다. 빠르면 그날, 늦어도 일주일이면 효과가 나타난다.

도쿄에서 온 D씨가 나를 처음 찾아온 것은 42세 때로, 백발이 성성하고 전형적인 위하수胃下垂를 앓는 인상이었다. 그야말로 기력이 없어 보이고 정력이 쇠퇴해 있음을 한눈에 알 수 있었다.

그의 직업은 두부장수라는데 들어본즉 대단한 일꾼이었다. 하는 일의 성격상 밤부터 아침에 걸쳐 계속하는 노동이라 밤과 낮의 생활이 뒤죽박죽이었다. 그런데 낮에는 소음 때문에 잘 수 있는 환경도 아니어서 만성적인 수면부족의 생활이 계속되었다.

나는 곧 위하수를 고치는 행법을 가르침과 동시에 생활에 대한 생각과 방법을 바꾸도록 지도했다. 쉴 새 없이 일만 하면 어떤 사람이라도 병에 걸리게 되고, 또한 걸린 병도 낫지 않을 것이 뻔하지 않은가.

석 달 후에 D씨가 다시 나타났는데, 나의 지도를 충실히 따른 모양으로 이미 30대의 몸을 되찾고 있었다. 백발이던 머리는 검어지고 위하수 때문에 기운이 없던 인상도 기력이 넘치는 싱싱한 젊은 얼굴로 변했다. 석 달 전의 모습이 거짓말같이 사라진 느낌이다.

D씨가 "사실은…" 하면서 조심스럽게 꺼낸 이야기는 정력을 강하게 해주는 방법을 가르쳐주면 좋겠다는 것이었다. 위하수가 치료되고 몸에 자신이 생기면 아무래도 그쪽의 쇠약이 신경쓰이는 모양이다.

나는 한참 동안 망설이다가 절대 바람 피우지 않겠다는 다짐을 받고 강장의 비법을 가르치기로 했다. 그로부터 두 달이 지나 그가 다시 찾아왔다. 현관에서 나를 붙잡더니, 아내의 몸 동작이 변하고 부부의 사귐이 이렇게 황홀한 것임을 비로소 알았다며 커다란 목소리로 자세히 설명하기 시작했다. 너무 기뻐서 남의 눈치 따위는 잊어버린 모양이다. 듣고 있는 이쪽이 민망할 정도였다. 이와 같이 남성 자신이 강해졌다는 것은 여성이 증명해준다. 혼자서 자신 있어 해도 사실은 믿을 것이 못 되는 법이다.

80세라도 '부활' 시키는 강장의 비법

남자의 성 활동은 몇 살까지 가능할까. 도인술의 본고장인 중국에서는 도인술로 몸을 자연 그대로 유지하면 죽을 때까지 가능하다고 본다. 어쨌든 도인술을 행하면 상당한 고령자도 성능력을 회복할 수 있다는 것은 사실이다.

재계의 원로 Y옹의 경우가 그 일례이다. 82세인 Y옹은 요통과 전립선 비대로 고생하고 있었다. 나를 만났을 때 그는 열 걸음에 한 번 쉬어야 하는 그런 상태였다. 게다가 전립선 비대로 소변이 잘 나오지 않아 힘을 주지 않으면 안 된다는 것이다.

그런데 도인술 행법을 시작한 그날부터 소변 나오는 것이 달라졌다. 당일로 행법의 효과가 나타난 것이다. Y옹은 이것이야말로 진짜로구나 하는 직감이 들었다고 한다. 그때부터 Y옹은 도인술을 하면 수명이 연장됨을 확신하고, 행법 예정시간에 갑자기 손님이라도 찾아오면 '손님을 위해 살고 있는 것이 아니다'라는 생각으로 손님을 잠시 기다리게 하고 예정대로 행법을 할 만큼 열심이었다.

일주일 뒤 Y옹은 허리가 곧추 펴지고 30분쯤은 아무 문제없이 걷게 되었다. 뒤에 들은 이야기지만 나와 만나기 직전에 그는 이제 걸을 수 없을 거라고 단념하고 휠체어까지 마련해놓았다고 한다.

보름 후에는 소변을 보는데 전혀 힘을 줄 필요가 없게 되고 시간도 걸리지 않았다. 오줌줄기가 세지고 자다가 화장실에 가지 않아도 되었다. 그 이야기를 뒷받침하듯이 안색도 좋아지고 몸 전체가 단단해진 느낌이다. 술맛이 난다고도 하였다.

한 달 후에는 오줌줄기가 더욱 세지고 오줌에 거품이 이는 때도 있었다. 이는 건강하다는 증거다. 게다가 정기가 되돌아오는 느낌이 들었다. 골프로 한 시간쯤 돌고 나도 허리에 부담을 느끼지 않았다.

한 달 반쯤 뒤에는 전립선도 낫고 가능하면 다시 한 번 정력을 회복해보고 싶다고까지 바라게 되었다. Y옹은 고령이고 하니 탈선의 염려도 없을 것 같아서 그의 희망대로 강장법을 가르쳐드렸다.

그로부터 반년쯤 지나서 Y옹은 "선생님, 슬슬 '시운전'을 해보고 싶은데 어떨까요?" 하고 의논을 해왔다. 그 얼굴이 참으로 흐뭇해 보였다. 효과를 분명히 자각하고 있는 얼굴이다. 그래서 나는 "몸 전체의 균형을 고려해서 신중히 해주십시오" 하고 부탁했다.

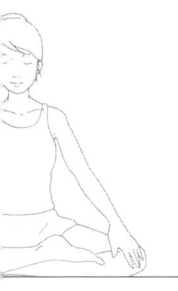

몸의 이상을 고쳐
마음의 고민을 날려버린다

마음과 몸이 따로 없는 건강법

사람들과 잘 사귀지를 못한다. 여러 사람 앞에 나서면 얼굴이 달아오른다. 남편의 하찮은 버릇에 몹시 신경이 쓰인다. 일이나 공부에 대한 의욕이 안 생긴다. 삶의 보람을 별로 못 느낀다. 이성에게 인기가 없다….

　　이러한 마음의 고민들은 사실인즉 본인도 미처 깨닫지 못하는 몸의 이상이나 육체적 괴로움으로 인해 생기는 경우가 많다. 사람의 몸과 마음은 결코 분리할 수 없는 것으로 몸이 병들면 마음도 병이 들고 마음이 병들면 몸도 병이 든다. 이 마음과 몸의 자연적 건강을 동시에 회복시킬 수 있는 것이 도인술이다.

　　마음과 몸의 관계에 관해서는 '뭔가 연관이 있을 것 같다'고 막연히 느끼고 있는 사람은 많은 듯하다. 몸의 상태가 나쁘면 조바심이 자꾸 나거나 마음이 약해진다. 거꾸로 고민을 안고 있거나 일 등으로 신경을 쓰거나 하면 위가 아프거나 한다. 이 사실에서도 마음과 몸이 전혀 별개가 아니라는 사실을 알 수 있다.

노이로제나 우울증에 걸린 사람들의 몸을 보면, 비록 젊은 사람일지라도 몸이 몹시 경직되어 있다. 이 사실은 도인술을 시켜보면 얼른 알 수 있다. 몸이 마음대로 잘 움직여지지 않는다는 것은 마음의 응어리가 몸의 응어리가 되어 나타나기 때문이다.

덧붙여 말하면 노이로제나 우울증 등의 마음의 병만이 아니라 유연하게 생각하지 못하는 사람은 목이나 어깨가 뻣뻣하고, 남의 이야기에 순진하게 귀를 기울이려고 하지 않는 사람은 귀의 모양도 그렇게 되어 있다. 오랜 세월 동안 젖어 있던 생각의 버릇이 몸에도 영향을 끼치고 있는 것이다.

이 마음의 응어리와 몸의 응어리를 동시에 풀어주지 않고는 마음의 병을 정말로 고칠 수 없다. 또한 몸의 응어리는 내버려두면 몸의 병이 될 염려가 있다. 도인술을 실천하면 이런 응어리가 치료되어 굳었던 몸이 유연성을 되찾게 되는데, 몸이 부드러워지면 마음의 병도 낫는 법이다.

사람 상대에 자신이 생긴다

회사에서 자신이 사람들의 관찰 대상이라며 노이로제 상태가 되어 나에게 상담하러 온 어느 청년의 이야기다.

일류 기업체에 입사한 지 1년이 되는 O군은 이른바 이류대학 출신이지만 그렇게 어렵다는 입사시험을 당당하게 통과하고 그 회사에 취직했다.

그것을 자랑으로 생각하고 있던 O군이지만, 정작 입사하고 보니 주위는 모두 일류대학 출신이었다. 다른 사람들에게 지지 않겠다고 단단히 결심을 굳히기는 했지만 왠지 어깨가 좁아지는 느낌은 어쩔 수 없었다.

그러던 어느 날, 비스듬히 마주 보이는 자리에 앉은 여사원이 자신을 지켜보고 있지 않은가. O군은 그 순간 자신의 콤플렉스를 들킨 느낌이었다. 그러자 왠지 주위 사람들이 모두 '저 이류대학 출신이 일을 얼마나 할 수 있을까' 하고 경멸하는 눈으로 자신을 관찰하고 있다는 생각이 들었다.

그 뒤부터는 절대로 실패를 해서는 안 된다는 생각 때문에 하루하루가 긴장의 연속이었다. 원래 사교성이 부족하던 그는 같이 입사한 동료들의 모임에 나가서도 그들과 제대로 이야기하지 못하게 되었다. 그 때문에 자기는 남들과 잘 어울릴 수 없는 인간이라는 생각이 들어 앞으로의 회사생활이 심히 염려되고 급기야 노이로제 상태가 되어버린 것이다. 남들과 잘 어울릴 수 없다는 그의 고민에는 이류대학 출신이라는 콤플렉스 외에도 바닥에 깊이 깔린 또 하나의 원인이 있었다. 그것은 입에서 냄새가 난다는 고민이다.

고교시절에 그에게는 친한 여자친구가 있었다. 동급생이었는데 그녀와 사귀는 동안 점점 예사 여자친구가 아니라 그 누구와도 바꿀 수 없는 여성이라는 생각이 들었다.

그리고 3학년 어느 날, 그는 결심하고 그녀에게 자기의 속마음을 털어놓고 입맞춤을 하려고 했다. 그러나 그녀는 거절했다. 한참 말이 오고 간 끝에 그녀는 드디어 "모두들 이야기하는데 네 입에서는 이상한 냄새가 난다고 하더라" 하고는 울면서 총총히 사라져버렸다는 것이다.

이 실연의 체험이 그에게 대단한 충격이었음은 말할 나위도 없다. 그 뒤부터 사람과 이야기를 할 때는 되도록 떨어져서 얼굴을 돌리고 하는 버릇이 생겼다. 물론 이런 사실은 나중에 그가 털어놓은 것이지만, 그가 처음 찾아왔을 때 얼굴을 돌린 이상한 태도로 말하는 것을 보고 나는 무엇인가 있구나 하는 생각이 들어 꼬치꼬치 캐물어보았던 것이다.

그런데 그는 고민에 대해서는 이것저것 말하면서도 입냄새에 대해서는 말하려 하지 않았다. 그의 얼굴빛과 배의 생김새를 관찰한 나는 그의 위와 신장이 나쁜 것을 깨달았다. 그래서 "자네는 입에서 냄새가 나서 얼굴을 돌리고 이야기하는 것이 아닌가?" 하고 다짜고짜 물었다. 순간 긴장하여 새파랗게 질린 그는 눈물을 글썽거리면서 "역시, 냄새가 역합니까?" 하고 되물었다. 그래서 나는 "아직 떨어져 있어서 그런 것은 모르겠으나, 보고 있노라면 대개 짐작이 가지" 하고 대답했다.

그가 남들과 잘 어울리지 못하게 된 것은 이런 육체적인 조건 때문이었다. 그에게 입냄새를 제거하는 도인술을 지도한 것은 물론이다.

근본원인을 치료하여 없애준 시선공포증

입냄새를 없애는 도인술을 지도하는 동시에 나는 O군에게 이렇게 물어보았다.

"여러 사람이 자꾸 쳐다본다고 하는데 자네 회사는 그렇게 한가한가?"

이 질문에 그는 "매우 바쁘다"고 대답했다. O군이 속해 있는 부서는 마침 새로운 거래처를 뚫었기 때문에 그 자신 아침 9시 15분에서 저녁 5시까지 전표 정리, 고객 접대 등으로 눈코 뜰 새 없다는 것이다. 그래서 나는 말했다.

"그렇다면 잘 생각해보게. 자네를 지켜보고 있는 시선을 깨닫게 된 것은 언제인가? 또 그것은 누구인가? 생각나는 대로 이야기해보게."

한참 생각에 잠겨 있던 그는 말했다.

"언제나 항상 주시받고 있다고 생각은 했으나, 그 말을 듣고 보니 입사 3개월쯤에 있었던 선배 여사원의 일이 생각이 나네요. 그녀의 자리가 저와 약간 비스듬히 마주 보이는 곳에 있는 탓인지 그 후에도 가끔 시선을 받고 있는 것 같았습니다만…."

"자네는 그 사람과 이야기한 적이 있는가?"

"꼭 제 마음속이 들통나는 것 같아서 비록 같은 부서지만 그 사람을 되도록 가까이하지 않았어요."

나는 그에게 회사에 나가거든 그 여성과 이야기해볼 것을 권했다. 그리고 될 수 있으면 왜 자기를 지켜보는지 물어보라고 했다.

"어쩌면 잘생긴 자네 모습에 반했을지도 몰라" 하고 덧붙였더니 그는 내가 놀리는 것으로 생각하고 약간 화난 얼굴을 해보였다.

얼마 후 다시 찾아온 그의 보고를 듣고 나와 우리 가족들은 모두 배꼽을 쥐고 한바탕 웃었다. O군이 큰마음 먹고 그 여사원에게 접근하여 말을 걸었더니 그녀는 상냥하게 대해주었다. 그제야 비로소 안 사실인데 그녀는 가벼운 사시라는 것이다. 더욱이 심한 근시였다. 땀을 많이 흘리기 때문에 안경을 쓰지 않는다는 사실도 그때 알았다는 것이다.

우리들이 너무 웃으니까 그는 김빠진 얼굴을 했다. 그런 그에게 이렇게 말했다.

"대개 사람은 모두 자기 일에 바쁜 법이지. 남의 일에 언제까지나 신경을 쓰게 되지는 않아. 자네 쪽에서 자기 콤플렉스에 사로잡혀 남도 그 일을 이러쿵저러쿵 생각하고 있을 것이라고 생각할지 모르지만, 우선 그런 일이란 있을 수 없어. 쉽게 말해서 자네라면 남의 일을 그렇게 언제까지나 생각할 수 있겠나. 이것으로 사람들과 잘 어울리지 못한다는 것은 자기 자신에게 원인이 있음을 알았을 것이네."

이와 같이 소심했던 O군이 회사에서 선배 여사원에게 말을 걸 수 있게 되고 남의 시선을 지나치게 의식하는 고민을 극복할 수 있었던 것은 도인술로 입냄새를 치료했기 때문이다. 이제 육체적인 고민이 없어진 그는 이류대학 출신이라는 콤플렉스에서도 완전히 벗어나 회사 일에 적극적으로 대처하고 있다.

등교거부증을 초래한 신장병

몸의 이상은 나이에 관계없이 찾아온다. 공부에 정신을 집중할 수 없다는 학생도 사실인즉 몸에 이상이 있는 경우가 많다. 이제부터 소개하는 등교거부증에 빠진 초등학생 C군 역시 몸에 원인이 있었다.

C군의 어머니 말에 따르면 그는 2학년 때부터 학교에 가기를 싫어하더니 3학년이 되어서는 아예 학교에 가지 않았다. 집에서도 별로 잘 놀지 않고 빈둥거리기만 하기 때문에 어머니가 꾸짖으며 억지로 책상머리에 앉히면 시종 이리 기우뚱 저리 기우뚱 하며 조금도 안정성이 없었다. C군이 부모의 말을 안 듣고 반항적인 태도만 보이자 어쩔 수 없게 된 어머니는 상담차 나에게 데리고 왔다.

그러나 내가 C군에게 이것저것 물어보았더니 순순히 대답을 잘했다. 그것을 보고 나는 정신적인 이유에 의한 등교거부증은 아니라고 판단했다. 그에게 몸이 나른하지 않냐고 물었더니 그렇다고 했다. 그래서 몸을 살펴보니 역시 신장이 둘 다 부어 있었다. 더 자세히 물어보니 허리가 나른해서 서 있는 것이 힘들다는 것이다. 그런 몸으로는 학교에 가기 싫어하는 것이 당연했다.

그래서 그에게 신장을 고치는 도인술 행법을 지도했다. 어린이의 경우는 성장이 빠른 것만큼 병이 낫는 것도 빠르다. 그는 도인술을 시작한 지 10일 후부터 학교에 다니게 되었고 집에 돌아와서도 앞장서서 아이들과 놀 정도로 씩씩해졌다.

이와 같이 중학생, 고등학생, 대학생 그 어느 경우라도 언제부터인가 갑자기 공부에 손이 안 잡힌다면 건강에 이상이 생기지 않았는지 조사해볼 필요가 있다. 그리하여 원인을 알게 되면 곧 이것을 고치는 도인술을 행하면 된다.

그렇다면 몸에도 이상이 없고 정신적인 원인도 딱히 없을 때는 어떤가. 그것은 모르면 몰라도 공부를 해도 뜻대로 점수가 오르지 않는 것이 원인일 것이다. 그런 경우에는 기억력을 높이는 도인술(302쪽)을 행하면 된다. 확실히 시험 점수가 올라갈 것이다.

도인술에 입문하기 전에
도인술이란 무엇인가

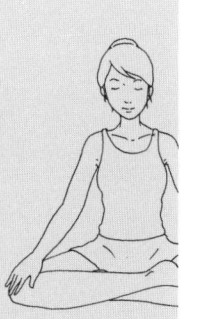

02

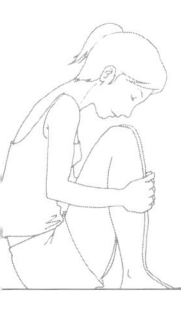

기혈의 흐름을 **활발하게 한다**

도인술이란 무엇인가

도인술이 얼마나 훌륭한 건강법이냐 하는 것은 여기까지 읽은 독자라면 충분히 이해했으리라고 믿는다. 그 특징을 간단히 정리해보면 다음과 같다.

1. 현대의학으로는 좀처럼 낫지 않는 몸의 이상이나 만성병에도 특효가 있다. 더욱이 단순히 병을 고칠 뿐만 아니라 젊음도 되찾고 더 건강해진다.
2. 즉효성이 있어서 도인술을 시작하자마자 빠르면 곧 혹은 당일로 현저한 효과가 나타나는 경우도 적지 않다. 만성병 역시 상당히 단기간에 낫는다.
3. 약을 복용하거나 식사제한 등은 원칙적으로 하지 않으므로 위험

한 부작용 따위는 일체 없다.
4. 누구나 곧 할 수 있다. 그래서 "이렇게 간단한 방법으로 정말 효과가 있을까" 하는 질문을 자주 받는다. 앞에서 소개한 사람들은 특별한 훈련이나 준비 없이 필자에게 배운 방법을 당장 그날부터 시작하여 매일 반복했을 뿐이다.
5. 그저 막연한 건강증진이 아니라 증상별로 꼭 들어맞는 방법을 제시하므로 효과도 그만큼 크다.

이런 도인술을 당장 시작하고 싶다면 증상별로 구체적인 행법을 설명해주는 뒷장을 먼저 읽어도 좋다. 다만, 그에 앞서 도인술이 왜 이렇게 큰 효과를 가져다주는지 그간의 사정을 더 자세히 알고 싶은 사람이 있을 것이다.

따라서 이 장에서는 도인술이란 무엇인가, 다시 말해 몸에 어떤 작용을 하는지 다른 건강법들과도 비교해가며 설명하기로 한다.

중국 최고최선의 건강법

중국에서 가장 오래된 의서醫書《소문素問》에서는 다음과 같이 기술한다. "돌침(石鍼)은 동방으로부터, 약물은 서방으로부터, 뜸은 북방으로부터, 침은 남방으로부터 각각 들어온 것이요, 도인은 중앙에서 시작된 것이다."

돌침(침의 한 가지), 한방(약물), 뜸, 침 등은 잘 알다시피 동양의학의 의료법이다. 그러나 그들은 모두 지역성을 띠고 있으며 도인술만이 정통적인 권위가 있다. 이와 같이 도인술은 동양의학의 치료법 중에서도 한 단계 높은 위치를 차지한다.

　침, 뜸 등의 동양의학은 난병難病이나 만성병, 즉 현대 서양의학으로는 좀처럼 낫지 않는 증상에서도 두드러진 효과를 나타내어 최근 의학적으로도 주목을 받고 있다. 이 동양의학 중에서도 특히 높은 위치를 차지하는 것이 도인술인데, 이것을 설명하기란 쉽지 않다. 예컨대 '도인'의 사전적 의미는 다음과 같다.

*도인導引　①이끄는 것, 길잡이. ②도가道家에서 선인仙人이 되기 위한 양생법의 하나. 정좌, 마찰, 호흡으로 온몸의 근육과 관절을 조절하여 모든 병을 물리친다고 한다.

　이 책에서 설명하는 도인술은 ②에 해당하는데, 이 설명만으로는 완전치 않다. 또 도인술을 전혀 모르는 사람에게는 이것만으로 잘 이해되지 않을 것이다.

　실제로 내가 도인술의 행법을 몇 가지 해보이면 "체조 같은 것이군요" 하는 소리를 많이 듣는다. 개중에는 "요가와 비슷하네요" 하는 이들도 있으나 도인술과 체조, 요가는 전혀 다른 것이다.

　도인술이란 아주 간단히 말해 경혈經穴의 자극과 호흡법을 결합시킨 것이다. 그러므로 단순히 몸을 움직이기만 하는 체조나 어떤 어려운 자세를 취하는 것이 목적인 요가와는 다르다.

　그렇다면 도인술은 지압과 비슷한 것이냐는 질문을 곧잘 받는데, 경혈을 자극한다는 점에서는 비슷하지만 그것과도 역시 다르다. 가장 큰 차이점은 지압에서는 호흡법을 문제삼지 않으나 도인술에서는 호흡이 아주 중요하다. 따라서 효과면에서도 양자는 큰 차이를 보인다. 그러면 구체적으로 행법 하나를 예로 들어가며 도인술이란 어떤 것인지 알아보기로 하자.

기혈氣血의 흐름을 활발하게 하고 사기邪氣를 배설한다

어깨결림을 없애는 행법이 있다. 다리를 펴고 앉아서 오른손을 왼손으로 받쳐서 앞으로 밀어내고 왼손의 힘으로 오른손을 비틀면서 윗몸을 굽혀나가는 것인데, 이때 입으로 숨을 내쉰다(자세한 것은 129쪽 참조).

  이 행법을 하면 어깨 언저리가 시원해지고 단번에 어깨결림이 낫기도 한다. 완고한 어깨결림도 하루 두 번씩 이 행법을 하면 2~3일 만에 감쪽같이 나아버리는 것이 보통이고, 그 뒤에도 매일 반복하면 두 번 다시 어깨결림에 시달리는 일이 없다.

  왜 이 행법으로 어깨가 시원해지고 어깨결림이 낫는지를 도인술에서는 다음과 같이 설명한다. 먼저 이 행법에 따른 몸의 움직임인데, 팔에서 어깨에 걸친 경락이 자극되어 기혈의 흐름이 활발해진다. 그래서 어깨에 모여 있던 사기가 배설되고 이때 숨을 내쉬는 것으로써 이 배설작용이 한층 더 잘 이루어진다.

  물론 느닷없이 이런 설명을 하면 대부분의 독자는 어리둥절해할 것이다. 그래서 기혈이란 무엇인가, 사기란 무엇인가를 하나하나 설명하고자 한다. 그에 앞서 '도인술이란 기혈의 흐름을 활발히 하여 사기의 배설을 촉진하기 위한 것' 임을 인지하기 바란다. 이것으로써 만성병도 곧 낫게 되는 것이다. 서양의학의 지식밖에 없는 사람에게는 당장 서먹서먹할지 모른다. 그러나 도인술의 이론, 즉 동양의학의 이론체계는 서양의학의 그것과는 전혀 다르기 때문에 서양의학의 이론만으로는 석연치 않은 면이 있음을 양해하기 바란다.

무엇이든 이론을 적용해 합리적으로 따지려는 서양의학과는 달리 동양의학은 오랜 경험지經驗知에서 나온 것이며, 이론보다는 실제 현상을 중요시한다. 그러므로 한때는 서양의학의 이론에 맞지 않는다고 해서 미신 취급을 받은 일도 있다. 이에 대해 최근 현대의학에서는 상당한 반성의 빛을 보이고 있다. 어깨결림 하나만 해도 현대의학에서는 이렇다 할 치료법이 없는데 도인술을 통해 간단히 나아버리는 것을 보라. 그러니 여기서 이야기하는 사실이 이론에 맞지 않는다고 해서 부정할 수는 없다.

요컨대 동양의학과 서양의학은 전혀 다른 이론체계에 기초를 두고 있기 때문에, 그것을 비교하여 어느 쪽이 옳다고 강변하는 것은 별 의미가 없다. 그보다는 당신의 몸을 살펴가면서, 즉 자기의 몸 상태에 비추어가면서 앞으로의 설명을 읽는 편이 이해하기 수월할 것이다.

건강을 좌우하는 기혈의 흐름

먼저 '기혈'이 무엇인지 알아보자. 기혈의 '혈'이란 말할 것도 없이 '혈액'을 말한다. 단, 서양의학에서 말하는 혈액과는 견해가 상당히 다르다.

도인술에서는 혈액의 농도라든지 적혈구의 수, 백혈구의 수와 같은 혈액의 정체적靜體的 분석을 문제삼지 않는다. 왜냐하면 이것은 몸 밖에 꺼내어진 피, 즉 죽은 피의 분석치이기 때문이다. 몸 안을 흐르고 있는 피, 즉 살아 있는 피의 기능이야말로 중요한 것이다. 몸 밖으로 꺼낸 피는 아무리 분석해본들, 도인술의 입장에서 보면 건강유지와는 관계가 없다.

살아 있는 피는 몸 안을 돌고 있다. 폐에서 탄산가스를 배출하고 공기중에서 산소를 보급받아 심장으로부터 내보내져 온몸을 돈다. 이렇게 몸 안을 살아서 흐르고 있는 피를 기혈이라고 한다. 도인술이 이 기혈을 중시하는 것은 혈액이 몸 안에서 충분한 기능을 할 수 있느냐 없느냐가 중요한 문제이기 때문이다.

그러면 기혈의 '기'란 무엇인가. 몸 안에서 혈액과 일체가 되어 생명유지를 위해 기본적인 작용을 하는 그것이다. 호흡작용과 관계가 있기 때문에 공기의 기이며, 또한 혈액과 결부되는 산소라고 해도 좋다. 그러나 도인술을 실제로 해보면 기혈의 기가 단순히 공기나 산소 등의 물질이기보다는 생명현상의 근원임을 실감할 수 있다. 구체적으로는 혈액이 흐르는 길인 혈관을 초월한 경로를 따라 기혈이 흐른다는 사실을 알게 된다. 도인술로 몸의 이상이 낫는 것은 간단히 말해 기혈의 흐름이 활발해지기 때문이다.

누구나 알다시피 혈액은 심장의 작용에 의해 혈관을 통하여 온몸으로 보내진다. 그리하여 몸의 말단까지 찾아와서 다시 심장으로 돌아간다. 나갈 때 통과하는 혈관을 동맥이라 하고 돌아갈 때의 통로를 정맥이라고 한다. 말단의 혈관은 아주 가늘어서 농도 높은 피가 이 모세혈관까지 잘 도달할 수 있다니 감탄스러울 뿐이다.

각설하고, 말단의 모세혈관까지 찾아온 피는 차례로 가는 정맥에서 굵은 정맥을 거쳐 심장으로 돌려보내지는데, 이 정맥에는 역류를 막는 밸브는 있어도 갈 때 작동하는 심장과 같은 펌프는 없다. 이 때문에 가는 모세혈관에 피가 정체하기 일쑤다. 즉, 낡은 피가 괴어서 그만큼 신선한 '기'로 넘치는 피의 보급이 끊긴다.

이와 같은 정체가 계속되면 그 장소에 따라서 여러 가지 장애나 증상이 나타나게 마련이다. 이는 몸에 이상을 불러오고 이것이 심해지면 병이 된다. 이와 같이 낡은 피가 정체되는 상태를 도인술에서는 "사기邪氣가 모였다"고 한다. 사기는 주로 몸의 노폐물이며 여러 가지 약물이나 공해물질 등도 이에 포함된다.

몸의 이상은 사기가 원인

사람의 몸은 본래 피의 정체가 생기지 않는 것이 정상이다. 그것이 왜 생기는가 하면, 움직여야 할 데를 움직이지 않거나 무리한 움직임을 거듭하기 때문이다. 동물 중에 곧추서서 두 발로 걸어다니는 것은 사람뿐이다. 물론 원숭이도 뒷발로 서서 앞발을 자유롭게 사용할 수 있지만 달릴 때는 역시 네 발을 사용한다. 그렇다고 해서 사람과 다른 동물의 몸 구조가 전혀 다른가 하면 그렇지 않다. 머리와 팔다리가 있는 것도 같고 내장의 구조도 거의 같다.

사람도 본래 네발걸음이었다. 그러던 것이 곧추서서 자유로이 손을 쓸 수 있게 되면서부터 머리(뇌)가 발달하여 다른 동물과 달라졌다. 그러나 몸 자체는 네발걸음일 때와 별로 달라진 것이 없기 때문에 두발걸음이 되면서 사용하지 않는 근육이 많아졌다. 또한 반대로 부담이 더해진 데도 있고 생활중의 동작에서 여러 가지 버릇이 생기기 쉬워졌다.

다시 말해 두발걸음이 되면서 사람의 몸뚱이는 일그러짐이 생기기 쉽다는 숙명을 짊어지게 되었다. 위하수나 허리아픔은 원래 두발걸음이 원인이라는 말을 들어본 적이 있을 것이다. 그러나 일그러짐이 생기는 것은 위나 허리만이 아니다. 이 일그러짐이 피의 흐름을 정체시키고 사기가 모이는 원인이 된다. 그 밖에 차거나(감기), 밖으로부터의 자극(타박), 독물 섭취, 과식 등으로 인해 사기의 집적이 촉진된다. 그 결과 몸에 이상이 생기고 병에 걸리게 된다.

사기가 모이면 그만큼 기혈의 흐름도 나빠진다. 거꾸로 말하면, 기혈의 흐름을 활발히 해주면 사기가 없는 건강한 몸이 될 것이다. 그런 상태가 되면, 세균이나 바이러스가 원인인 전염병에도 걸리지 않는다. 예를 들어, 같은 인플루엔자라도 발병하는 사람과 그렇지 않은 사람이 있는 것은 이와 같은 몸 상태의 차이 때문으로, 병원균을 만났다고 해서 누구나 병에 걸리는 것은 아니다. 그러므로 도인술에서 볼 때 전염병은 병원균에 원인이 있다기보다는 오히려 몸에 원인이 있다.

도인술을 하면 사기가 배설되는 것을 알 수 있다

도인술을 행하면, 보통 상태에서는 배설되지 않던 사기가 폐의 호흡이나 피부 호흡에 의해 몸 밖으로 배출되고, 나아가서는 대소변의 형태로 몸 밖으로 배설된다. 병원균이나 바이러스도 예외는 아니다.

비타민B제를 습관적으로 복용하는 사람의 예를 들어보자. 약은 상용하면 몸 구석구석에 축적이 된다. 이런 사람이 도인술을 하면 몸 안에 축적되어 있던 비타민B의 찌꺼기가 호흡을 통해 배출되므로 그 옆에 있는 사람은 비타민B 특유의 마늘 비슷한 냄새를 맡게 된다.

시각장애자에게 도인술을 가르치면 거무스레한 안개 같은 것이 무럭무럭 몸에서 일어나는 것이 보인다고 한다. 눈 뜬 사람에게는 보이지 않는 현상으로 이것이 사기임은 더 말할 것도 없다.

또한 도인술을 행하면 대변이나 소변의 빛깔과 냄새도 변한다. 이제까지 없었던 자신의 입냄새도 깨달을 수 있다. 이것 역시 몸에 쌓였던 사기가 배설되기 때문이다.

도인술을 행하면 왜 이런 사기가 배설되는 것일까. 도인술은 천천히 호흡하면서 몸의 각 부분의 근육을 가장 효과적으로 움직이는 것이 특징이다. 이 호흡과 근육운동을 통해 각 부분의 경락이 자극받아 기혈의 흐름이 활발해진다. 그래서 몸 구석구석의 모세혈관에 정체되어 있던 어혈(더러운 피)의 환류還流가 촉진된다. 그 결과 사기는 폐나 피부의 호흡으로, 또는 신장 등에서 정화되어 대소변으로 배출된다.

지압보다 월등한 도인술의 효과

경락을 자극하여 병을 고친다고 하면 보통은 지압과 침, 뜸 등을 떠올릴 것이다. 그렇다면 이런 방법들과 도인술은 어떻게 다른 것일까.

지압은 엄지로 경혈을 눌러주고, 침은 침을 꽂으며, 뜸은 열로 자극하는 등 각각 방법은 달라도 경락을 따라 경혈을 직접 자극한다는 점에서는 동일하다.

이에 비해 도인술은 몸을 움직여서 경락을 자극하는 동시에 독특한 호흡법을 행한다. 몸의 움직임과 호흡 두 가지의 동조가 지압, 침, 뜸과는 다른 도인술의 특징이다. 기혈의 흐름이 활발해져서 당장 사기를 몸 밖으로 배설하는 것이 가능한 것도 이 두 가지의 동조 때문이다.

따라서 도인술은 효과면에서도 다른 방법들과 큰 차이를 보인다. 첫째로 지압 등은 호흡이 함께 하지 않으므로 신선한 '기'를 충분히 끌어들이지 못하고 도인술만큼 사기가 충분히 배설되지 않는다.

둘째로, 몸 밖에서 경혈을 정확히 찾아내는 것은 의외로 어렵다. 이에 비해 도인술의 몸 동작은 경락을 직접 자극하도록 되어 있어서 누구나 간단히 그리고 정확히 그것을 자극하여 효과를 볼 수 있다.

지압사나 침구사에게 치료를 받아본 이들의 이야기를 들어보면 병이 나았다는 사람과 전혀 효과가 없었다는 사람으로 극단적으로 갈라지는데, 그만큼 경혈을 정확히 찾아내기란 쉽지 않다. 그 원인으로 동양의학 서적의 문제점을 들 수 있는데, 경락이나 경혈을 누구나 이해하기 쉽게 풀이하고 있지 않은 것이다.

지압은 일시적인 치료법에 지나지 않는다

어깨가 결리는 사람이 안마를 받으면 당장은 기분이 좋아지지만, 이튿날이 되면 또다시 결리는 수가 많다. 이것은 일시적으로 어혈을 문질러 밀어내도 기혈의 흐름이 활발해지지 않는 이상, 시간이 지나면 다시 어혈이 괴기 때문이다. 도인술의 경우는 사기를 몸 밖으로 배설하고 기혈의 흐름 자체를 활발하게 하므로 근본적인 치료가 된다. 좀더 자세히 말하면 도인술은 한 번 익혀두면 언제 어디서나 스스로 할 수 있다. 이것이 시술자를 필요로 하는 지압이나 침, 뜸과 크게 다른 점이다.

그 밖에 지압이나 침, 뜸 등에는 또 하나의 문제점이 있다. 그와 같은 방법으로 어느 정도 사기가 배설되기는 하지만, 그 사기를 지압사나 침구사가 흡수해버린다는 점이다.

필자는 도인술을 가르칠 때 환기에 주의하라고 늘 강조한다. 꽉 닫힌 방에서 행법을 하면 배설된 사기로 인해 공기가 더러워지고, 그 더러워진 공기를 다시 흡수하면 모처럼 사기를 배설했다 하더라도 허사가 되고 말 것이다.

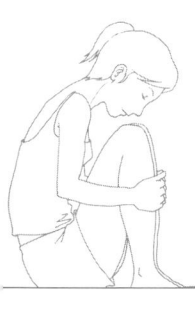

몸을 자연상태로 되돌린다

건강하지 못한 것은 몸이 자연상태가 아니기 때문

몸에 괸 사기를 배설하여 기혈의 흐름을 활발하게 하는 도인술은 다시 말해 몸을 자연상태로 유지하기 위한 방법이다. 자연상태란 몸의 각 기관이 정상적으로 기능하는 상태를 말한다. 예를 들어, 앞에서도 언급했듯이 몸의 이상이나 병이라고 특별히 의식하지 않는 근시, 그리고 노화현상의 하나로 보는 노안 등은 본래 보여야 할 눈이 제대로 보이지 않는 것이므로 자연상태가 아니라고 도인술은 판단한다. 즉 이 경우는 눈에 사기가 모여 있는 것이다.

　몸에 사기가 괴는 것은 사람이 두발걸음으로 바뀌면서 몸에 일그러짐이 생겨났기 때문이라고 앞에서도 말했다. 예컨대, 몸이 두발걸음에 의해 별로 영향을 받지 않는 갓난아기를 보라. 갓난아기는 몸의 움직임이 참으로 부드럽다. 어른이 하기에는 도저히 불가능한 방향으로도 팔다리를 자유롭게 구부린다. 그러던 것이 일상생활의 버릇 때문에 차차 일정한 방향으로만 움직이도록 굳어진다. 그러나 유아기에는 아직 두발 걸음의 일그러짐이 그렇게 많이 생기지 않았으므로 본래의 자연상태를 유지하는 것이다.

쉬운 예로 3~4세 정도의 유아가 자는 모습은 어떠한가. 그들은 자면서 몸을 잘 움직인다. 특히 낮 동안에 잘 노는 아이일수록 많이 움직인다. 어른들은 잠을 험하게 잔다느니 감기에 걸리겠다느니 하며 곧잘 걱정을 한다. 이것은 괜한 걱정이다. 유아는 무의식중에 자연적 도인술을 하고 있는 것이다. 즉 낮 동안의 움직임에서 쌓인 사기를 배설하여 피로를 풀고 신선한 '기'를 보급하여 활력을 축적한다. 이것은 도인술의 기본이기도 하다.

그런데 어른이 되면 이렇게 무의식적인 자세를 취하는 일이 없어진다. 생활 속에서 동작의 버릇이 쌓이면서 몸에 일그러짐이 생기기 때문이다.

만약 일그러짐이 없다면 인간의 수명은 좀더 연장될 것이다. 동물들은 성장기의 다섯 배 이상의 수명을 누린다. 인간은 성장기가 이십 년이므로 이 비율로 나간다면 백 세 이상은 살아야 할 것이다. 그러나 인간의 평균수명은 팔십 세에 못 미친다. 더욱이 육십 세가 넘으면 고장투성이의 몸을 이끌고 살아간다. 이것은 인간의 몸이 자연에 어긋나는 상태에 놓여 있기 때문이다. 만약 인간의 몸을 본래의 자연상태로 유지하는 방법이 있다면, 인간은 더 젊은 상태로 오래 살 수 있을 것이다. 그것이 곧 도인술이다.

현대인들에게 많은 역호흡逆呼吸의 무서움

사람은 말할 것도 없이 살아 있는 동안은 호흡을 한다. 그러므로 호흡 방법이 조금이라도 잘못되면 그 영향은 크다. 그런데 사람들은 평소 호흡의 중요성을 잊고 사는 것 같다.

누구나 무의식적으로 호흡을 하지만 필자가 보기에 대부분이 낙제 수준이다. 허파의 극히 일부분으로 얕은 호흡을 하는 사람이 많은 것이다. 기를 충분히 끌어들이지 않으면 기혈의 흐름이 활발해지지 않기 때문에 오랫동안 이런 불완전 호흡을 계속하면 몸의 생태가 비뚤어져서 결국에는 병을 만든다.

최근에 깨달은 사실이지만 호흡이 흐트러진 현대인이 점점 늘고 있다. 공기오염과 스트레스의 누적이 호흡의 난조를 일으키고 있는지도 모른다. 호흡이 아주 얕을 뿐 아니라 역호흡을 하는 사람도 흔히 볼 수 있다. 정상적인 호흡은 코로 숨을 들이쉬고 입으로 숨을 내쉬는 것인데, 반대로 입으로 들이쉬고 코로 내쉬는 사람이 있다. 또 코로 들이쉬고 입으로 내쉬기는 하나 들이쉴 때 배가 불룩해지지 않고 반대로 오므라드는 사람이 있다. 이것은 모두 역호흡이다. 이를 그냥 내버려두면 생각지 않던 큰 병으로 목숨을 잃을지도 모른다. 다행히 이 역호흡은 도인술로 고칠 수 있다.

그런데 바른 호흡법만으로는 완전하지 않다. 바른 호흡법과 바른 몸의 움직임이 함께 해야 건강할 수 있다. 몸의 움직임과 관련해 생각해보면, 장인이나 그 방면의 명인으로 알려진 사람 중에는 장수자가 많다. 이 사실은 사람의 건강에 관해 참으로 뜻깊은 사실을 우리에게 시사해준다.

어떤 일이든 그것을 오랫동안 계속하노라면, 그 일 특유의 버릇이 몸에 붙기가 쉬워진다. 그런데 명인이라 불리는 사람들에게는 그런 버릇이 없다. 명인 중에 장수자가 많은 것은 바로 여기에 원인이 있다고 생각한다.

어째서 명인은 버릇이 생기지 않는가. 그들은 자연상태에 충실하게 몸을 사용하기 때문이다. 좀더 쉽게 말하면, 그들은 어깨 힘을 쭉 빼는 자세를 언제나 취할 수 있다. '저 사람은 허리 힘이 있다, 허리가 안정적이다' 하고 흔히 말하는데 허리의 안정은 바로 어깨에 달려 있다. 어깨 힘을 쭉 빼지 않으면 허리가 안정적이지 않으며, 그렇게 되면 몸이 부자연스럽고 무리가 생긴다. 또한 이렇게 무리를 하면 이상한 버릇이 붙게 된다.

그런데 명인이라 불리는 사람은 언제나 허리가 안정적이다. 어깨 힘을 잘 빼어 몸에 무리가 없는 것이다. 이렇게 무리 없는 상태를 지속하는 방법이 있다면 사람은 언제까지나 건강을 유지할 수 있는데, 그 방법이 바로 도인술이다.

몸을 움직이기만 하면 건강해지는가

세상에는 건강법이 참으로 많다. 그런데 그 모두가 효과가 있는 것처럼 선전을 하기 때문에 어느 것이 정말 좋은지 판단하기도 쉽지 않다. 이에, 다른 건강법을 몇 개 예로 들어 도인술과 비교해보기로 한다. 건강이란 무엇이고 도인술이란 무엇인가를 이해하는 데 도움이 되리라 믿는다.

먼저 몸을 사용하는 대표적인 것으로 특히 여성에게 인기가 있는 요가가 있다. 이것은 원래 건강법이 아니다. 행자行者가 육체의 극한을 추구하기 위한 행법이다. 그렇기 때문에 도인술과 같이 여러 가지 병에 대응하는 기법의 체계가 없다. 또한 요가 자세는 아무에게나 가능한 것이 아니다. 특수한 훈련을 필요로 한다.

　이에 비하면 도인술은 몸을 자연상태로 되돌리는 것을 목적으로 하기 때문에 부자연스러운 움직임이나 괴로운 동작은 일체 하지 않는다. 예를 들어, 다리를 굽히는 운동을 할 때도 잘 굽혀지지 않는 사람에게 무리하게 굽히라고 하지 않는다. 그 사람이 굽힐 수 있는 범위까지만 해도 충분히 효과가 나게끔 되어 있다. 또한 전혀 굽혀지지 않을 때는 다른 동작을 행하도록 한다. 즉 성별, 나이에 관계없이 할 수 있으며 어린이도 가능하다. 이것이 도인술의 큰 특징이다.

　다음으로 현미식을 이용한 식사요법인데, 앞에서 이미 설명했듯 나는 현미식에 대해 부정적이다. 현미식은 피를 맑게 해준다고 하는데 확실히 그런 효과는 있다. 또 기미나 주근깨를 없애주는 것도 사실이다.

　전에 이 요법을 오랫동안 해온 어느 고령자를 만난 일이 있다. 과연 피부가 무척 고왔다. 그러나 이야기를 마치고 일어나서 걸어가는 그의 모습은 연령이 말해주듯 휘청거렸다. 현미식은 그 사람의 건강에 진정 효과가 있었던 것일까.

　현미식은 몸의 표면은 깨끗하게 할지 몰라도 다리와 내장의 노화는 막지 못한다. 이래서야 진정한 건강법이라고 할 수 있겠는가. 겉모양만이 아니라 몸의 내부도 젊고 건강해지지 않으면 건강법으로서 의미가 없다. 그런데 도인술에서는 그것이 가능하다. 또한 음식물에 별로 구애받지 않는다. 도인술은 편식이나 과식만 하지 않으면 어떤 것을 먹어도 건강유지가 가능하다.

　또 세상에는 흔히 'OO식 건강법'이 수없이 많다. 제각기 나름대로의 효과는 있겠지만, 필자가 보기에 'OO식'이라고 대개 개인 이름을 붙여놓은 것에서도 알 수 있듯이 어떤 한 사람이 자기의 경험 안에서 엮어 놓은 건강법이라는 점에 문제가 있다. 물론 그것을 엮어놓은 사람의 체질과 비슷하다면 어느 정도 효과를 올릴 수도 있다. 그러나 체질이 다른 사람까지 효과를 얻기는 어려울 것이다. 이와 달리 수천 년의 역사 속에서 숱한 사람들의 체험이 축적되어 이루어진 도인술은 모든 사람에게 효과를 나타내는 행법의 체계를 가지고 있다.

이 밖에도 최근 조깅을 비롯하여 온갖 스포츠가 인기를 끌고 있지만, 스포츠는 일시적인 체력증진을 건강증진으로 착각하고 있다고 볼 수 있다. 이미 말한 대로 기혈의 흐름을 활발히 하고 사기의 배출을 촉진하는 일이야말로 건강증진과 직결된다. 그런데 스포츠의 경우, 몸 안에 피로물질이 평소보다 많이 생기고 게다가 특별한 배설 방법이 없기 때문에 긴 안목으로 보면 사기의 축적으로 몸 상태에 이상을 가져온다. 운동선수 중에서 의외로 단명하는 사람이 많은 것은 이 때문이다.

스포츠가 건강에 좋다는 것은 그릇된 견해다. 그뿐만 아니라 처음부터 몸의 일부가 변형되는 것을 각오해야 하는 스포츠도 많다. 테니스 선수는 한 팔이 길어지고 권투선수는 귀나 코가 찌그러진다. 이것을 건강체라고 말할 수는 없을 것이다.

더욱 이상한 것은 스포츠를 시작하기 전에 준비체조를 하는 일이다. 이것은 스포츠 자체가 이미 몸에 무리한 면을 가지고 있다는 증거가 아니고 무엇이랴.

병원균은 몸 밖으로 몰아내면 된다

도인술의 특징은 자연상태를 존중하고 어디까지나 자연과 대립하지 않으면서 병을 고치는 데 있다. 이것은 도인술만이 아니라 동양의학 전체의 공통적인 특징이기도 하다.

이에 비해 서양의학, 즉 현대의학은 자연과 대립하고 자연을 때려눕힌다는 사고방식으로 병을 고친다. 여기에 커다란 차이가 있다.

예를 들어 바이러스나 세균 등의 병원균으로부터 비롯된 병을 생각해보자. 감기는 바이러스 감염 때문이라는데 바이러스 종류는 여러 가지라서 증상도 각각 다르다. 현대의학에서는 각 타입에 맞추어 약을 짓는다. 물론 그만큼 약으로서의 순도가 높기 때문에 즉효를 나타내는 일도 적지 않다. 그러나 순도가 높은 만큼 한걸음 그르치면 그 폐해도 대단하다.

이와 같이 서양의학은 어디까지나 병원균과 대립하여 그것을 박멸한다는 입장으로 일관한다. 즉 병원균은 '적'이라는 사고방식이다. 그 결과 적을 박멸하는 동시에 사람의 몸까지도 다치게 한다.

그런데 과연 병원균을 모조리 죽여버리는 일이 가능할까. 죽이려 하면 할수록 균이 저항력을 더하게 됨은 누구나 아는 바이다. 자꾸자꾸 새로운 종류의 균이 발생한다.

도인술의 치료법에는 이와 같이 대립한다는 사고방식이 전혀 없다. 일체 나쁜 것은 대소변이나 땀, 호흡을 통해 몸 밖으로 배설함으로써 몸의 건강을 회복한다.

수술로 잘라버리는 것은 고칠 방법이 없다는 증거

대개 현대의학에서는 무엇이든 수술로 해결하려고 하는데, 그것은 병을 고치지 못한다는 명백한 증거라고 생각한다. 고친다는 것은 나빠진 부분을 본래의 건강한 상태로 돌리는 일이다. 만약 고칠 수 있다면 잘라버릴 필요가 없지 않은가. 몸의 한 부분을 떼어버리는 방법은 부득이한 경우에 취하는 마지막 수단이다.

예를 들어, 위암을 의심하여 위를 잘라버린다고 치자. 위가 없으면 이제 위암은 생기지 않는다는 것인데, 그것은 우스갯소리 중에서도 하지하下之下이다. 또 잘라버린 후에 불편하면 인공장기를 해넣으면 된다고 하여 갖가지 인공장기가 개발되고 있는데, 이는 참으로 위험한 생각이다. 인간은 기계가 아니다. 인간의 생명력은 기혈의 흐름에 의해 유지되는 것이다. 그런데 인공장기로 대체해버리면 기혈의 흐름이 엉망이 되어 전신의 균형이 허물어져버리고 수명이 단축될 수 있다.

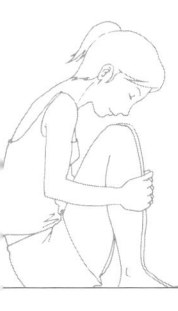

중국 3천 년 전통의 **양생비법** 養生秘法

도인술은 불로장수의 비법

필자는 도인술을 배우기 위해 중국에 건너간 적이 있는데, 당시 도장에서 만난 여성들로 인해 놀라움을 금치 못했다. 그들은 도인술을 전문적으로 수행하는 이들로 필자가 보기에 모두 20세 안팎으로 보였다. 그러나 나중에 알고 보니 모두 50세 이상의 여성이었다. 물론 남성도 마찬가지였다. 아무리 보아도 30세 안팎의 청년들인데 사실은 70대였다. 까닭인즉 그들은 도인술을 하여 몸을 자연상태로 유지하기 때문에 노화를 몰랐던 것이다.

중국에서는 '자연 그대로 산다'는 사상을 실제 생활에서 실천하는 사람들의 집단을 도가道家라고 하는데 이런 사상의 원류가 되는 것이 노자다.

도가 사람들은 노자의 가르침에 따라 마음도 몸도 있는 그대로의 자연상태로 두는 것을 최고의 경지로 생각했다. "인간이 병에 걸리고 노화하는 것은 자연을 거역하는 생활을 하기 때문이다. 그 비뚤어진 것을 바로잡고 인간의 몸에 있던 본래의 상태를 되찾으면 병에 걸리지 않고 이미 걸린 병도 고칠 수 있다. 그리하여 노화를 모르고 행복하게 장수를 누릴 수 있다"고 보았다.

이것이 자연 그대로 살아가는 도가의 사고방식이다. 사실인즉, 이 사상은 노자라는 한 인물이 생각해낸 것이 아니다. 노자의 책이 만들어지기 훨씬 이전부터 중국 근대사회로 이어져내려온 생각으로, 그 사상을 집대성하여 한 인물의 사상 형태로 정리한 것이 《노자》라는 책이다. 따라서 노자는 실제 인물이라기보다는 사상적 흐름의 상징이라고 생각된다.

도가 사람들은 이런 노자의 사상에 입각하여 3천 년이 넘는 세월에 걸쳐 인간의 몸을 자연상태로 유지하는 방법을 계속 연구해왔다. 그 과정에서 몸의 자연적 상태를 알아내는 일환으로서 야생동물을 관찰했는데 그 결과 그들은 커다란 발견을 했다.

첫째, 동물은 몸을 한쪽으로만 움직이지 않고 반드시 반대방향으로도 움직인다.

둘째, 동물에게는 독특한 호흡법이 있다(예를 들어, 거북은 물 속에 뛰어들기 전에 고개를 힘껏 쳐들고 깊이 숨을 들이쉰다).

셋째, 동물은 병에 걸리지 않는다. 동물은 야생 상태에서는 감기에 걸리거나 설사를 하는 일이 없다. 또한 노화하지 않고 수명이 다하면 초목이 말라죽듯이 스르르 숨을 거둔다.

이와 같이 인간도 동물처럼 몸을 움직이고 호흡한다면 병에 걸리지 않고 수명이 다하도록 건강하게 살 수 있을 거라고 도가 사람들은 생각했다. 그리하여 몇 천 년 동안 많은 사람들이 그 기법을 개발하고 자기 몸으로 실험을 되풀이했다. 그 성과가 모이고 쌓인 것이 도인술이다. 이 도인술은 도가의 수행자, 즉 도사들에 의해 불로장생의 비법으로 입에서 입으로 전해내려왔다. 이와 같이 도인술의 강점은 한두 사람의 순간적인 생각이나 체험에 의한 것이 아니라 3천 년 이상의 세월 동안 몇십만의 사람들의 체험이 축적된 성과라는 데 있다.

마왕퇴馬王堆 유적에서 발굴된 도인술 그림

중국 장사長沙에서 약 2,100년 전의 마왕퇴 무덤이 발굴되었다는 뉴스를 기억하는가. 발굴 당시, 역사적 사실을 알려주는 귀중한 유물이 여럿 발견되었는데 그 중 하나가 도인술을 그림풀이한 금서(帛書, 비단에 쓴 책)였다.

 그림은 상하 4단으로 나뉘어져 각 단마다 10체體에서 12체씩 각각 다른 자세를 취한 사람이 그려져 있었다. 이것이야말로 당시 행해진 도인술 동작을 보여주는 것이었다. 총 40여 체였으나 오랜 세월을 지나는 동안 파손되어 그림이나 글자가 불명확한 곳이 있었다. 그리하여 중국의 중의연구원中醫研究院에서 이를 연구하여 28체를 복원해냈다. 이 복원도는 전문가의 연구 논문과 함께 잡지 〈문물文物〉(1975년 6월호)에 발표되었다.

 당시 발굴된 책에 그려져 있던 도인술 중에서 주요한 행법 다섯 가지만 골라 소개하기로 한다.

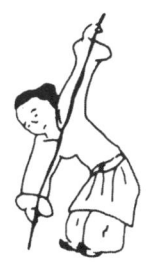

1. "장丈(막대)으로써 음양을 통하게 함"이라고 쓰여 있다. 여성이 두 팔을 상하로 펴고 손에 긴 막대를 들고 허리를 굽혀 땅에 대는 자세를 하고 있다. → 성 능력 증강에 발군의 위력.

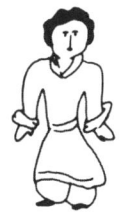

2. 여성이 바로 서서 오른팔을 아래로 늘어뜨리고 손바닥은 뒤로 향하여 조금 위로 젖힌다. 왼팔은 파손되었으나 오른팔과 같은 모양일 것이다. 이것은 '스와이소'라는 도인술의 원형이다.
→ 오십견의 예방과 치료.

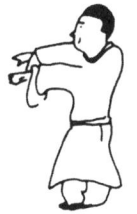

3. 남성이 바로 서서 윗몸은 오른쪽으로 돌리고 두 팔은 수평으로 앞으로 내밀고 있다. → 요통, 어깨뼈에서 등에 걸친 '결림'을 해소.

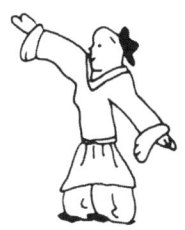

4. 여성이 바로 서서 몸을 오른쪽으로 향하여 반쯤 돌리고 머리는 오른쪽 위를 향하고 오른팔은 비스듬히 앞쪽 위로 올리고 왼팔은 비스듬히 뒤쪽 아래로 편다. → 추간판 헤르니아 등의 교정과 치료.

5. '만궐滿厥'이라는 제목이 붙어 있는데, 이것은 선진시대先秦時代의 낡은 병명으로 《사기史記》에 따르면 두통, 발열, 초조의 치료법이라고 한다.

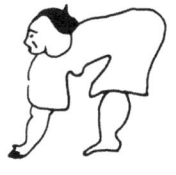

　　　마왕퇴에서 발굴된 이 책은 남아 있는 도인술 해설서 중에서 가장 오래된 것이라고 할 수 있다. 물론 여기에 소개된 도인술은 현재의 것과 꼭 같지는 않으며 도인술이 완성되어가는 과정의 한 단계를 보여주는 것이다. 그러나 이와 같은 기록이 남아 있다는 것 자체가 도인술이 얼마나 오래전부터 실천되어왔는지를 증명해 준다.

현대의학이 못 밝힌 병의 원인을 똑똑히 규명한 도인술

이렇게 숱한 사람들의 실험과 연구가 축적된 결과, 도인술은 수나라 시대에 와서 의학체계로서는 거의 완성 단계까지 도달했다. 이 성과를 집대성한 것이 《제병원후론諸病源候論》이라는 책인데 한방의 성서라고 불리는 《상한론傷寒論》, 침과 뜸의 성서인 《황제내경黃帝內經》과 마찬가지로 도인술의 성서라고 불린다.

이 책의 저자 소원방巢元方은 수나라 때의 명의로, 610년에 태의박사太醫博士가 되었고 황제의 명을 받아 중국 각지에 산재해 있던 도인술을 여러 사람들과 함께 오랜 세월에 걸쳐 수집했다. 그 성과를 50권으로 정리한 것이 《제병원후론》이다.

내용은 병의 원인에서 시작하여 병자의 증상, 어떤 모양(겉보기)이 되는지, 어떤 자각증상을 호소하는지 자세히 관찰하여 보고하고, 그것에 대한 치료법까지 담고 있다. 이 치료법이 바로 도인술이다. 수록된 병명은 1,720 항목에 달한다. 현대인에게 많은 심장, 혈압, 간장, 암, 당뇨 등의 병은 물론이고 노이로제나 조울증에 해당하는 정신병도 다룬다.

예를 들어 만병의 근원이라는 감기에 대한 부분을 살펴보자. 이 책에서는 감기가 몸의 어디로 침입하는가, 또 얼마 동안을 두고 발병하는가에 따라 그 증상과 고치는 법이 달라진다고 설명한다. 하나의 예를 든다면 겨울에 '다리에 걸린 감기'가 발병하지 않고 봄과 여름을 지나 다음 가을에 나타나는 것이 '류머티즘'이라고 했다.

이와 같이 병의 원인을 똑똑히 지적하고 있는 것이 그 책의 최대의 장점이다. 원인이 분명하기 때문에 그 치료법도 정확하다.

지금으로부터 천 년 이상이나 전의 책이 병의 원인을 분명히 지적하고 있다는 것은 놀라운 사실이다. 현대의학, 이른바 서양의학은 매우 진보된 것이라고는 하지만 대부분의 병에 대하여 그 원인이 밝혀져 있지 않다. 세균이나 바이러스에 의한 병의 일부는 병원균이 확실히 구명되어 있기는 하다. 그러나 도인술의 입장에서 보면, 그 병원균에 옮았다 하더라도 발병을 하는 사람과 그렇지 않은 사람이 있다는 사실이 더 중요하다. 진정한 원인은 병원균보다 '왜 발병을 하느냐'에 있는 것이다.

현대의학에서는 감기를 비롯하여 암에 이르기까지 그 원인이 매우 애매하다. 예를 들어 류머티즘은 손발의 저림이나 아픔이 만성이 되면 붙여지는 병명이다. 이때 아픔을 멈추게 하는 대증요법이 행해지는데 치료의 비방은 없다. 또한 이 병은 여성에게 많이 나타나는데 왜 그런지는 알 수 없다. 그러나 《제병원후론》과 같이 '다리에 걸린 감기'라고 하면, 여성에게 왜 많은지 그 치료법은 무엇인지 뚜렷해진다.

병의 원인에 대한 이야기는 현대인들에게 이상하게 들릴지도 모른다. 그러나 필자는 실제로 헤아릴 수 없을 만큼 많은 병자들이 도인술로 낫는 것을 보아왔다. 그 경험에 비춰봐도 《제병원후론》의 기술은 모두 옳다.

이런 간단한 방법으로 병이 낫느냐고 묻는 사람이 있을 만큼 도인술의 행법에는 현대인으로서는 상상도 할 수 없는 방법이 많이 있는데, 원인을 정확하게 포착하고 있는 기법이기 때문에 효과도 어김없이 나타난다.

도인술은 왜 일반인들 앞에서 사라져버렸나

도인술이 중국의 겉무대로부터 사라져버린 데는 몇 가지 이유가 있다.

그 근본 원인은 도인술의 토대인 노자의 사상 자체에 있다. 노자의 사상은 '적은 것을 존중하는' 경향이 강하다. 그래서 고고孤高를 자랑으로 삼는 도사는 적극적으로 제자들을 모아서 자기가 얻은 지식이나 행법을 전하려고 하지 않았다. 이렇게 도가를 지향하는 사람은 우선 선생을 만나는 일부터가 어려웠다.

또 하나의 이유를 들자면 도인술은 어디까지나 스스로 병을 고치는 것이므로 장삿속으로서의 의료와는 관계가 없었다. 한 번만 방법을 가르쳐주면 다음은 혼자서 할 수 있기 때문에 환자는 다시 치료받으러 올 필요가 없는 것이다. 따라서 여러 번에 걸쳐 치료하거나 약을 팔아서 돈을 버는 것은 불가능했다.

그리하여 도인술을 실시하던 의사는 점차 한방(약)이나 침, 뜸 등으로 힘을 기울였고 생업에 도움이 안 되는 도인술은 점점 잊어갔다. 이 때문에 중국의학의 주류이자 몸을 젊게 해주는 도인술은 《제병원후론》이 쓰여진 무렵을 정점으로 해서 내리막길을 향했고 결국 일부 도사만이 전하는 존재가 되어갔다.

일본에도 전해졌던 도인술

도인술은 일본에도 일찍이 전해졌다. 일본에 처음으로 글자가 전래된 것은 알려진 대로 4세기말 응신천황應神天皇 무렵, 백제의 왕인王仁이 책을 가지고 일본으로 건너왔을 때였다. 이때 왕인은 《논어》 10권과 《천자문》 1권, 그리고 《평법학平法學》을 가지고 왔는데, 이 《평법학》 속에 무술과 함께 도인술의 해설이 실려 있었다.

또한 《천자문》은 공자의 가르침을 전하는 유가의 책인 것처럼 이야기하지만, 그 내용으로 보면 노자의 도를 설하는 도가의 책이다. 즉 도인술의 기법과 사상은 일본에 글자가 전래되었을 때 이미 일본에 소개되었다. 그러나 당시 일본인들은 그것을 거의 이해하지 못했던 것 같다.

실천을 위한 책인《평법학》은 그후 천황의 명에 따라 스가와라(管原道眞)의 주석이 가해져 무라카미 겐지(村上源氏)와 세이와 겐지(淸和源氏)에게 넘겨졌다. 이들 중 도인술을 후세에까지 전한 것은 무라카미 겐지 쪽이었다. 무라카미 겐지는 수군水軍이었는데 비좁은 배 안의 생활에서 건강을 지키려면 도인술이 필요했으리라고 생각된다.

일본에서 도인술은 무라카미 겐지의 계통에 전해졌을 뿐 그 밖에는 별로 퍼지지 못했다. 이는 노자의 사상이 일본인에게는 받아들여지기 어려웠고 도가의 수행자, 즉 도사가 생기지 않았기 때문이기도 하다.

그러나 도인의학의 이론은 중국으로부터 서적을 통해 전해져 에도시대에 와서 한방의 주류의학이 되었다. 에도시대에는 도인의학의 대가 몇 명이 그 명맥을 지켜나갔다. 그러나 명치시대에 이르러 서양의학이 전면적으로 채용되자 정부의 방침에 따라 그때까지의 한방이나 일본재래 의학은 억압받았다. 그리하여 도인술 역시 일반 사람들에게 잊혀진 존재가 되고 말았다. 결국 예부터의 도인술을 이어받은 존재는 나 혼자 뿐이다.

이제 내가 전하는 도인술과 도가용문파와의 관계를 간단히 말해두기로 한다. 중국에서 수나라 때를 정점으로 도인술이 자취를 감추게 된 경위는 앞에서 설명했다. 이 경향과 동시에 도인술에 여러 유파가 생겨났는데, 어떤 것은 약(한방)과 결부되고, 어떤 것은 불교, 또 어떤 것은 유가와 연결되었다. 이렇게 해서 생겨난 여러 유파 가운데 하나가 내가 이어받은 용문파이다.

나는 용문파를 이어받기 전부터 가전家傳의 기법을 발판으로 각 파의 도인술 기법을 연구하여 잊혀진 것을 부활시키고 이것저것 취사선택하여 현대인들에게 가장 알맞는 하나의 체계를 만들었다.

사실인즉 도인술이라는 것은 내가 만들어낸 말이다. 본래 '도인'이라는 말은 중국에서 부르는 이름이다. 감히 '술'이라고 붙인 것은 내 나름대로 체계를 만들었기 때문이다. 그리고 이 체계는 타이완에서 전해 내려오는 도가용문파 전적 제12대인 강가금 씨에게 인정받아 내가 제13대를 이어받게 되었다.

인생을 즐기기 위한 도인술

당신은 인생을 충분히 즐기고 있는가? 인생은 즐거운 것이어야 한다고 생각하기 때문에 필자는 먹고 싶은 것이 있으면 먹고, 보고 싶은 것은 보고, 하고 싶은 일은 한다. 지금 이 순간을 즐기면서 자유로이 살아간다. 이것이 내 삶의 철학이다. 그리고 내가 이와 같이 인생을 즐길 수 있는 것은 도인술 덕분이다.

그러나 보통은 아무리 자유롭게 살고 싶어도 현실적으로 여러 가지 방해가 따르게 마련이다. 그 중에서도 현대인들에게 공통적인 고민거리는 건강상의 문제일 것이다.

먹고 싶은 것이 있어도 위장이 나빠서 먹지를 못한다, 몸이 말을 안 들어서 하고 싶은 일의 절반도 못한다, 머리가 무겁다, 변비에 시달린다 등등 몸에 이상이 없는 사람을 찾아보기 힘들 정도다. 심신이 건강해야 인생도 즐겁다는 사실은 누구나 잘 알고 있다. 또한 현대의학으로는 대부분의 몸의 이상이 좀처럼 낫지 않는다는 사실 또한 많은 사람들이 느끼고 있는 바다.

현대인을 괴롭히는 몸의 이상으로는 어깨결림, 치질, 비만, 고혈압, 변비, 무좀 등등 일일이 열거할 수 없을 정도로 많다. 이런 몸의 이상은 대부분 병원에서 치료받거나 약을 먹어도 잘 낫지 않는다. 그렇다고 해서 당장 생명을 위협하는 것도 아니라서 대부분의 사람들은 치료를 단념하고 불쾌감을 느끼면서도 그냥 참는다.

이래서야 진정 즐거운 인생이라고 말할 수 있겠는가. 도인술을 터득하면 불쾌감의 원인이 되는 몸의 이상을 간단히 건강한 상태로 돌리는 일, 즉 진정한 의미에서의 치료가 가능하다.

도인술은 원래 매일매일의 생활을 즐겁고 알찬 것으로 만들기 위해 심신을 쾌적한 상태로 유지하게 해주는 행법이다. 즐겁게 살아가기 위한 행법이므로 괴로운 짓은 하지 않는다. 누구나 가벼운 마음으로 실행할 수 있다.

이 장을 마무리하면서 언제까지나 젊음과 건강을 유지하는 간단한 기법을 하나 가르쳐주겠다. 그것은 하루 30분쯤 손가락, 발가락을 하나하나 잘 주물러주는 일이다. 너무도 간단한 이 방법으로 폐에 흡수된 '기'를 손끝 발끝까지 충분히 흘려보낼 수 있으므로 기혈의 흐름이 활발한 몸을 만들 수 있다.

몸을 언제나 젊게 하는 도인술

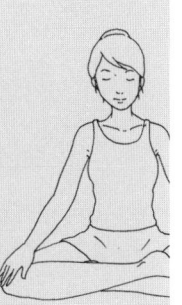

03

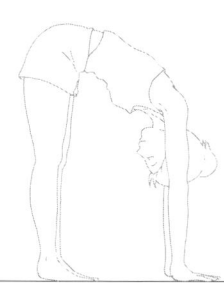

젊음을 시험해보는 행법(노화도 테스트)

당신의 몸은 참으로 젊은가

'나는 아직 20대니까 노화와는 아무런 관계가 없다, 30대니까 노인병이 시작될 리 없다, 건강상태가 나쁜 것은 피로나 스트레스 때문이다….'

　만약 이런 생각을 하고 있다면 다음에 소개하는 '젊음을 시험해보는 행법'을 한번 해보기 바란다. 행법이 제대로 되지 않는다면 일시적인 몸의 이상이 아니라, 노화현상이 일어나고 있는 증거임을 알아야 한다.

　현대인은 평균수명이 연장되었으나 반대로 노화현상은 일찍부터 나타나는 경향이 있다. 그러니 나이가 젊다고 해서 안심할 수는 없다. 노화현상이 나타나거든 얼른 해소해버리지 않으면 안 된다. 그렇지 않으면 부자유스러운 몸을 질질 끌면서 오랜 세월 살아가야 하기 때문이다.

　만약 60~70대의 사람 중에 이 행법이 잘 되는 이가 있다면 그는 나이와 관계없이 근육이나 내장이 20~30대의 젊음과 건강을 유지하고 있다는 증거다. 이런 사람은 노화를 모르고 100살까지도 인생을 즐기며 살아갈 가능성이 크다. 크게 기뻐해야 할 일이다.

이런 사실을 서슴없이 말하는 것은 도인술을 하면 몸을 다시 젊게 할 수 있기 때문이다. 그렇지 않다면 몸의 노화 정도를 측정해봤자 여러분에게 서글픈 생각만 가지게 할 뿐이다. 현대의학에서는 노화를 고칠 수 없지만 도인의학에서는 그것이 가능하다. 어디가 노화됐는지를 알면 그 치료법도 곧 알아낼 수 있다. 50~60대라도 30~40대의 젊음을 되찾을 수 있는 것이다. 그러니 안심하고 젊음을 시험해보는 행법을 해보라. 회춘의 가능성은 언제나 열려 있다.

젊음이란 곧 유연함이다

일반적으로 말해서 몸의 상태가 젊으면 몸의 움직임이 유연하다. 노화가 일어날수록 몸의 움직임이 굳어진다. 이는 내장이 젊은 상태일 때는 몸의 근육이 부드럽지만, 노화가 일어남에 따라 굳어지기 때문이다. 그러므로 움직임의 유연도를 보면 몸의 젊은 정도, 다시 말해 노화도를 판정할 수 있다. 다만 병적인 원인으로 몸이 물렁물렁한 사람의 경우는 예외이다. 이런 경우에도 도인술로 건강을 회복할 수 있음을 기억해주기 바란다.

온몸에 걸쳐 젊음을 시험해보는 행법을 6가지 소개하겠다. 당장 실행하여 자기 몸의 노화도를 측정해보라.

만약 어느 행법에서나 몸이 유연하게 잘 움직이면 아직 당신의 몸에 노화의 조짐이 나타나지 않은 것이니 기뻐하기 바란다. 반대로 만약 하기 힘든 행법이 있다면 그 동작에 대응하는 근육과 내장에서 노화가 진행중임을 나타내는 것이다. 그러나 이 경우에도 비관할 필요는 없다. 도인의학에서는 노화된 몸을 다시 젊게 할 수 있기 때문이다.

다시 강조하건대, 몸의 노화는 나이와 직결되는 것이 아니다. 나이는 비록 10대, 20대일지라도 이 행법들을 제대로 할 수 없다면 진작 노화상태에 있는 것임을 알아야 한다. 겉보기에는 젊더라도 내장이 노화되어 있으므로 그냥 내버려두면 중년이 되기도 전에 일찌감치 머리카락이 엷어지고 허옇게 세고, 때로는 노인병이라는 만성병에 걸릴 가능성마저 높다. 이런 사람은 나이가 젊다고 해서 방심하지 말고, 이 책에서 소개하는 노화치료의 도인술을 실천하여 몸의 젊음을 되찾기 바란다.

진단행법(1)

치료행법은 126쪽 ◐ 팔 행법(1)

똑바로 서서, 두 손을 깍지 끼고 천천히 위로 올려 머리 위에서 손바닥을 위로 뒤집은 다음 하늘을 향하여 밀어올리듯이 한다.

◐ **판정** 이 동작은 아주 간단해 보이지만 몸이 노화된 사람에게는 의외로 어렵다. 몸이 젊으면 두 팔이 쭉 뻗고 두 손바닥은 수평으로 하늘을 향하게 될 것이다. 그러나 몸이 노화상태에 있으면 본인은 똑바로 뻗었다고 생각하지만 팔꿈치가 굽기 일쑤고, 손바닥을 하늘에 수평으로 향하게 하는 일도 매우 어렵다. 스스로 이 모습들을 확인하기는 힘들 것이므로 거울에 비춰보거나 남에게 봐달라고 한다.

이 동작이 제대로 안 되는 사람은 어깨에서 팔에 걸친 근육이 굳어 있고, 간장이나 그 밖의 내장이 노화상태에 있음을 말해준다.

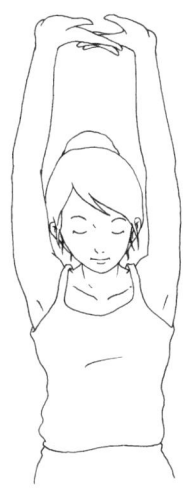

진단행법(1)

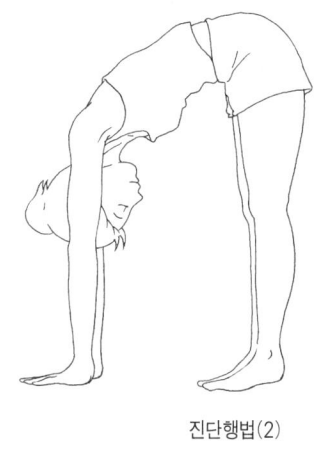

진단행법(2)

진단행법(2)
치료행법은 116쪽 ● 허리 행법(1)

행법(1)에 이어서 행한다. 머리 위로 뻗쳐 올렸던 팔을 천천히 내리면서 허리를 천천히 굽혀 윗몸을 앞으로 굽히고 양손바닥을 바닥에 붙인다.

● 판정 양손바닥이 바닥에 닿는다면 내장 기능이 건강함을 나타낸다. 이때 양손이 두 다리의 종아리를 잡고 머리가 두 다리 사이에 닿게 되면 더욱 좋다. 그 지체(몸과 팔다리)는 젊고 활기차고 탄력성이 있는 것이다.

그러나 허리가 생각대로 굽지 않고 손바닥이 땅에 닿지 않으면 내장 기능이 약하고 더욱이 위나 척추에 어떤 고장이 있음을 나타낸다.

진단행법(3)
치료행법은 123쪽 ● 배 행법(3)

두 다리를 똑바로 펴고 앉는다(平坐). 윗몸을 앞으로 쓰러뜨리면서 허리를 굽히고, 두 팔을 앞으로 뻗치면서 손가락 끝으로 발가락을 잡아당긴다. 발가락에 손이 닿으면 된다. 이때 얼굴이 양다리 사이에 닿게 되면 더욱 좋다.

● 판정 이 행법이 잘 되면 내장의 기능이 정상이고 척추, 허리뼈, 꽁무니뼈가 노화되지 않았으며, 배의 근육이 강인하고 지체가 민첩함을 나타

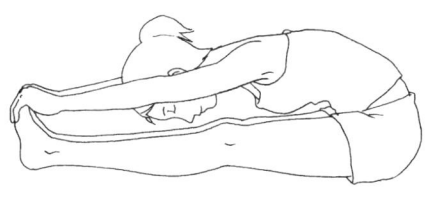

진단행법(3)

낸다.

이 행법이 잘 되지 않는다면 위장병에 걸리기 쉬운 체질이거나 당뇨병과 갑상선 병에 걸릴 가능성이 있다.

진단행법(4)

치료행법은 118쪽 ⇨ 허리 행법(2)

우선 두 다리를 앞으로 펴고 앉았다가 다리를 굽히고 두 무릎을 모아 두 손으로 끌어안듯이 하여 두 무릎을 가슴에 갖다댄다. 아래턱이 무릎 사이에 닿으면 더욱 좋다.

⇨ **판정** 이 행법이 제대로 되면 목, 척추, 허리, 배, 방광, 꽁무니뼈 등이 모두 정상이며 노화되지 않은 것이다.

이 행법이 잘 되지 않으면 혈관이 노화되어 굳어 있는 것이니 동맥경화증이나 당뇨병에 걸리기 쉽다. 또 아래턱이 무릎에 닿지 않는 사람은 고혈압 증상이 생기기 쉬우니 조심해야 한다.

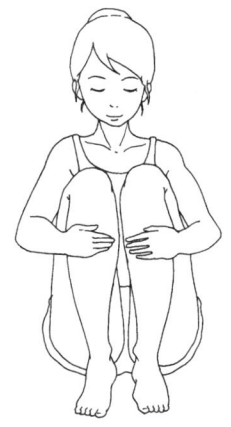

진단행법(4)

진단행법(5)

치료행법은 268쪽 ⇨ 성력 증강을 위한 허리 행법(2)

반듯하게 누웠다가(平臥) 양손바닥을 아래로 하고 양팔을 앞으로 펴면서 윗몸을 일으킨다. 양손은 가능한 발에 접근시킨다. 절대 무릎을 굽혀서는 안 된다.

⇨ **판정** 이 행법에서 윗몸을 무난히 일으킬 수 있으면 정력이 충실하고 전신의 혈관이 강인하여 가로막 이하의 내장과 기관은 모두 정상이다.

이 행법이 잘 되지 않으면 몸의 노화가 시작되었고 간, 위, 장, 생식기관 등이 병에 걸리기 쉬운 상태에 있음을 나타낸다.

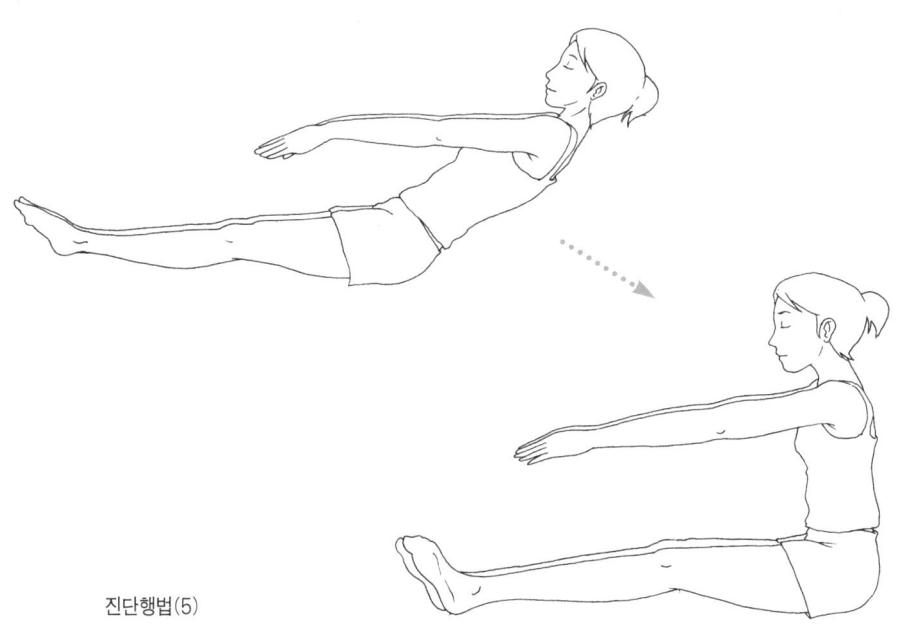

진단행법(5)

진단행법(6)

치료행법은 114쪽 ● 발 행법(2)

윗몸을 곧추세우고 앉아서 두 발의 엄지발가락과 둘째발가락을 자꾸 비벼댄다.

● **판정** 발가락의 동작이 활발하고 자유자재로 움직이면 발이 젊고 기력이 쇠하지 않았음을 나타낸다.

그러나 이 행법이 생각대로 되지 않는다면 발의 근육이나 뼈대가 차츰차츰 쇠퇴하고 있음을 알려주는 것이다. 또한 여기서 노화가 더 진척되면 백내장, 녹내장 등의 눈병에 걸리기 쉽다.

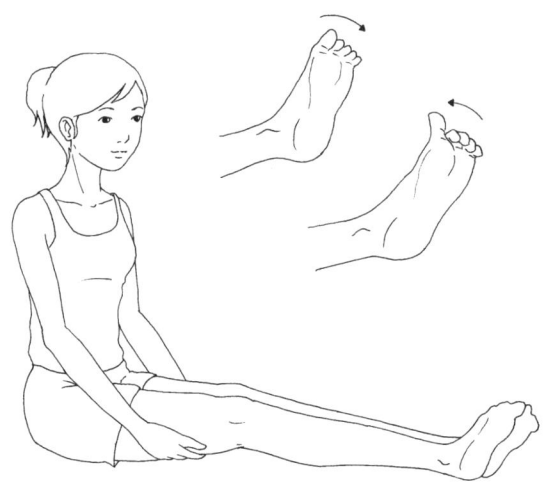

진단행법(6)

노화는 치료된다

젊음을 시험하는 행법의 결과는 어떠했는가. 생각보다 자기 몸이 굳어 있는 것을 발견하고 새삼스럽게 놀란 사람이 많을 것이다. 충분히 그럴 만한 일이다. 왜냐하면 이 행법들은 일상생활에서는 별로 하지 않는 동작들이어서 간단한 것 같지만 보통사람이 하기에는 역시 힘든 동작들이기 때문이다.

    인간은 다른 동물과 달리 두 발로 서서 걸어다닌다. 그 때문에 몸을 쓰는 방법에 치우침이 생겨났다. 이것이 불필요하게 노화를 빠르게 하는 원인이 되고 있다. 전신의 근육을 치우침 없이 두루 사용하면 몸은 노화되지 않고 근육도 굳지 않는다. 이런 사람들은 이 행법들을 거침없이 할 수 있다.

젊음을 시험해본 결과 몸에 노화현상이 있다고 의심되면 어떻게 해야 할까. 안심하라. 아주 짧은 기간에 노화를 치료하는 방법이 있다. 단지 부지런함과 노력만이 필요하다.

그렇다면 그 방법은 무엇인가. 각 진단행법의 동작에 맞추어 도인술의 독특한 호흡법을 행하면 된다. 그렇게 하면, 이 행법들은 노화도를 테스트하는 행법에서 노화를 치료하는 행법으로 바뀌는 것이다.

각 행법마다 치료행법을 지시해 놓았으므로, 각각에 대응하는 행법을 실시하기 바란다. 지시에 따라 아침, 저녁 한 번씩 행법을 실시하면 빠르면 사흘, 늦어도 열흘 뒤에는 눈에 띄게 몸이 부드러워져서 이 행법들을 거의 완벽히 해낼 수 있을 것이다. 그 순간 당신은 몸놀림이 유연해지는 것이 곧 몸이 다시 젊어지는 것임을 실감할 것이다. 몸의 나른함이나 아픔, 저림, 그 밖의 불쾌감이 사라지고 아주 상쾌한 기분이 될 것이기 때문이다. 얕은 잠을 자던 사람은 깊은 잠을 즐기게 되고, 잠들기 힘들었던 사람은 눕기가 무섭게 잠이 든다. 그리하여 전날의 피로를 이튿날까지 이어가는 일이 없어진다. 이제 마음이 편안해지고 인생이 즐거워진다. 남성들은 아침의 발기勃起가 당연한 사실이 되고, 여성들은 피부의 윤기가 한결 나아지는 등 눈에 띄게 변화가 일어난다.

단, 이 행법만으로 이런 회춘의 효과를 만끽하려면 몸에 특별한 이상이 없고 노화의 자각증상이 없어야 한다. 만성병이 있거나 노화의 자각증상이 나타난 사람은 각 증상에 맞는 다른 행법을 실시하여 몸의 이상을 치료하는 일이 선결문제가 될 것이다.

도인술은 회춘의 의학

도인술을 통한 치료는 곧 회춘을 뜻한다. 이것이 현대의학과 다른 점이다. 현대의학에는 노화상태의 몸을 다시 젊게 하는 방법이 아직 없다. 노화로 인해 몸에 이상이 생겼을 때의 치료법은 얼마 동안 약으로 증상을 누그러뜨리거나 병의 진행을 늦추는 것뿐이다. 예를 들어 고혈압의 경우, 약을 먹는 동안은 혈압이 내려가지만 약을 끊으면 혈압은 다시 올라간다.

도인술은 원래 지니고 있는 자연치유력으로 몸을 병이 걸리기 이전의 정상상태로 되돌리는 것이다. 즉 몸을 다시 젊게 함으로써 자연치유력을 활발하게 하여 병을 고친다.

도인의학의 입장에서 보면, 노화나 병은 자연치유력의 쇠퇴를 뜻한다. 자연치유력을 왕성하게 해주면 노화도 병도 모두 치료된다. 도인의학에서 치료라는 것은 병이 걸리기 이전의 몸 상태로 되돌리는 일이며, 다시 젊어지는 회춘과 똑같은 현상이다.

행법의 올바른 방법

행법은 즐거운 것

노화의 양태는 각양각색이다. 사람마다 먹는 음식이 다르고, 하는 일이 다르고, 몸의 동작이 다르며, 잠자는 모습이나 수면 시간이 다르기 때문이다. 따라서 몸의 각 부분에 상응하는 노화치료의 방법을 소개하기로 한다. 여러분은 여러 가지 행법 중에서 자기 몸 상태에 맞는 행법을 골라 실행하기 바란다.

대부분의 경우, 노화의 조짐은 한 군데가 아닌 여러 군데에 걸쳐 나타난다. 그 경우에 필요한 행법들을 동시에 실행하면 한결 더 효과가 높아진다. 만약 한꺼번에 여러 행법을 실행하는 것이 힘들거나 지겹다면 가장 중요하다고 생각되는 행법부터 시작하라. 2~3일 정도 계속하노라면 행법이 어느새 몸에 배어 지극히 당연한 일이 될 것이다. 그 뒤에 다른 행법을 첨가해나가면 된다. 행법은 익숙해질수록 즐거워지므로 5일이나 7일쯤 후에는 싫증도 나지 않고 오히려 즐거운 일이 될 것이다.

'천천히' 하는 것이 효과적

도인술을 실행할 때 단단히 머릿속에 새겨두어야 할 것이 있다. 동작을 '천천히' 해야 한다는 것이다. 대부분의 동작은 호흡에 맞춰 하는데, 호흡이나 동작 모두 천천히 하지 않으면 효과가 나타나지 않는다. 책을 보고 도인술을 해보았으나 효과가 전혀 없다는 사람이 가끔 있다. 그런 사람에게 행법을 시켜보면 '천천히' 해야 한다는 사실을 잊고 마치 체조를 하는 것처럼 탄력성을 주어 힘차게 몸을 움직이는 경우가 많다.

　도인술의 원리는 다음과 같다. 첫째, 몸의 경혈을 자극하는 동작으로 경락을 자극하고 둘째, 천천히 하는 호흡으로 몸 안에 자연에너지(기=산소)를 끌어넣어 그것과 일체가 된 신선한 혈액을 온몸의 구석구석까지 잘 순환시켜 몸의 관절이나 근육, 내장 등에 정체돼 있는 어혈과 대사시킨다. 그리하면 어혈에 섞여 있는 사기가 날숨으로 입과 피부를 통해 몸 밖으로 내보내지는 것이다.

　도인술은 천천히 하는 호흡과 천천히 하는 몸 동작을 통해서만 효과를 볼 수 있음을 잊지 말기 바란다. 이 밖에도 도인술을 실시할 때 몇 가지 주의해야 할 점이 있다.

행법 전의 주의사항

① 창문을 활짝 열어 환기를 충분히 해놓는다. 가능하면 창문은 열어놓은 채로 하는 것이 좋다. 단, 겨울에는 춥지 않도록 창문을 닫고 방을 따뜻하게 한다.
② 옷은 몸을 죄지 않고 자유로운 동작을 할 수 있는 것으로 입는다. 잠옷이나 내의 차림도 상관없다. 시계, 안경, 콘택트렌즈, 목걸이 등의 장신구는 모두 벗어둔다. 양말, 버선 등도 벗고 반드시 맨발로 한다(발바닥은 사기가 나오는 곳이기 때문).
③ 호흡법이 따르는 행법은 공복시에 행한다(식후 2시간 이상 지난 뒤). 또 하루 세 번 이상은 하지 않는다.
④ 술을 마신 뒤에는 취기가 가실 때까지 행법을 하지 않는다.
⑤ 목욕 후에 할 때는 더운 기운이 충분히 가라앉은 뒤에 한다. 최소 20분간 간격

을 둘 것.
⑥ 수술 경력이 있는 사람은 행법이 다른 경우가 있으므로 지시를 따를 것. 간혹 위험이 따르는 수가 있기 때문에 반드시 지켜야 한다. 그 밖에도 여성은 생리중이나 임신중에 해서는 안 되는 행법이 있으므로 각각 지시에 따라주기 바란다. 또 행법을 실시하는 시간대는 아침에 깨어나서 이부자리 위에서가 제일 편하지만, 특별한 지시가 없을 때는 생활 패턴에 맞추어 행하여도 괜찮다. 가능하면 하루 두 번, 아침에 잠자리에서 일어났을 때와 밤에 잠자리에 들기 전 행하는 것이 이상적이다.

행법중의 주의사항

① 우선 눈을 지그시 감고 어깨의 힘을 빼고 자연의 흐름에 순응하는 순수한 기분이 될 것.
② 다음으로 몸 안의 더러워진 '기'를 완전히 내보내기 위해 충분히 숨을 내쉰다. 이것을 반드시 최소 한 번은 실시할 것. 그러고 나서 각 행법으로 들어간다.
③ 행법을 할 때는 결코 무리하지 말 것. 기분 좋은 행법이 되어야 몸의 이상이나 병도 낫는 법이다. 예컨대 지시한 횟수를 채울 수 없으면 자기 몸에 맞는 횟수만큼 해도 무방하다. 아니 그것이 더 낫다.
④ 몸을 비비는 행법은 두 손바닥을 잘 비벼서 따뜻하게 한 뒤에 행할 것. 추울 때는 난로 등에 두 손을 데워가지고 비비면 좋다. 몸을 비빌 때는 옷 입은 채로 하지 말고 그 부분의 피부를 직접 마찰한다. 이때 마찰의 강도는 4~5회 비비고 나면 그 부분이 따뜻해질 정도로 한다. 의무적으로 마지못해 비비지 말고 몸을 건강하게 한다는 마음으로 정성을 담아서 하는 것이 중요하다.

호흡법의 포인트

① 호흡은 모두 코로 들이쉬고 입으로 내쉰다. 숨을 들이쉴 때는 입을 다문다. 신선한 '기'를 충분히 몸 안에 흡수하기 위해서는 숨을 내쉴 때 요령이 필요하다. 충분히 다 내쉬면 들이쉴 때는 저절로 공기가 흘러들어온다.
② 동작과 함께 숨을 내쉴 때는 그 동작 끝에 맞추어서 내쉬도록 한다.
③ 호흡법을 동반하는 행법은 원칙적으로 눈을 지그시 감고 한다. 단, 눈을 뜨고 하는 행법도 있으므로 그 경우에는 지시에 따른다.

도인술은 호흡법을 매우 중요시한다. 이 호흡법의 요령은 행법을 행할 때뿐만 아니라, 평소 생활할 때도 유념해주기 바란다. 현대인의 몸의 이상은 의외로 그릇된 호흡법에서 생기는 경우가 많다.

행법을 마친 뒤의 주의사항

① 행법중에 나온 땀은 마른 수건으로 잘 닦아낸다. 다만 발바닥이나 목덜미 등에는 사기가 나와 있으므로 젖은 수건으로 깨끗이 닦아두어야 한다.
② 행법 직후에 목욕을 하는 것은 모처럼의 효과를 지워버리기 때문에 적어도 10분쯤 지난 후에 하는 것이 좋다

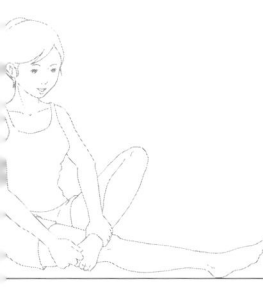

발과 다리를 **젊게 하는 행법**

다리가 나른하다
다리가 쉽게 피로하다
계단 오르기가 힘겹다
다리가 휘청거린다
다리가 잘 붓는다
발이 저리다

사람은 다리부터 늙는다

도가道家에 '다리 → 성기 → 눈'이라는 말이 있다. 이것은 노화가 다리에서 시작하여 점점 위로 올라간다는 뜻이다.

사람은 죽을 때도 발부터 식고 마지막에 뇌가 활동을 정지한다. 현대의학은 뇌가 활동을 정지했을 때, 즉 뇌사를 인간 수명의 종점으로 생각한다. 뇌가 죽기 전까지는 내장이식에 사용할 장기를 꺼내서는 안 된다. 내장이식은 도인술과는 관계가 없지만 '뇌사'는 '다리 → 성기 → 눈'이라는 생각과 공통점이 있다.

그건 그렇고 노화도 발과 다리에서부터 시작되는 셈인데, 이는 발과 다리가 노화되지 않으면 몸 전체에도 노화현상이 일어나지 않고, 반대로 발과 다리를 젊게 하면 몸 전체도 젊어진다는 사실을 뜻한다. 발과 다리야말로 몸 전체를 젊게 하는 열쇠를 쥐고 있다.

특히 발에는 몸 전체의 경락이 모여 있다. 그러므로 발의 경락을 자극하는 행법을 실시함으로써 몸 전체의 경락에 자극을 주어 노화를 치료할 수 있다. 다리가 나른한 사람, 다리에 피로가 잘 오는 사람, 계단 오르내리기가 힘겨운 사람, 계단 오르내릴 때 실족하는 사람 등은 노화의 첫걸음이 이미 시작되었다. 이런 사람들을 위해 간단하고도 즉효성 있는 행법 두 가지를 소개한다.

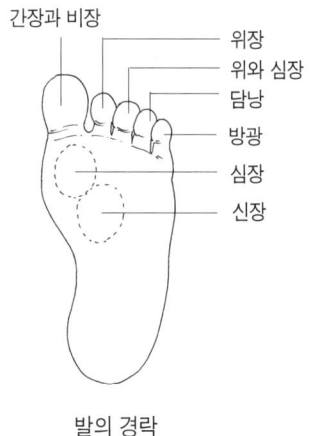

발의 경락

발 행법(1)

이 행법은 도인술을 하는 사람이면 누구나 하루 한 번은 실시할 만하다. 이것은 발에 모여 있는 온몸의 경락을 아주 효과적으로 자극해주므로 발과 다리를 젊게 할 뿐만 아니라 몸 전체의 기혈 흐름을 활발하게 한다. 이 행법은 하루에 몇 번을 해도 지나침이 없다. 하면 할수록 몸에 '기'가 충만해짐을 느끼고 기분이 상쾌해진다.

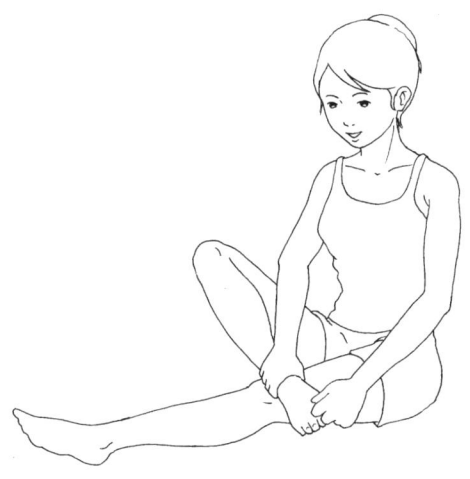

❶ 두 다리를 쭉 뻗고 앉는다. 오른발을 왼쪽 허벅지 위에 얹는다.

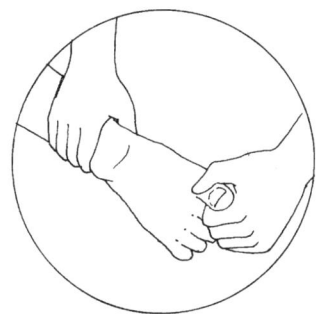

❷ 얹은 다리의 발가락을 엄지손가락과 집게손가락으로 거머쥐고 좌우로 수도꼭지를 비틀듯이 비튼다. 엄지발가락에서 시작하여 새끼발가락까지 30회쯤 비틀어댄다.

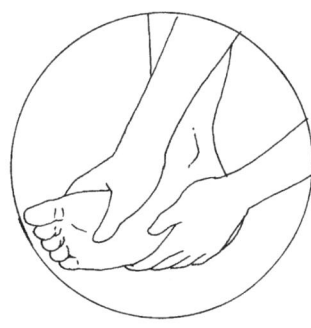

❸ 발바닥의 움푹한 부분을 양 엄지손가락으로 두루 지압한다.

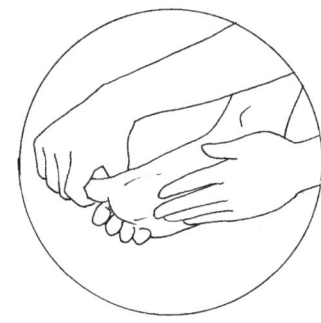

❹ 오른발의 엄지발가락을 오른손으로 거머쥐고 발등 쪽으로 잡아당긴 후, 오른발 피부를 펴고 왼손바닥으로 오른발 복사뼈 밑에서 발바닥에 걸쳐 30회 이상 비벼댄다.

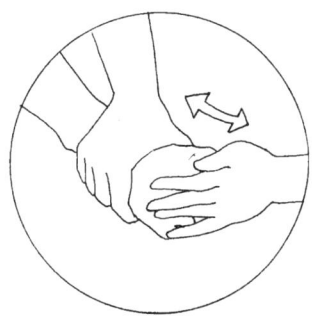

❺ 왼손으로 오른발가락 전부를 앞뒤로 꺾는다.

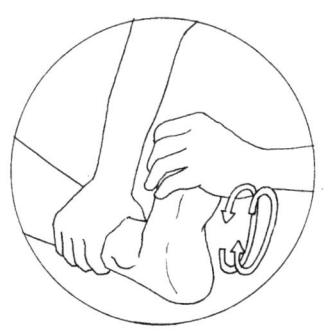

❻ 오른발목 약간 윗부분을 오른손으로 쥐고, 왼손으로 발목을 좌우 각각 18회 이상 회전시킨다.
다음으로, 왼발을 오른쪽 허벅지 위에 올려놓고 좌우를 바꿔 ❷~❻을 행한다. 두 발을 번갈아가며 몇 번이고 되풀이한다.

발 행법(2)　　　　이 행법은 도인술 중에서도 가장 간단한 방법으로, 더욱이 높은 효과를 볼 수 있는 행법이다. 두 발의 엄지발가락과 둘째발가락을 자꾸 비벼대는 것이다. 이것은 이미 몸의 젊음을 시험하는 '진단행법(6)'에서 소개한 방법이다 (103쪽).

젊음을 되찾기 위해서 실시할 경우에는 아침 저녁 한 번씩, 각각 200번쯤 하는 것이 좋다. 처음에는 기껏 10~20번쯤 하고 나면 발가락이 지쳐서 잘 움직이지 않는데, 그럴 때는 조금 쉬었다가 다시 하면 된다. 하루에 총 200번이면 된다. 처음 2~3일 동안은 힘들지 모르나 곧 익숙해져서 닷새에서 일주일 후에는 200번이 문제가 아니다. 300번도 거뜬히 해낸다.

이 행법은 두 다리를 앞으로 쭉 펴고 앉아서 하는 것이 바른 방법이지만, 젊음을 되찾기 위해서는 이불 속에서 반듯이 누워서 해도 된다. 게으름쟁이가 하기에는 안성맞춤이다. 이 행법은 다리를 단련할 뿐만 아니라 몸 전체의 스태미나 증강에도 효과가 있다.

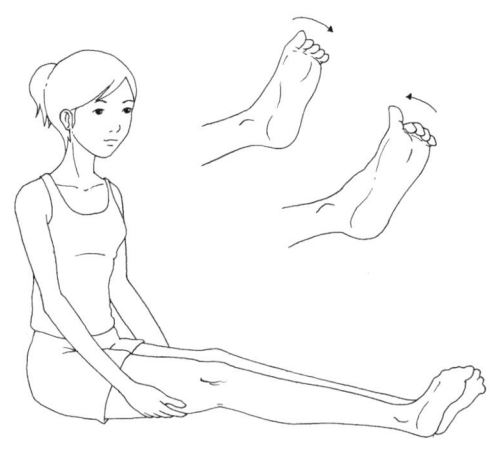

◯ 윗몸을 곧추 세우고 앉아서 두 발의 엄지발가락과 둘째발가락을 자꾸 비벼댄다.

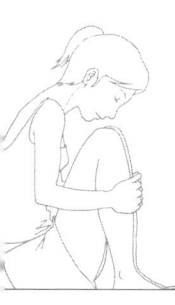

허리를 젊게 하는 행법

아픈 허리
비틀거리는 허리
굳은 허리
삔 허리

허리는 현대인의 큰 약점

일어설 때 "어여차"라든지 "아이고" 하는 소리를 낸다면 노화의 징조로 생각해도 무방할 것이다. 이것은 다리와 허리가 약해진 증거이다.

　인간이 네발걸음에서 두발걸음으로 진화한 결과 직접 부담이 커진 곳은 첫째로 다리이고 그 다음이 허리다. 따라서 허리는 다리와 함께 비교적 일찍부터 노화되기 쉬운 부분이다. 탈것들의 발달로 인해 현대인은 다리를 쓸 기회가 적어졌기 때문에 그곳이 약해졌음을 미처 깨닫지 못하는 경우가 많다. 노화가 다리에서 허리까지 미친 것을 모르고 무거운 것을 들거나 무리한 자세를 취하다가 허리를 삐고 나서야 노화의 무서움을 깨닫는다.

　삐지는 않더라도 허리에 항상 가벼운 아픔을 느끼는 사람, 걸을 때 허리에 힘이 실리지 않아 휘청거리는 사람, 한번 앉으면 일어나기 귀찮은 사람 등은 허리에 노화가 시작된 것이다.

　　허리의 노화란 말할 것도 없이 우선 허리 근육의 노화인데 허리의 기혈 흐름이 나빠져서 근육이 굳어졌음을 의미한다.

　　허리에 노화현상이 나타날 때는 허리 근육만 노화된 것이 아니라 내장 특히 신장이 약해졌을 경우가 많다. 허리의 약함을 느끼는 사람은 신장과 그 밖의 내장이 쇠약해지지 않았는가를 확인하고 허리 행법과 내장을 젊게 하는 행법을 동시에 실시하기 바란다.

　　그건 그렇고 허리의 노화를 치료하기 위해서는 어떻게 해야 할까. 허리의 기혈 흐름을 활발하게 하여 허리에 정체되어 있는 사기를 몸 밖으로 배설해버리면 될 것이다. 이와 관련된 행법 두 가지를 소개한다. 이 행법들은 허리에 신선한 기혈을 공급하여 허리 근육을 젊게 할 뿐 아니라 동시에 내장을 젊게 하는 효과도 있다.

허리 행법(1)　　　　　이것은 몸의 젊음을 시험해보는 진단행법
　　　　　　　　　　　　(2)(101쪽)의 치료편이다.

　　처음에는 바닥에 손이 안 닿던 사람도 5~10일이면 힘 하나 들이지 않고 바닥에 닿는다. 허리가 젊어진 증거다.

　　이 방법은 또한 삔 허리를 치료하는 행법이기도 하다. 허리가 삐면 너무 아파서 허리뼈를 다친 것으로 생각하는 사람이 많으나, 대개의 경우는 허리 근육의 손상으로 인한 아픔이다. 허리의 노화로 인해 기혈의 흐름이 나빠져서 굳어진 근육이 몸의 움직임에 응할 수 없게 되어 손상된 것이다. 이와 같이 허리의 노화는 허리 행법(1)로 고칠 수 있지만 삔 허리는 급성 증상이므로 그 행법의 방법도 달라진다. 이때는 허리의 통증이 없어질 때까지 허리 행법(1)을 몇 번이고 반복할 필요가 있다. 처

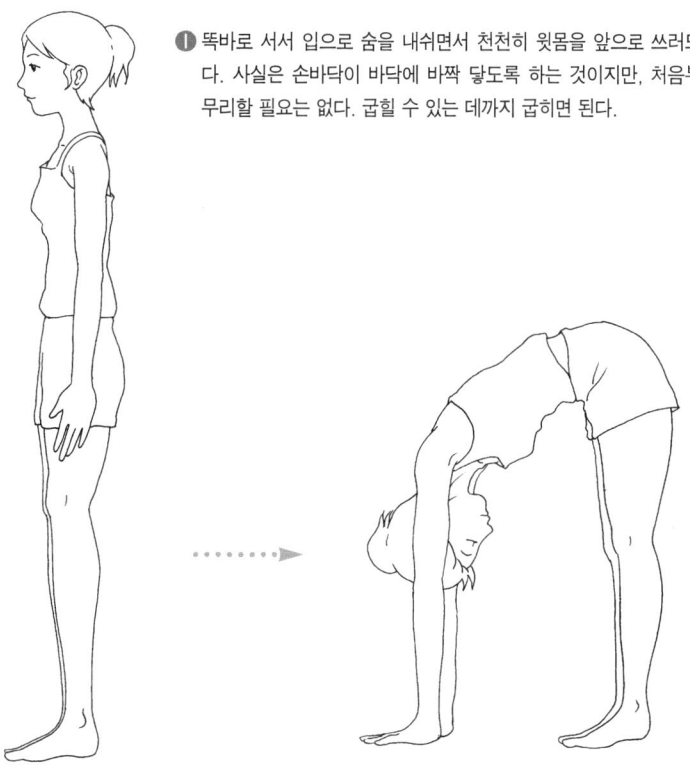

❶ 똑바로 서서 입으로 숨을 내쉬면서 천천히 윗몸을 앞으로 쓰러뜨린다. 사실은 손바닥이 바닥에 바짝 닿도록 하는 것이지만, 처음부터 무리할 필요는 없다. 굽힐 수 있는 데까지 굽히면 된다.

❷ 윗몸을 최대한 굽혔으면 입을 다물고 코로 숨을 들이쉬면서 천천히 원래의 자세로 돌아온다.
이상을 9~18회 반복한다.

음에는 약간 굽히는 것도 괴롭지만 천천히 몇 번이고 되풀이한다. 1시간에서 3시간쯤 느긋이 반복한다. 그러면 점점 허리가 자유롭게 굽혀지고 이윽고 손은 무릎 아래, 때로는 바닥에 닿을 수 있다. 그 무렵에는 이미 다 나은 것이다. 이 같은 방법으로 요추 추간판 헤르니아도 낫는다.

허리 행법(2)

이것은 진단행법(4)(102쪽)의 치료편이다.

이 행법은 허리뿐만 아니라 목, 척추, 방광 등의 노화를 치료하고 예방하는 데 효과적이다.

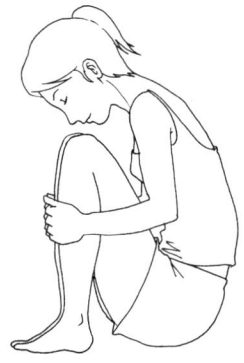

❶ 두 다리를 펴고 앉는다. 다음으로 다리를 굽혀 무릎을 모아 세우고 두 손으로 그것을 끌어안듯이 한다. 입으로 숨을 내쉬면서 두 손에 힘을 주어 천천히 두 무릎을 가슴에 갖다댄다. 이때 아래턱이 무릎 위에 닿도록 한다.

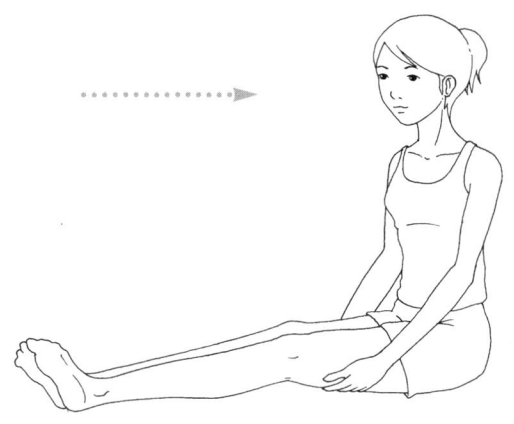

❷ 입을 다물고 코로 숨을 들이쉬면서 천천히 다리를 펴고 원래 자세로 돌아온다.
이상을 3회 되풀이한다.

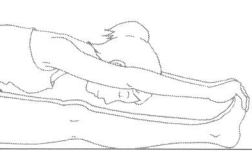

배를 젊게 하는 행법

축 늘어진 배
배의 기름
배의 군살
변비
설사

숙변을 몰아내면 배는 들어간다

배가 축 늘어지거나 군살이 있는 것은 전형적인 노화현상이다. 이는 위나 장이 활력을 잃고 축 늘어졌거나 간장이나 신장이 비대해졌음을 뜻한다.

배에 기름이 끼어 있다면 장에 숙변이 괴어 있다고 생각해도 무방하다. 배에 기름이 끼는 것은 남아도는 영양분을 몸 밖으로 모두 배설하지 못함을 말해주는 것이다. 이것은 직장이나 방광의 기능이 노화로 인해 쇠약해졌음을 의미한다. 나이가 젊은데도 비만이라면 몸의 배설능력 이상으로 음식을 섭취한 후 남아도는 지방이 몸에 그대로 남아 있는 것이 원인이다. 그 결과 장에 숙변이 끼면 장의 활력이 약해지고, 또한 숙변의 독소가 몸 안에서 역류를 하여 몸 전체의 노화를 촉진한다.

군살이 찌는 것은 노화현상 그 이상의 것이 아니다. 도인술로 군살을 빼버리면 몸의 온갖 노화 증상이 깨끗이 사라져버리는 것으로 미루어 알 수 있다.

앞에서 배에 기름이 낀 사람은 장에 반드시 숙변이 끼어 있다고 했는데 이것은 매일 설사를 하는 사람도 마찬가지이다. 또 배가 나오지 않았어도 뱃가죽이 축 늘어져 탄력을 잃은 경우도 마찬가지이다. 이 모든 경우에 위장의 기혈 흐름을 활발하게 하고 숙변을 제거할 필요가 있다. 이를 위한 행법이 다음에 소개하는 안복행법按腹行法이다.

이 행법은 변비가 있는 사람이나 설사를 하는 사람에게 놀라운 효과를 발휘한다. 도인의학에 따르면 변비와 설사의 근본원인은 모두 위장의 기혈 흐름이 쇠약해진 데 있다. 그 이론의 정당성을 입증하는 것이 이 행법이다.

배 행법(1) - 안복행법

이 행법을 하면, 빠르면 당장 변의便意가 생겨 대량의 변을 배설하게 된다. 그리고 약 일주일 동안은 변의 양과 횟수가 늘어난다. 이것은 장이 늘어져서 장내에 쌓여 있던 여러 날 분의 변이 배설되기 때문이다. 또한 변의 빛깔이 새까만 것은 장벽에 끼어 있던 숙변이 배설되기 때문이다.

이 행법을 일주일 정도 계속하면 매일 규칙적으로 건강한 노란 변이 배설되니 기분도 상쾌하다. 횟수도 하루에 최소 1회, 사람에 따라서는 2~3회의 배변이 있다. 그와 동시에 배의 군살은 점점 줄어들어 한 달 이내에 건강한 20대 젊은이와 같은 탄력 있고 미끈한 배를 갖게 될 것이다. 아침과 밤에 2회씩 공복시에 이 행법을 하면 변비 따위는 당장에 해소된다. 또한 숙변이 배설되면서 숙변에 의한 사기가 원인인 부스럼, 생리통 등의 증상도 낫게 되니 일석삼조이다. 이 안복행법은 '불로장수의 비법'

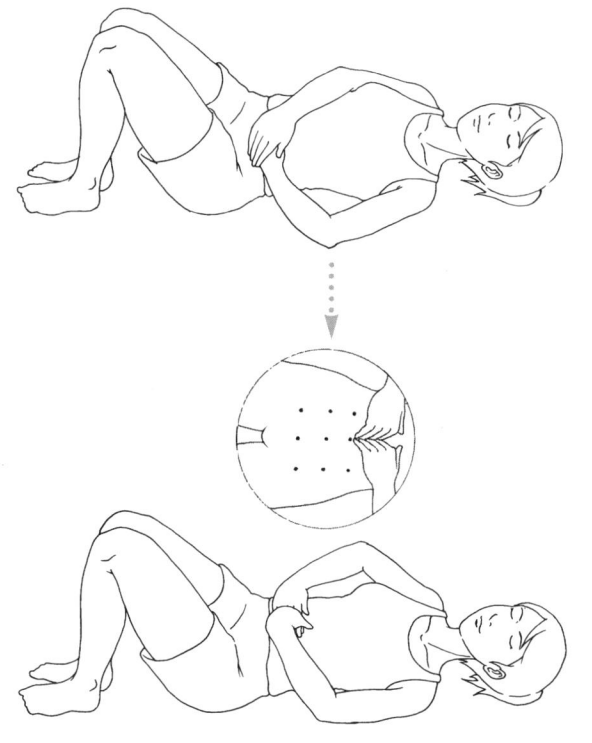

❶ 반듯하게 누워서 두 무릎을 세운다. 옷을 젖히고 배를 드러낸다.

❷ 양손을 충분히 마찰한 후 따뜻해진 양손바닥으로 배 전체를 20~30회 시계방향으로 가볍게 문지른다.

❸ 배 전체를 가로 세로 3등분한 것처럼 하여 양손의 손가락을 모아서 아래에서 위로 천천히 차례차례 눌러나간다. 누를 때는 입으로 숨을 내쉬고 손을 뗄 때는 조용히 코로 숨을 들이쉬도록 한다.

❹ 마지막에 배 전체를 손바닥으로 20~30회 가볍게 문지른다.

으로서 노화방지에도 큰 효과가 있다. 맹장이나 위장 수술을 한 사람의 경우, ❷의 부분만을 3회 반복하기 바란다. 그것만으로 충분한 효과를 볼 수 있다. 불면증에 시달리는 사람 역시 자기 전에 이 행법을 하면 좋다.

　❸에서 배를 눌렀을 때 딴딴하게 느껴지는 곳이 있으면 숙변이 괴어 있는 곳이다. 두 손바닥을 포갠 채로 원을 그리듯이 천천히 여러 번 문질러서 풀어주기 바란다.

　배 행법(1)의 응용편으로서 소화를 도와주는 행법을 설명하겠다.

식사가 끝나거든 두 손바닥을 비벼서 따뜻하게 한 후 배에 직접 대고 오른손, 왼손으로 각각 100번씩 비빈다.

    도인의학에서는 식사하는 자세와 먹는 방법을 중시한다. 먹는 자세가 나쁘면 노화나 병이 촉진된다. 예를 들어 한쪽 팔꿈치를 식탁 위에 세우고 등을 구부리고 먹는 사람이 있는데 이런 자세는 어깨결림이나 위장병의 원인이 된다. 또 입안에서 짭짭 소리를 내면서 먹는 사람은 음식과 타액의 관계를 모르는 사람이다. 또한 식사는 비장에 극도의 부담을 주기 때문에 식사가 끝나자마자 갑자기 일어나거나 드러눕거나 하면 비장이 혹사당할 수 있다.

배 행법(2)

배의 군살을 빼고 싶은 사람으로서, 활력을 잃고 축 늘어진 배를 젊게 하고 싶다면 배 행법(2)를 더불어 실시하면 효과가 한결 더 커진다.

❶ 반듯하게 누워서 무릎을 세운다(안복과 같은 자세). 다음에 양손을 깍지 끼고 머리밑에 둔다.

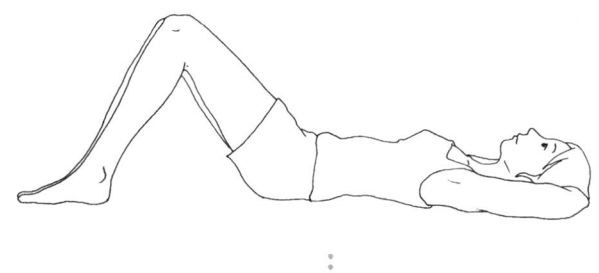

❷ 입으로 숨을 내쉬면서 천천히 배를 쳐든다. 숨을 다 내쉬거든 입을 다물고 코로 숨을 들이쉬면서 천천히 배를 내려 원래의 자세로 돌아간다. 이상을 3회 되풀이한다.

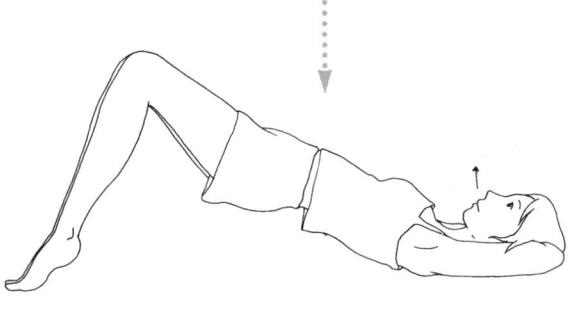

배 행법(3)

이 행법은 몸의 젊음을 시험해보는 진단 행법(3)(101쪽)의 치료편인데 매우 힘든 행법이다. 처음에는 뜻대로 몸이 굽혀지지 않아서 두 무릎이 뜨거나 손가락이 발가락에 닿지 않는 사람이 많을 것이다. 그때는 무리하지 말고 되는 데까지만 한다. 일주일에서 10일 정도 행하면 누구나 손이 발가락에 닿게 될 것이다. 그리고 한 달이 지나면 머리가 무릎에 닿게 된다.

이 행법은 위장과 그 밖의 내장을 젊어지게 하는 데도 큰 효과가 있다. 또한 허리를 젊게 하는 방법이기도 하다. 허리 행법에서 소개한 것과 함께 이 행법을 실시하면 더 높은 효과를 올릴 수 있다.

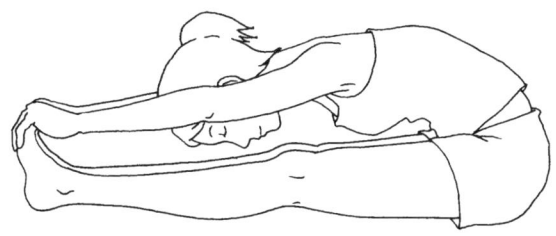

❶ 두 다리를 펴고 앉는다. 입으로 숨을 내쉬면서 천천히 윗몸을 앞으로 쓰러뜨리고 허리를 굽히면서 두 팔을 앞으로 뻗어 손가락 끝으로 발가락을 잡아당긴다.

❷ 숨을 다 내쉬거든 입을 다물고 코로 숨을 들이쉬면서 천천히 윗몸을 일으켜 본래 자세로 돌아온다. 이상을 3회 되풀이한다.

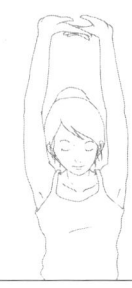

손과 팔 · 어깨를 **젊게 하는 행법**

탄력 없는 손
저린 팔
나른한 팔
팔의 통증
어깨결림

어깨결림은 근치된다

"어머니, 어깨 좀 주물러 드릴까요?"

어깨 주무르기가 효도의 상징이 되었을 만큼 어깨결림은 많은 사람들에게 나타나는 노화현상이다. 그런데 최근 이 노화현상은 10대나 20대의 젊은층에서도 자주 나타나고 있다. 치료를 받으러 온 학생 대부분은 수험공부나 피아노, 테니스 연습 등에서 온 피로가 원인이라고 믿는 모양인데, 그것은 틀림없는 노화현상이다. 20대의 어깨결림과 50대의 그것과는 차이가 없다. 어깨결림은 어깨나 목덜미 근육의 어혈 때문에 일어난다. 안마나 지압을 하면 이 어혈을 일시적으로 밀어낼 수는 있지만, 기혈의 흐름을 충분히 활발하게는 하지 못하므로 곧 재발한다.

여기에 소개한 어깨 행법은 어깨에서 팔, 그리고 어깨에서 목덜미에 걸친 경락을 자극하여 신선한 기혈을 공급해 어깨결림을 근치시킨다.

또한 이 행법은 어깨결림뿐만 아니라 팔이나 목의 노화증상에도 효과가 있다. 목에 관해서는 다음 항목에서 언급하기에 여기서는 어깨에 이어지는 팔과 손의 노화를 치료하는 행법을 한꺼번에 뭉뚱그려 소개하기로 한다. 이들은 서로 관련이 있는 행법이므로 팔의 노화현상을 치료하고 싶은 사람은 팔 행법과 더불어 어깨 행법이나 손 행법을 행하면 더욱 효과적이다. 어깨의 노화를 치료하고자 하는 사람도 마찬가지이다.

손가락 행법 이 행법은 주름살이 많고 피부가 거칠고 활기가 없어진 손을 젊게 하는 행법이다. 손의 기혈 흐름을 왕성하게 하면 팔과 어깨의 기혈 흐름도 왕성해지기 때문에, 어깨나 팔의 노화로 고민하는 사람에게도 간곡히 권하고 싶다. 이 행법은 언제 어디서나 할 수 있다. 지하철이나 버스 안에서 친구와 이야기하며 혹은 영화를 보면서 하루에 몇 번이고 반복하여 실행해볼 만하다.

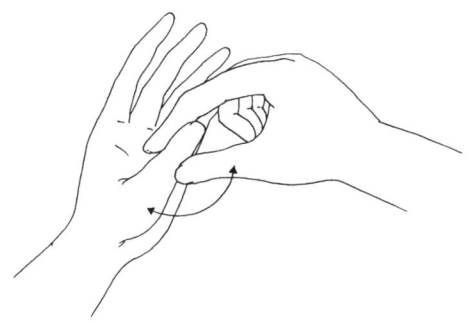

❶ 오른손 엄지와 검지로 왼손 엄지의 끝을 거머쥐고 수도꼭지를 비틀 듯이 좌우로 30회 비튼다. 비틀면서 손가락 끝에서 밑동으로 오른손 엄지와 검지를 이동시킨다.

❷ 왼손의 엄지→검지→장지→약지→새끼손가락까지 차례로 해나간다.

❸ 오른손 엄지로 왼손바닥을 지압한다.
　이상을 좌우 양손에 대하여 몇 번이고 되풀이한다.

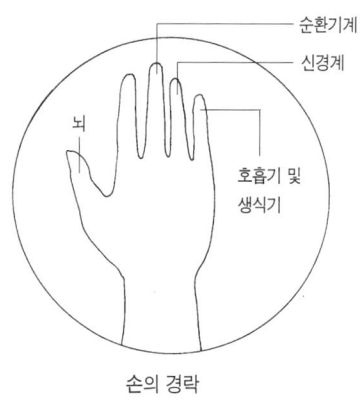

손에는 그림에서 보듯이 갖가지 경락이 모여 있다. 따라서 손가락 행법을 행하면 이 경락들이 자극을 받아 전신의 젊음이 촉진되는 효과도 있다.

손등 행법

손등에 탄력성이 없어졌을 때 해볼 만한 행법이다. 간단하지만 눈에 띄게 효과가 나타난다. 신문을 읽으면서 손을 주무르거나 식후에 손등을 비비는 일은 나이와 관계없이 언제까지나 젊게 살기 위한 아주 유용한 행법이다.

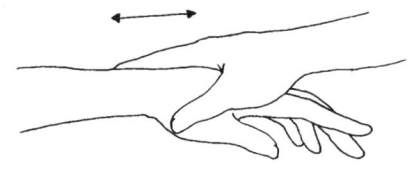

❶ 오른손바닥으로 왼손등을 비빈다. 몇십 번이라도 좋다.

❷ 마찬가지로 왼손바닥으로 오른손등을 비벼준다.

팔 행법(1)

이 행법은 진단행법(1)(100쪽)의 치료편이다. 팔과 어깨에 노화가 진행되면 손이 어깨 위로 생각만큼 올라가지 않는 경우가 많다. 이럴 때는 팔 행법(2)나 어깨 행법 중 하나를 일주일쯤 하고 나서 이 행법을 하면 수월하게 할 수 있다.

처음에는 제대로 되지 않지만 일주일에서 열흘쯤 계속하면 손이 잘 올라간다. 그때는 손이 저리거나 아프거나 하는 노화현상이 거짓말같이 자취를 감추어버린다.

또한 이 행법에 이어서 허리 행법(1)(116쪽)을 행하면 손, 어깨, 허리, 다리의 경락을 연속적으로 자극하는 전신회춘법이 된다.

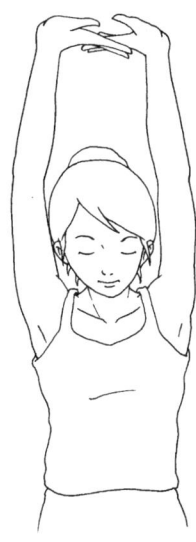

❶ 두 손을 깍지 끼고 입으로 숨을 내쉬면서 천천히 두 손을 머리 위로 올리고 손바닥을 위로 뒤집어 하늘을 향하여 밀어올리듯이 한다.
❷ 숨을 다 내쉬거든 입을 다물고 코로 숨을 들이쉬면서 천천히 손을 원위치로 내린다. 이상을 3회 되풀이한다.

팔 행법(2)   팔 행법(1)에서 손이 뜻대로 올라가지 않는 사람, 그리고 팔이 저리거나 아파서 괴로움을 겪는 사람에게 권장하는 행법이다.

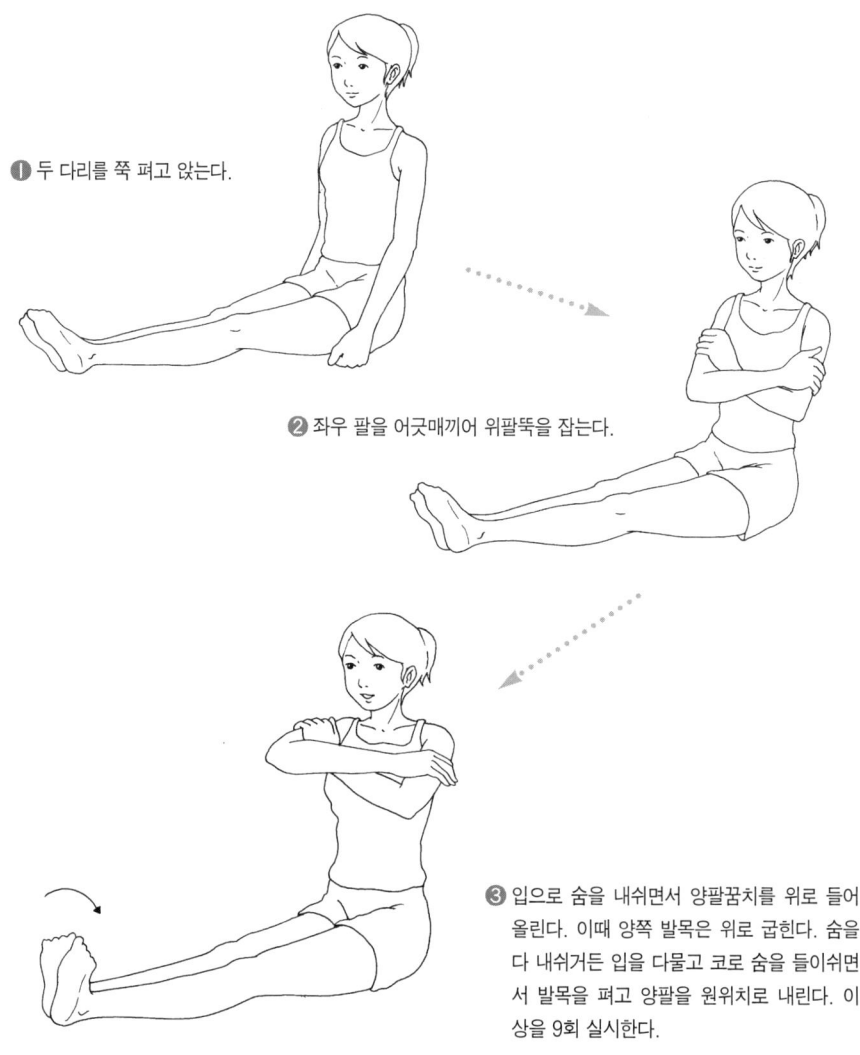

❶ 두 다리를 쭉 펴고 앉는다.

❷ 좌우 팔을 어긋매끼어 위팔뚝을 잡는다.

❸ 입으로 숨을 내쉬면서 양팔꿈치를 위로 들어올린다. 이때 양쪽 발목은 위로 굽힌다. 숨을 다 내쉬거든 입을 다물고 코로 숨을 들이쉬면서 발목을 펴고 양팔을 원위치로 내린다. 이상을 9회 실시한다.

어깨 행법

어깨결림에 시달리는 사람들이 의외로 많은데 현대의학이나 침, 뜸, 지압 등으로는 이를 근치하지 못한다. 그러나 이 행법을 실시하면 당장 어깨결림이 사라진다. 어떤 중증도 사흘만 행하면 감쪽같이 낫는다.

이 행법은 어깨결림에만 듣는 것이 아니라 손이나 팔이 저리거나 아플 때도 즉효가 있다. 또한 엄지로 손등의 경락을 자극하기 때문에 노화 예방과 치료에도 효과가 있다.

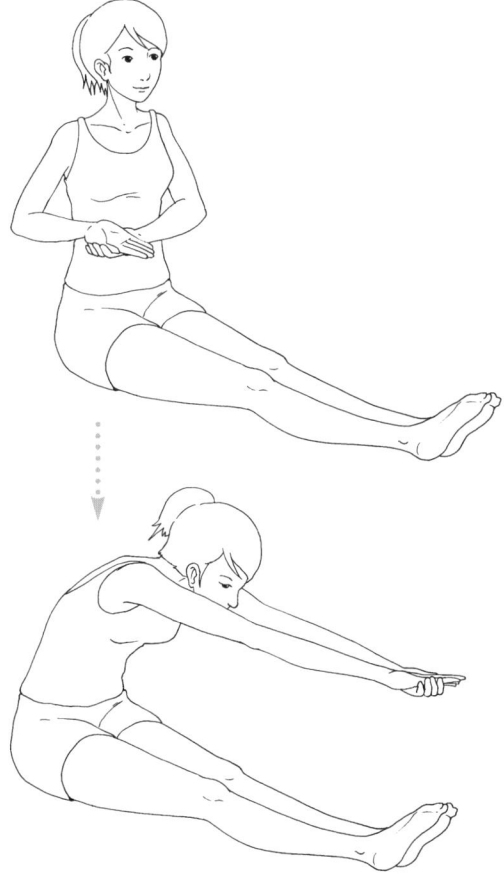
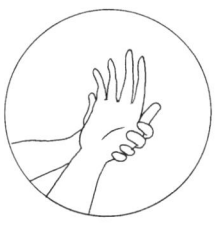

❶ 두 다리를 쭉 펴고 앉는다. 어깨 힘을 뺀다. 오른손바닥은 얼굴을 향해서 펴고 왼손 엄지는 오른손 새끼손가락 밑동에 받치듯이 대고 왼손바닥으로 오른손등을 감싸쥔다.

❷ 그대로 오른팔꿈치를 구부려 겨드랑이 밑에 갖다댄다.

❸ 입으로 조용히 숨을 내쉬면서 윗몸을 쓰러뜨리는 동시에 팔을 앞으로 쭉 편다.

❹ 숨을 충분히 다 내쉬거든 입을 다물고 코로 숨을 들이쉬면서 팔꿈치를 굽히고 ❷의 자세로 돌아온다.

❷~❹의 동작을 3회 반복했거든 이번에는 오른손과 왼손을 바꾸어서 같은 동작을 3회 되풀이한다.

이상은 도인술에서 외소엽外小葉이라 불리는 행법이다.

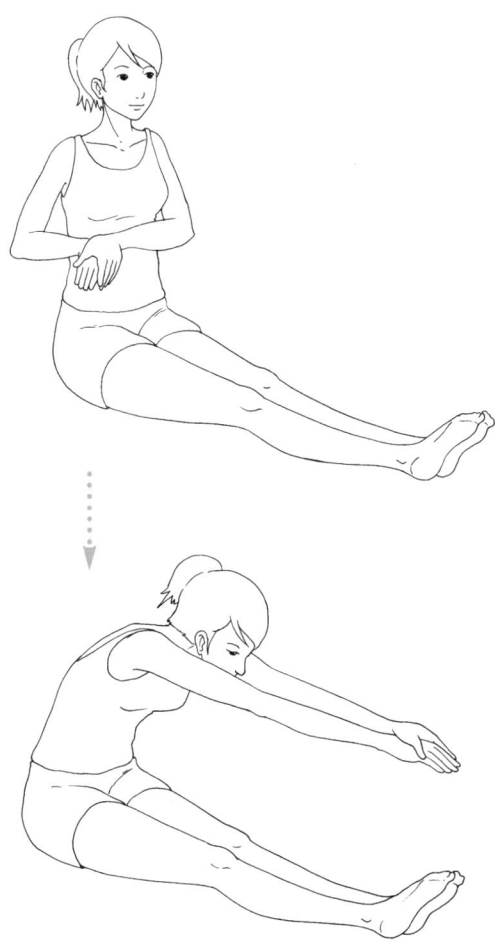
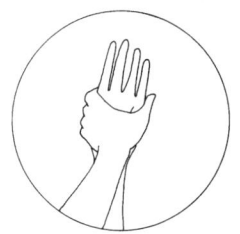

다음으로 내소엽內小葉의 행법을 행한다.

❺ 오른손등은 얼굴을 향해서 펴고, 왼손 엄지는 오른손 새끼손가락 밑동에 걸쳐 왼손바닥으로 오른손등을 감싸쥔다.

❻ 그대로 오른팔뚝을 꺾어 겨드랑이 밑에 갖다댄다.

❼ 입으로 조용히 숨을 내쉬면서 윗몸을 쓰러뜨리는 동시에 팔을 앞으로 쭉 편다.

❽ 숨을 충분히 다 내쉬거든 입을 다물고 코로 숨을 들이쉬면서 팔꿈치를 굽히고 ❻의 자세로 돌아온다.

❻~❽의 동작을 3회 반복했거든 이번 에는 오른손과 왼손을 바꾸어서 같은 동 작을 3회 되풀이한다.

130

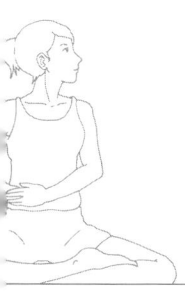

목을 젊게 하는 행법

목이 잘 안 돌아간다
목덜미가 뻐근하다
목의 군살
목의 주름살

인간은 목이 잘 안 돌아가는 동물

야생동물은 머리를 돌려서 뒤를 마음대로 살필 수 있다. 그런데 인간은 그럴 필요가 없게 된 탓인지, 다른 동물에 비해 목의 운동 범위가 아주 작아졌다. 일상생활에서 목을 움직이는 때는 남에게 인사할 때나 고개를 끄덕거릴 때뿐인 것 같다. 목을 위로 젖힐 일은 거의 없으며, 좌우를 볼 때도 대개 눈을 움직이는 것만으로 족하다.

그러다보니 자기도 모르는 사이에 노화가 진척돼 있는 경우가 많다. 목을 천천히 뒤로 젖히고 천장을 쳐다보자. 그리고 천천히 오른쪽으로 또 왼쪽으로 돌려보자. 이 동작을 자유롭게 할 수 있다면 아무 이상이 없다. 그러나 만약 조금이라도 아픔을 느낀다면 목이 노화되었다는 증거이다. 목에 군살이 생기고 이중, 삼중의 턱인 경우, 그리고 목이 축 늘어지거나 주름살이 있는 경우 등도 모두 목의 기혈 흐름이 쇠약해져서 노화가 일어났다는 증거이다.

    목의 노화는 운동 부족 이외에도 또 하나의 원인이 있다. 베개가 너무 높은 경우이다. 일반적으로 베개가 높아야 안면安眠할 수 있다고 알고 있다. 뒤통수를 강하게 압박함으로써 뇌의 혈액 공급량이 적어지기 때문이다. 그러나 긴 안목으로 보면 높은 베개는 등뼈를 굽게 하므로 건강에는 아주 좋지 않다. 그래서 예부터 '고침단명高枕短命'이라 하지 않았는가.

    도인술 덕분에 몸이 젊어지고 유연해지면, 오히려 높은 베개로는 안면을 취할 수 없으며 사람에 따라서는 베개가 필요 없어진다.

    목이 노화되면 목을 잘 움직일 수 없을 뿐만 아니라 머리도 잘 안 돌아가므로 뇌의 노화도 빨리 온다. 뇌의 노화가 시작되면 노화의 종착역에 다다른 것이다. 그렇게 되기 전에 목의 노화를 해소해야 할 것이다.

목 행법(1)   이 행법의 요령은 고개를 옆으로 돌렸을 때 목덜미나 등에 아픔이 오거든 무리하지 말고 되는 데까지만 하고 멈추는 것이다. 사흘에서 일주일쯤 계속하다 보면 아픔이 사라지고 목의 움직임이 자유로워질 것이다. 이제 목이 자유롭게 움직이면, 행법을 할 때 될 수 있는 한 뒤쪽을 돌아보고 비스듬히 위를 흘겨볼 때도 기를 충분히 끌어들인다는 생각으로 눈을 부릅뜨면 효과가 더욱 커진다.

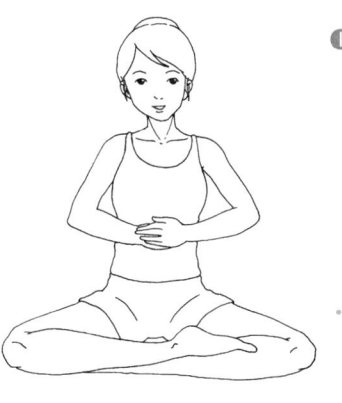

❶ 책상다리(盤坐)의 자세로 앉아서 두 손을 포개어 가슴밑에 댄다.

❷ 고개를 천천히 오른쪽으로 돌리면서 입으로 숨을 내쉬고, 동시에 포갠 두 손을 몸에 댄 채로 왼쪽 위胃 근처까지 자연스럽게 밀어내린다. 이때 눈은 비스듬히 위쪽을 쳐다본다. 숨을 다 내쉬거든 입을 다물고 코로 숨을 들이쉬면서 얼굴은 정면으로, 두 손은 가슴밑, 즉 원위치로 돌린다.

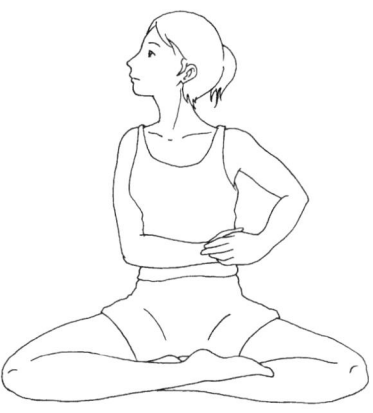

❸ 그 다음, 같은 방법으로 고개를 왼쪽으로 돌린다. 이번에는 두 손을 오른쪽 간장 근처까지 밀어내린다. 숨을 다 내쉬거든 ❶의 자세로 돌아간다.
이상을 3회 되풀이한다.

목 행법(2)

이 행법은 목 행법(1)보다 더 세차게 목의 운동을 촉진하는 행법이다. '오십견'으로 팔이 위로 잘 올라가지 않는 사람은 어깨 행법과 더불어 이 행법을 실시하면 더욱 효과가 커진다.

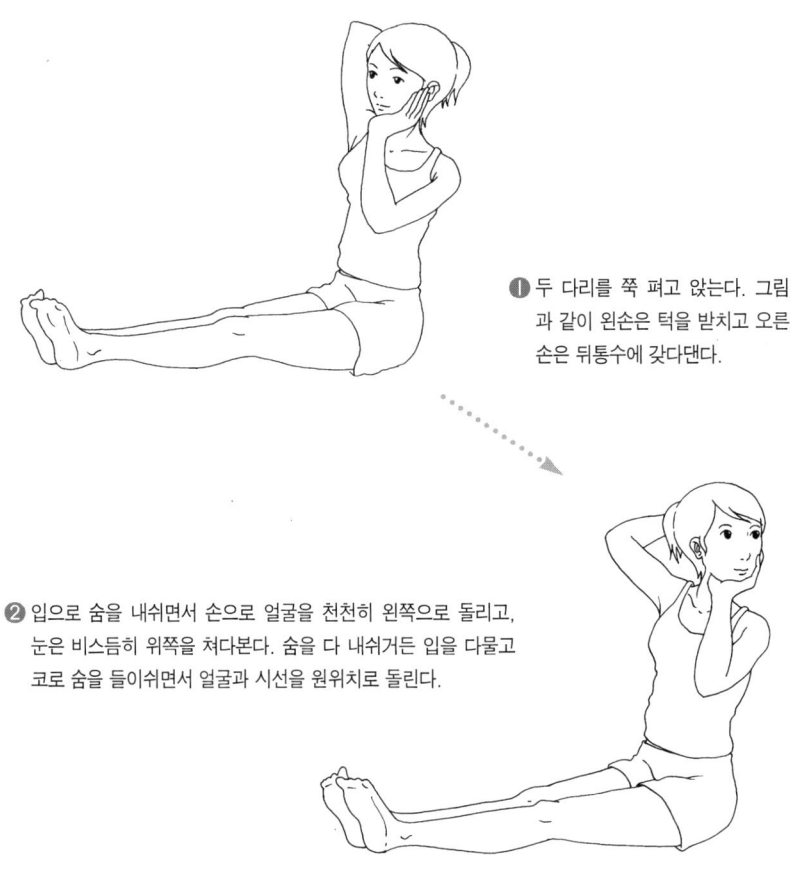

❶ 두 다리를 쭉 펴고 앉는다. 그림과 같이 왼손은 턱을 받치고 오른손은 뒤통수에 갖다댄다.

❷ 입으로 숨을 내쉬면서 손으로 얼굴을 천천히 왼쪽으로 돌리고, 눈은 비스듬히 위쪽을 쳐다본다. 숨을 다 내쉬거든 입을 다물고 코로 숨을 들이쉬면서 얼굴과 시선을 원위치로 돌린다.

❸ 손을 바꾸어 같은 방법으로 얼굴을 오른쪽으로 돌린다.
　이상을 3회 되풀이한다.

목 행법(3)

이 행법은 목의 주름살을 펴주고 군살을 빼주는 효과가 있다. 매일 실시하면 늦어도 2주일이면 효과가 나타난다. 목 행법(1)이나 (2)와 함께 실시하면 더 빠른 효과를 볼 수 있다. 이 행법은 목의 외양을 좋게 할 뿐만 아니라 목 구멍을 건강하게 한다. 목감기에 잘 걸리는 사람이 가을에서 겨울에 걸쳐 이 행법을 실시하면 감기에 잘 안 걸린다.

❶ 책상다리로 앉아서 눈을 지그시 감는다. 목덜미에 왼손바닥을 갖다대고 목을 돌아가면서 가볍게 힘을 주어 문지른다.

❷ 마찬가지로 오른손으로 반대쪽을 문지른다. 이것을 좌우 번갈아 18회 이상 행한다.

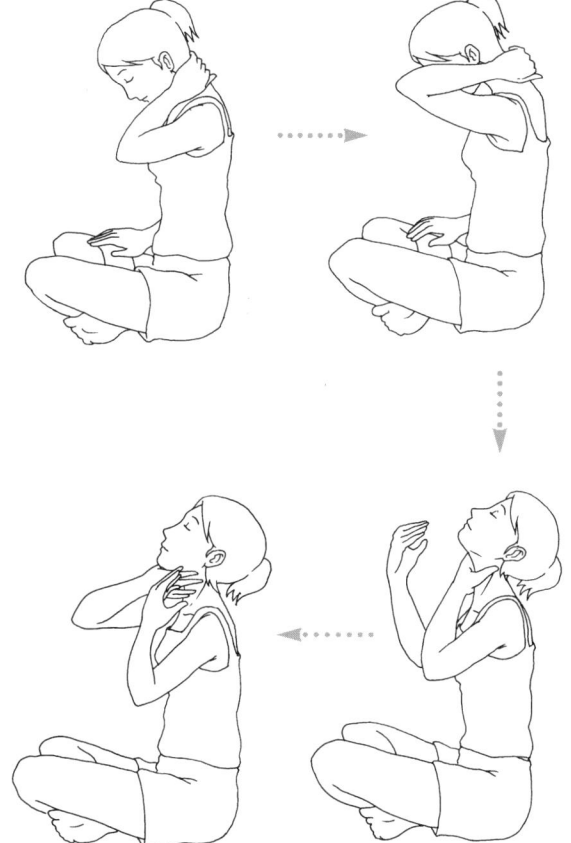

❸ 다음에 턱을 약간 위로 쳐들고 내미는 자세를 취한다.

❹ 엄지손가락과 나머지 네 손가락으로 V자 형을 만들어 턱에다 대고, 그대로 목 밑까지 문질러 내려간다. 두 손을 번갈아가며 18회 이상 반복한다.

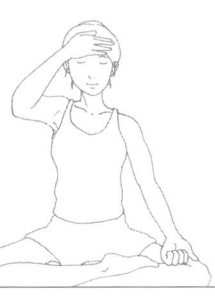

얼굴을 젊게 하는 행법

얼굴의 주름살
붓는 얼굴
활기 없는 얼굴
험상궂은 얼굴

도인술로 얼굴을 다시 만든다

얼굴은 사람의 간판이다. 사람의 첫인상은 우선 얼굴로 판단된다. 나쁜 인상을 주는 얼굴은 만사에 손해보기 일쑤다. 처음 만났을 때 무서운 인상 때문에 사귀기 어려운 사람이라고 생각했다가 여러 번 만나는 동안 인간미 넘치는 상냥한 사람임을 알게 되기도 한다.

이런 경우는 다행이지만 얼굴 생김이 좋지 않다고 해서 처음부터 깊이 사귀기를 단념해버리는 경우도 많다. 사람을 얼굴만 가지고 판단해서는 안 되겠지만, 인상에 따라 무의식적 판단을 내리기 쉬운 것도 사실이다.

그런 의미에서 노화가 얼굴에 나타나서 득을 보는 일은 별로 없을 것이다. 남성이든 여성이든 젊고 싱싱한 얼굴로 상대방에게 좋은 인상을 주고 싶어하는 것은 지극히 당연한 일이라 하겠다. 그것이 아마도 여성이 화장을 하는 하나의 동기일 것이다. 그러나 화장은 표면적인 장식에 지나지 않는다. 몸이 진정 건강하다면 화장을 안 해도 아름답고 싱싱한 매력으로 빛날 것이다.

얼굴의 생김새가 나쁜 것은 타고난 것이어서 별 도리가 없다고 생각하는 사람이 많다. 그것은 잘못된 생각이다. 눈초리가 위로 찢어졌거나 표정이 험상궂거나 얼굴이 거무튀튀하거나 깊은 주름살이 패여서 나쁜 인상을 주는 사람들도 노화를 고치는 도인술을 행하면, 누구나 완전히 딴 사람의 얼굴로 변할 수 있다. 매력적인 얼굴이 되는 것이다. 이는 몸이 건강해지고 젊음을 되찾았기 때문이다.

이와 같이 얼굴은 전신건강의 거울이다. 사람들이 좋아하는 얼굴이 되려면 도인술로 우선 자기 몸의 노화나 이상을 고쳐버리면 될 것이다. 이와 동시에 얼굴 자체에 작용을 주어 젊게 하는 행법도 있다. 눈·코·입에 관해서는 각각 다른 항목에서 설명하므로 여기에서는 얼굴의 피부 자체를 윤기 있게 하고, 밝고 싱싱한 표정으로 바꿀 수 있는 행법을 소개한다. 이 행법을 해보면 곧 알게 되겠지만 얼굴을 젊게 할 뿐만 아니라 머리도 맑게 하는 효과가 있다. 또 볼에 군살이 붙거나 광대뼈가 불룩하던 사람이 열심히 행하면 군살도 빠지고 광대뼈 모양도 변하여 우아한 얼굴이 된다.

얼굴 행법 이 행법은 반드시 아침과 밤에 한 번씩 실행한다. 그 밖에 짬이 날 때마다 몇 번이고 되풀이한다. 단, 여성은 화장을 지운 다음에 행한다.

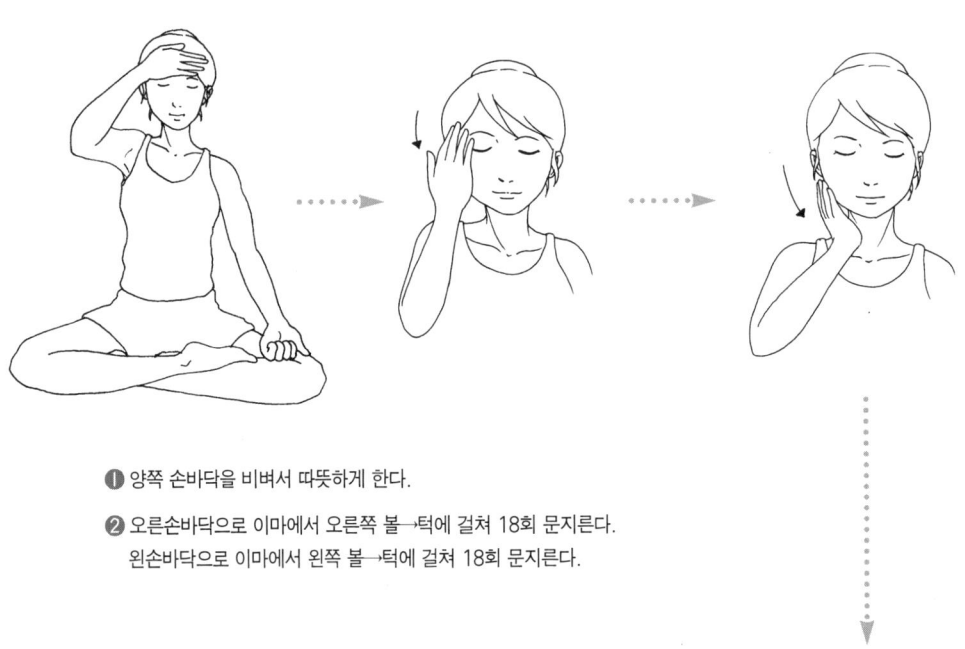

❶ 양쪽 손바닥을 비벼서 따뜻하게 한다.

❷ 오른손바닥으로 이마에서 오른쪽 볼→턱에 걸쳐 18회 문지른다.
왼손바닥으로 이마에서 왼쪽 볼→턱에 걸쳐 18회 문지른다.

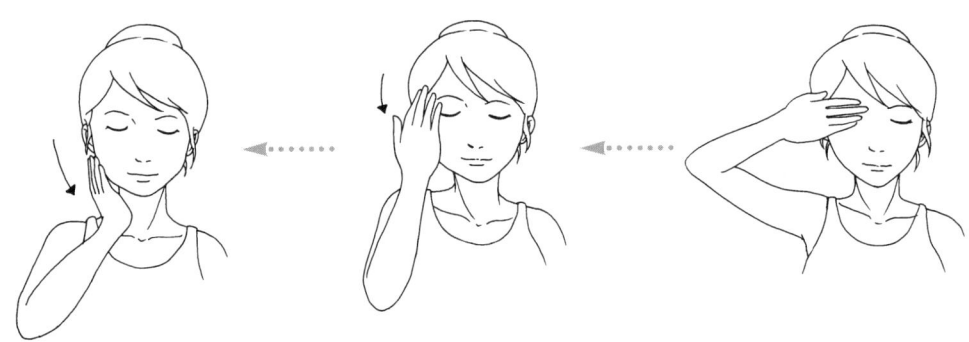

❸ 오른손바닥으로 오른쪽 눈에서 오른쪽 볼→턱에 걸쳐 18회 문지른다.
왼손바닥으로 왼쪽 눈에서 왼쪽 볼→턱에 걸쳐 18회 문지른다.

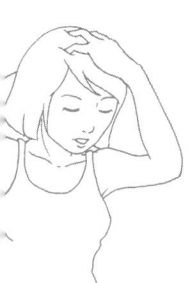

머리카락을 젊게 하는 행법

백발
탈모
숱이 적은 머리털
빨간 머리털

두피의 기혈 흐름이 활발해진다

머리털에 노화가 오면 센머리, 성긴 머리, 대머리가 되는데 이 증상들은 직접적으로 머리털이 나 있는 두피 부분의 기혈 흐름이 쇠퇴한 것이 원인이다. 그러므로 여기에 두피의 기혈 흐름을 활발히 해주는 행법을 소개한다. 이 행법은 두피뿐만 아니라 뇌의 기혈 흐름을 활발히 해주기 때문에 지친 머리를 시원하게 해주는 효과도 있다.

그런데 머리털에 노화증상이 나타나는 경우, 그 원인이 두피의 기혈 쇠약에만 있는 것이 아니라 내장이 쇠약해진 것도 그 원인인 경우가 많다. 그럴 때는 이 행법을 열심히 행한다 하더라도 효과가 별로 나타나지 않는다. 예컨대 머리카락이 가늘어지거나 오그라들거나 하는 것은 심장이 약해진 경우이고, 머리털이 성기어지는 것은 신장이 약한 경우가 많다. 머리털의 노화를 방지하고 치료하려면 이들 내장이 쇠약하지 않은

지 몸의 다른 증상에서 미루어 판단하여 필요한 행법을 동시에 행할 필요가 있다.

머리카락 행법

백발, 탈모 등에 효과를 나타내는 이 행법은 태어나면서부터 빨간 머리털로 고민하는 사람에게도 효과가 있다. 빨간 머리털은 유아기때 모발의 생육이 억압된 것이 원인인 경우가 많다. 이럴 때 이 행법을 하면 윤기 나는 검은 머리로 바뀌는 효과를 얻을 수 있다.

또 이 행법을 계속 행하면 대머리가 시작된 사람도 두 달쯤 후에는 머리털이 불어나 눈에 띌 정도가 될 것이다.

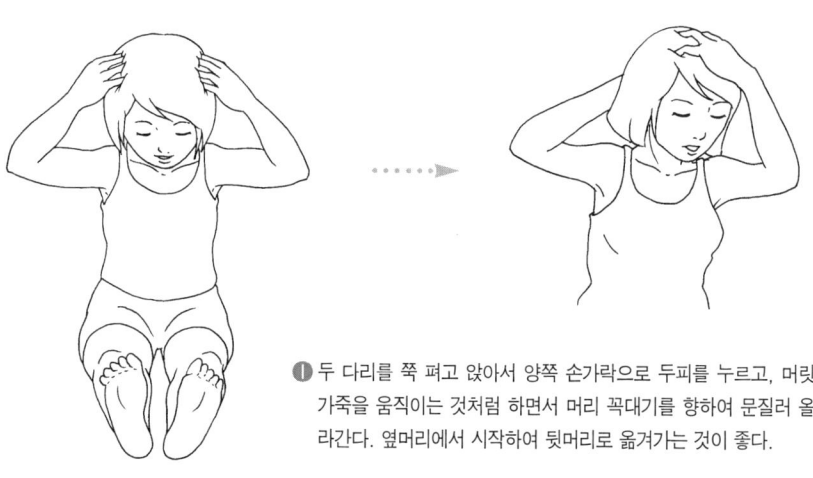

❶ 두 다리를 쭉 펴고 앉아서 양쪽 손가락으로 두피를 누르고, 머릿가죽을 움직이는 것처럼 하면서 머리 꼭대기를 향하여 문질러 올라간다. 옆머리에서 시작하여 뒷머리로 옮겨가는 것이 좋다.

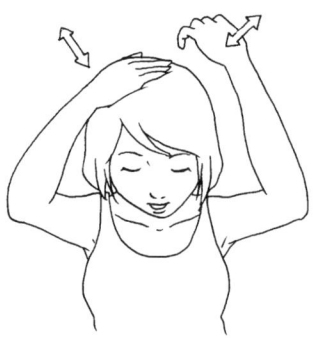

❷ 손바닥으로 머리를 18회 가볍게 두들긴다. 이상을 하루에 5회 이상 실시한다.

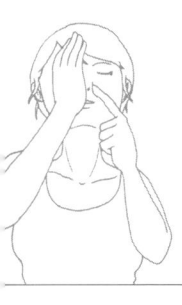

코를 젊게 하는 행법

냄새를 못 맡는다
코가 막힌다
축농증
알레르기성 비염

잃어버린 세계를 다시 찾는다

현대인은 젊어서부터 이미 후각, 즉 코가 노화를 시작한 경우가 많다. 동물에게 후각은 적의 접근을 알아차리고 먹이의 부패를 알아내기 위한 중요한 감각이었다. 그러나 문명생활에서는 그럴 필요가 없기 때문에 후각이 퇴화하더라도 어쩔 수 없다고 생각한다면 그것은 잘못된 것이다. 퇴화와 노화는 전혀 다른 것이기 때문이다. 그 증거로 냄새를 못 맡던 사람이 코 행법을 실시하면 단기간에 후각을 되찾을 수 있다.

또한 요즘은 축농증이나 비염에 걸리는 사람들이 많아지고 있는데, 축농증은 콧물이 고름이 되어 코 안에 괴는 병이요, 비염은 콧구멍의 점막이 염증을 일으킨 병이다. 서양의학에서는 이 둘을 서로 다른 병으로 구별하고 있지만, 도인술의 관점에서 보면 축농증이나 비염이나 다 같은 병이다. 왜냐하면 코 행법을 하면 둘 다 거뜬히 낫기 때문이다. 또한 같은 행법으로 납작코도 오똑 날씬해진다.

코 행법(1)   아주 간단한 행법이지만 코의 기혈 흐름을 활발하게 해서 코가 잘 통하고 후각을 왕성하게 만드는 효과가 있다. 코가 안 좋은 사람은 하루 몇 번이고 되풀이하는 것이 좋다.

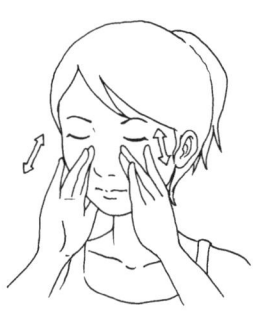

◐ 가운뎃손가락을 코 양옆에 대고 위아래로 18회 비빈다.

코 행법(2) - 코의 세척   코를 세척할 때는 찬물로 하는 것이 좋지만 처음 한동안은 코가 아파서 잘 안 될 수 있다. 그때는 더운물을 조금 탄 미지근한 물로 하면 된다. 물에 함유된 자연에너지가 효과를 가져다주는 것이므로 끓인 물은 안 된다. 단, 온천물의 경우는 좋다.

또한 반드시 손바닥을 이용해 물을 떠넣는 것이 중요하다. 사람의 손바닥에서는 자연치유력을 왕성하게 하는 '기'가 나온다. 따라서 호스를 쓰거나 그릇에 넣은 물은 효과가 없다. 도인술에서 몸을 마찰할 때 손바닥을 쓰는 것도 바로 이 때문이다.

코 행법(1), (2)를 하다보면 엄청난 양의 콧물이나 고름이 나올 때가 있다. 이는 축농증이 낫기 시작한다는 증거이니 걱정하지 말고 행법을 계속해나간다. 일주일 정도 지나면 고름이 다 나오고 축농증은 완치될 것이다. 그 순간 잃어버렸던 후각의 세계를 되찾았음을 깨닫게 된다. 처음에는 조금 괴로울지 모르나 굴뚝 청소를 하는 것처럼 그 속에 가득 차 있던 그을음을 씻어내는 일이라 생각하라. 그렇게 끈기 있게 실행하면 치유의 쾌감을 맛보게 될 것이다.

①에서 콧물이 나오거든 깨끗이 풀고 나서 ②를 행한다. ③이 끝난 뒤에도 코를 잘 풀어준다.

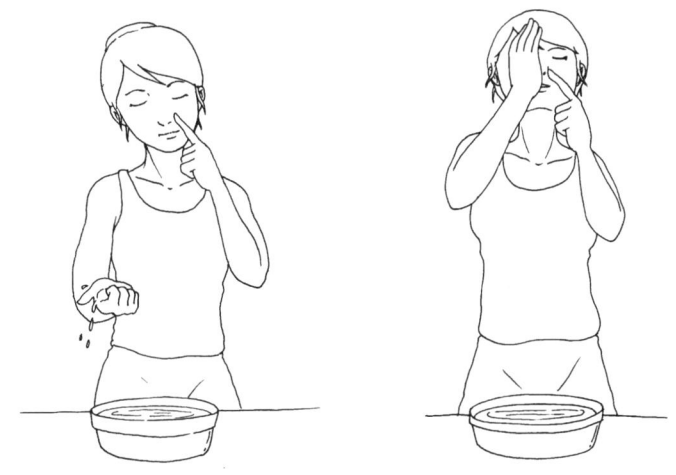

❶ 코 행법(1)을 행한다.
❷ 왼쪽 콧구멍을 누르고 오른손바닥에 물을 떠서 오른쪽 콧구멍으로 물을 빨아들인 후 입으로 내보낸다. 콧구멍에 물을 넣을 때는 빨아들이는 동시에 얼굴을 쳐든다.
❸ 같은 요령으로 왼쪽 콧구멍에도 물을 넣어서 입으로 뱉어낸다. 이 행법을 좌우 3회씩 한다.

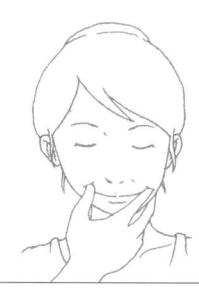

입을 젊게 하는 행법

약해지는 치아
치조농루
꼭 다물어지지 않는 입
입안이 마른다

타액을 내어 노화방지

도인의학에서는 몸의 노화가 '발 → 신腎(성기) → 눈'의 순서로 진행된다고 앞서 말한 바 있다. 또한 발 행법을 통해 발·다리의 쇠약을 막아주면 몸 전체의 노화를 예방할 수 있음도 설명했다. 이것은 인간의 자연생리에 기초한 노화의 순서이다. 그런데 세상 사람들은 '이 → 눈 → 신'의 순서로 노화가 진행된다고 생각하는 것 같다. 현대인의 일상생활이 이런 사실을 분명히 보여준다. 인간의 식생활이 노화의 순서를 엉망으로 만들어버린 것이다. 그 원인은 말할 것도 없이 당분의 지나친 섭취이다. 야생동물에게는 충치가 없는데 인간은 아이 때부터 충치가 생기는 것은 이 때문이다. 이런 의미에서도 이의 노화를 예방하고 치료하는 일은 현대인에게 중요한 의미가 있다.

또 몸이 노화되면 입술의 힘이 떨어진다. 입술은 생명유지에 필요한 음식물이 들어가는 입구이다. 이곳의 힘이 빠진다는 것은 생명력의 쇠퇴를 단적으로 보여준다. 입술이 꽉 다물어지면 표정에도 활기가 넘친다. 입술에 가해진 자극은 겉모양뿐만이 아니라 뇌에도 작용하여 의식을 명확하게 한다.

노화가 더욱 진행되면 타액(침)이 잘 나오지 않게 된다. 타액은 전신 기능의 윤활유이다. 침이 적어진다는 것은 나무가 마르기 시작하는 것과 같다. 마른 나무를 젊게 하려면 뿌리에 물을 주면 되듯이 인간의 경우도 타액의 분비를 촉진시켜주면 된다. 타액이 계속 분비되면 몸도 젊어지고 그 결과 타액 분비도 다시 활발해진다. 악순환을 끊어버리고 생명력의 재생을 꾀하는 것이다.

잇몸 행법(1)

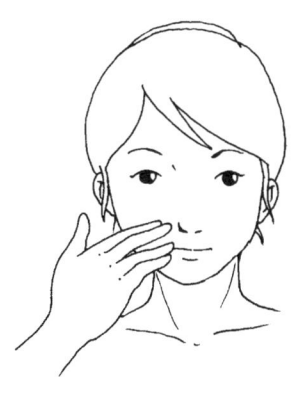

○ 네 손가락 끝으로 입언저리를 가볍게 두들겨준다. 문질러도 무방하다. 이렇게 입언저리를 9회 돈다.

이가 약해지는 것은 잇몸 쇠약이 원인이다. 잇몸의 기혈 흐름이 나빠지면 충치가 생기거나 이가 약해지거나 빠지게 된다. 싱싱한 잇몸은 원래 핑크색인데 잇몸이 노화되면 색이 거무스레해진다. 이의 노화를 방지하려면 잇몸의 기혈 흐름을 활발하게 해주면 된다. 그 방법은 아주 간단하다. 노화 예방을 위해서는 하루 3회, 노화 치료를 위해서는 하루 10회 이상 행한다. 두들기는 강도는 가볍게 기분 좋을 정도로 한다.

잇몸 행법(2)

이를 닦는 것보다 잇몸을 마사지하는 것이 이의 병이나 노화를 예방하고 치료하는 데 효과적이다. 치약을 쓰지 않으면 기분이 상쾌하지 않다는 사람은 칫솔로 이를 닦은 뒤에 이 행법을 행하면 좋다.

그리고 치조농루인 사람은 내장 특히 신장(콩팥)이 나쁜 경우가 많다. 신장이 나빠지면 잇몸의 혈색이 나빠지고 살도 빠진다. 이런 경우에는 여기에 소개한 두 행법과 함께 신장 행법(1)(261쪽)을 하면 좋다. 잘 낫지 않는다는 치조농루도 3개월 정도면 고칠 수 있다.

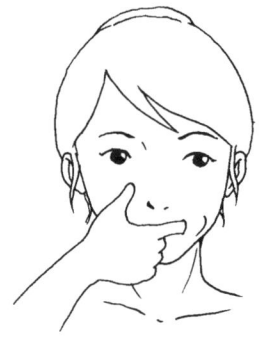

◌ 매 식후, 거친 소금을 사용하여 잇몸을 손가락으로 맛사지한다.

입술 행법

입가에 활기를 주어 힘차면서도 사람에게 호감을 주는 입술로 만드는 행법이다.
이것을 9회 이상 반복한다. 짬이 날 때마다 하루 몇 번이고 한다.

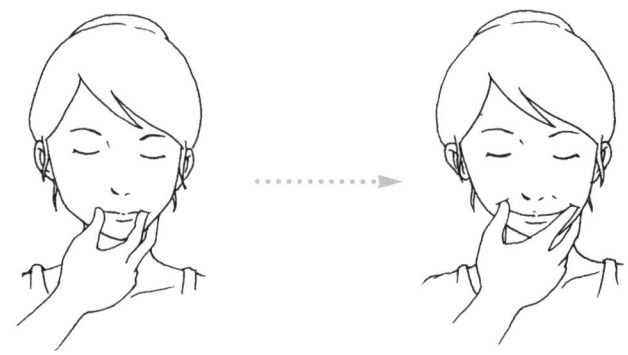

◌ 오른손 엄지와 검지를 입술 양쪽 끝에다 대고 천천히 위로 올려 민다.

청진(침)을 내는 행법

도인의학에서는 침을 '청진淸津'이라고 부른다. 맑은 진액이라는 뜻이다. 청진이 적어지는 것은 몸의 노화를 뜻한다고 앞서 말했듯이 직접적으로 입안이나 목구멍이 마르게 된다. 그 때문에 목구멍이 칼칼해지고 감기에 걸리거나 목병에 걸리기 쉽다. 이 경우에는 다음의 행법과 함께 목 행법(3)(135쪽)을 하면 좋다.

입이나 목이 마르다고 생각되면 바로 물을 마시지 말고 이 행법을 하기 바란다.

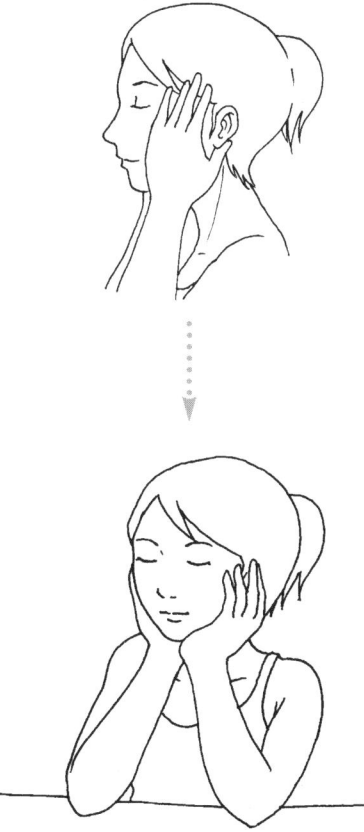

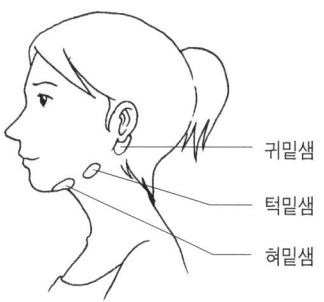

귀밑샘
턱밑샘
혀밑샘

❶ 양 엄지손가락으로 귀밑(귀밑샘), 턱의 뿌리(턱밑샘), 아래턱밑(혀밑샘)을 천천히 3회씩 누른다. 누를 때마다 각 샘에서 침이 솟아나온다.

❷ 침을 입안에 모아서 천천히 세 번에 나눠 목구멍을 적시는 기분으로 삼킨다.

치통에 대한 행법

치통만큼 괴로운 것도 없다. 누구나 한두 번쯤 밤새 이가 아파서 한잠도 못 잔 경험이 있을 것이다. 이런 경험을 하게 되면 두 번 다시는 충치를 앓지 않겠다며 이를 열심히 닦게 되는데 단지 이를 닦는 것만으로 충치를 예방할 수 있을까. 실제로 이닦기를 열심히 하는데도 충치를 앓는 이들이 많다. 이는 잇몸을 무시하는 경우가 많기 때문인데 이때는 잇몸 행법(1), (2)를 계속해야 한다. 또한 이미 충치가 생겨 아픔에 시달리고 있다면 다음의 행법을 실시하라. 그러나 이 행법은 일시적으로 아픔을 멈추는 것일 뿐 본격적인 충치 치료는 치과에서 받아야 한다. 치료를 받은 뒤에 소금으로 잇몸을 닦으면 재발하지 않는다.

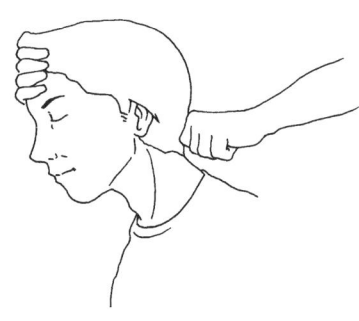
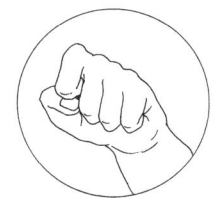

❶ 주먹을 쥐고 튀어나온 검지의 관절 부분으로 목덜미의 오목한 곳을 눌러준다(다른 사람에게 부탁한다).

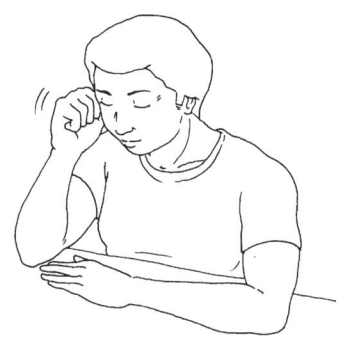

❷ 그래도 아픔이 가시지 않을 때는 자신의 튀어나온 검지 관절을 관자놀이에 갖다댄다. 오른쪽 이가 아플 때는 오른쪽 관자놀이를, 왼쪽 이가 아플 때는 왼쪽 관자놀이를 세차게 눌러준다. 책상 위에 팔꿈치를 올려놓고 머리 전체의 무게를 걸듯이 하면 아픔은 감쪽같이 사라진다.

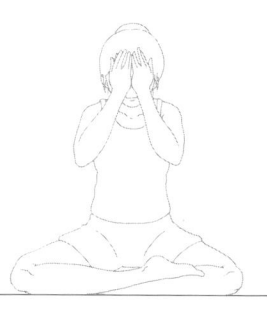

눈을 젊게 하는 행법

눈이 쉽게 피로하다
눈곱이 생긴다
노안
백내장

약해진 눈도 낫는다

현대인은 밤 늦게까지 인공조명 밑에서 일하고 TV를 보는 등 더없이 눈을 혹사시키고 있다. 그리고 시력이 나빠지면 안경을 쓰고 백내장에 걸리면 수술을 받는 등 이런 일들을 지극히 당연하게 받아들인다. 한 번 나빠진 눈은 못 고친다, 즉 원래의 정상상태로 되돌리지 못한다고 철석같이 믿는 것 같다.

그러나 일단 안경에 의지하게 되면 안경의 도수는 자꾸 올라가게 마련이다. 또한 백내장의 경우 수술이 매우 발달했다고는 하지만 그 수술이라는 것이 눈의 수정체를 빼내는 것이기 때문에 일정 기간은 시력이 회복되지만 다음에 악화되었을 때는 시력을 완전히 잃게 된다.

그런데도 이런 일들이 행해지는 것은 사람의 몸에 있는 자연치유력을 무시한 결과이다. 앞으로는 눈이 나빠지거든 안경을 쓰고 수술을 받기 이전에 이제부터 소개하는 행법을 실행해보기 바란다. 또한 이미 안경을 끼고 있는 사람도 이 행법들을 해보기 바란다. 눈의 노화와 병의 정도에 따라 다르기는 하지만 이 간단한 행법으로 놀라운 효과를 얻을 수 있다.

눈의 노화를 예방하고 싶은 사람은 적어도 40대부터는 매일 최소한 번은 이 행법들을 실행할 필요가 있다. 이것의 효과를 본 실례는 부지기수다.

눈 행법(1)

이 행법은 눈이 피로할 때마다 실시하면 좋다. 손바닥에서는 자연치유력을 활발하게 하는 '기'가 나오기 때문에 아주 효과적이다.

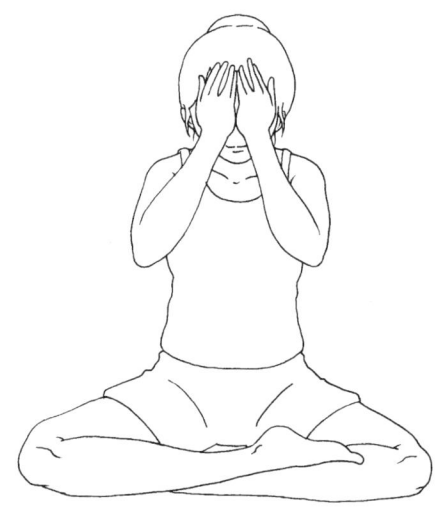

❶ 바닥이나 의자 모두 좋다. 앉은 자세로 행한다. 눈을 감고 두 손바닥을 비벼서 따뜻하게 한 후 두 눈에 가볍게 갖다댄다.

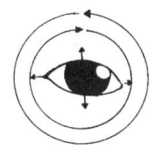 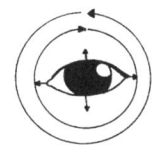

❷ 그 상태로 눈동자를 상하로 3회, 좌우로 3회 움직이고, 좌우 회전을 3회 실시한다. 눈동자를 움직일 때는 그쪽의 물건을 본다는 생각으로 한다.

❸ 손바닥의 엄지쪽 불룩한 곳으로 눈을 누른 후 눈초리에서 관자놀이를 향해 3회 문질러나간다.
이상을 3회 반복한다.

눈 행법(2)
- 눈의 복기법服氣法

이것은 눈을 호흡시켜서 눈의 피로를 풀어주는 행법이다. 눈의 노화를 예방하고 치료하는 데 효과가 있다.

이 방법대로 눌렀던 손가락을 떼면 눈이 호흡을 하여 새로운 기혈을 반입한다. 이 행법은 갑상선 기능항진증 치료에도 효과가 있다. 또한 콘택트렌즈는 눈의 호흡을 방해하기 때문에 눈 건강에 아주 나쁜 영향을 준다고 생각해도 무방하다.

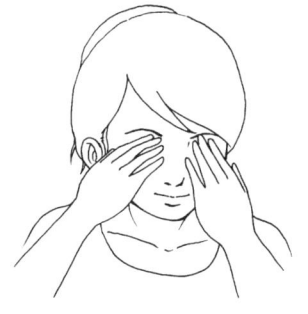

❶ 바닥이나 의자 모두 좋다. 앉은 자세로 행한다. 눈을 감고 양쪽 손가락 끝으로 눈을 가볍게 눌러준다.

❷ 손가락 끝에 힘을 주어 기분이 좋을 정도로 눈동자를 살짝 눌렀다가 2~3초 뒤에 손가락을 뗀다.
이상을 6~9회 반복한다.

눈 행법(3) - 눈의 세척   눈의 동작은 행법(1)과 같다. 도중에 숨이 차거든 대야에서 얼굴을 떼고 호흡을 한다. 익숙해지면 한 번에 할 수 있다. 이 행법을 하루에 최소 두 번, 아침에 일어났을 때와 밤에 자기 전에 행한다. 가능하면 외출에서 돌아왔을 때도 실시하면 더욱 좋다.

특히 백내장인 사람은 이 행법을 반드시 계속하기 바란다. 백내장은 눈의 렌즈인 수정체가 흐려지는 병인데, 도인의학에서는 눈에 들어간 먼지가 눈물로 완전히 씻겨나가지 못하고 눈동자 안쪽에 쌓이는 것을 그 원인으로 본다. 그 증거로 이 행법으로 눈을 씻어내면 대부분 백내장을 고칠 수 있다.

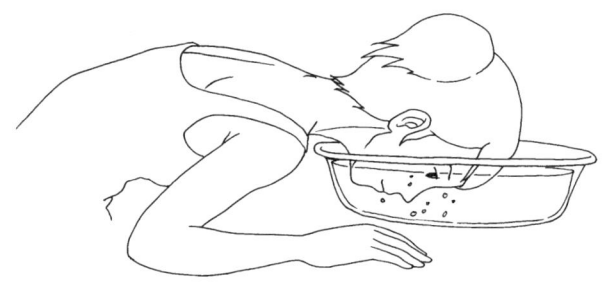

◐ 세숫대야에 물을 가득 담고 얼굴을 담근다. 그대로 눈을 뜨고 눈동자를 상하로 3회, 좌우로 3회 움직이고, 좌우 회전(눈동자 굴리기)을 각 3회 행한다. 이상을 3회 반복한다.

이상 세 가지 눈 행법을 통해 눈의 노화를 예방하고 치료하는 것은 물론 눈병의 예방과 치료도 가능하다. 이것은 난시, 원시, 근시, 노안 그 어느 경우나 마찬가지이다. 이렇게 말하면 어떤 독자들은 증상이 다른데 치료법이 어떻게 같을 수 있냐며 의심할 수도 있다. 그러나 눈의 증상들은 모두 눈의 활력이 쇠퇴하면서 생긴 것이다. 눈의 활력을 왕성하게 해주면 자연치유력이 작용하여 눈은 정상상태로 돌아간다. 다만 그 치료되는 양상은 각각 다르다. 난시는 비교적 잘 낫지만 노안은 잘 낫지 않는다. 눈의 병이 잘 낫는 순서대로 나열하면 난시, 원시, 근시, 노안이다.

노안이 잘 낫지 않는 이유는 그것이 눈뿐만 아니라 몸의 다른 부분의 노화와 관련이 있기 때문이다. 그 중에서도 눈과 관계가 깊은 것은 발이다. 따라서 노안을 고치기 위해서는 눈 행법만이 아니라 발 행법(1), (2)도 열심히 할 필요가 있다.

또한 눈의 노화나 병이 낫는 과정에서 눈곱이 많이 나오는 경우가 있는데 이것은 눈에 쌓여 있던 사기邪氣가 겉으로 배설됨을 나타낸다. 눈이 낫기 시작한 증거다. 그러니 걱정 말고 행법을 계속하기 바란다. 이윽고 사기가 다 나오고 눈곱은 멎게 된다. 그때는 시력 또한 회복되었음을 자각할 수 있을 것이다.

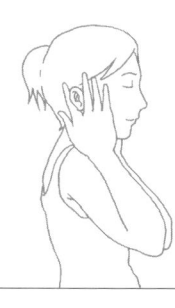

귀를 젊게 하는 행법

귀울음
난청
아픈 귀

귀는 노화의 측정기

특별한 병이 없는데도 귀가 쇠약해짐을 느낀다면 몸 전체의 노화도 상당히 진전되어 있는 상태다. 거꾸로 말하면 귀가 먹을 때까지 몸의 노화를 깨닫지 못하는 사람은 젊어서부터 몸이 건강하여 이상적으로 나이를 먹어왔다고 생각해도 좋다. 몸 전체의 노화가 균형 있게, 자연적으로 진행되었기 때문에 노화에 따른 불쾌감이나 고통을 별로 느끼지 못한 것이다. 이런 사람의 경우는 귀 행법과 더불어 관련 있는 행법을 실시하면, 이상적이고 쾌적한 노년기를 보낼 수 있다.

다른 감각기관에 비하여 일찍부터 귀의 노화가 시작된 사람은 신장이 약해졌다고 생각하면 틀림없다. 귀에는 약 200개의 경혈이 모여 있다. 이렇게 귀는 경락을 통하여 몸의 각 부분과 연결되어 있는데, 그 중에서도 특히 신장과 밀접한 관련이 있다.

신장이 젊고 건강하면 귀 모양도 싱싱한 느낌이 있으나 신장이 약해지면 귀도 위축된다. 그러므로 귀가 약한 사람은 신장 행법(261~263쪽)을 더불어 행하기 바란다.

귀 행법(1)

귀 행법은 귀울음(이명)을 고치는 동시에 병으로 한때 잘 안 들리던 귀도 잘 들리게 하는 효과가 있다. 또 감기 등으로 생기는 두통을 치료한다. 한 번에 안 나을 때는 두 번, 세 번 반복한다.

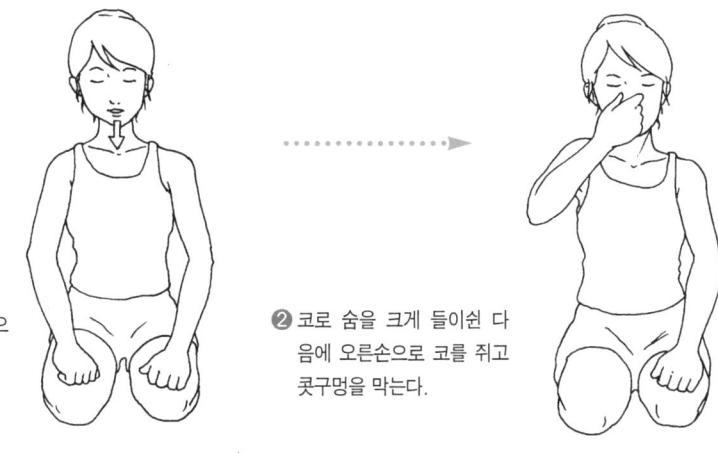

❶ 눈을 감고 꿇어앉아 입으로 천천히 숨을 내쉰다.

❷ 코로 숨을 크게 들이쉰 다음에 오른손으로 코를 쥐고 콧구멍을 막는다.

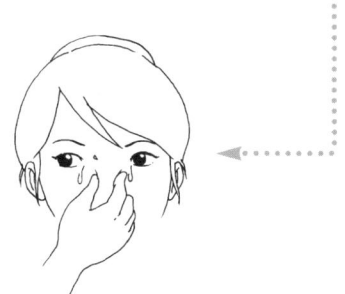

❸ 코를 쥔 채로 눈동자만 왼쪽으로 가져갔다가 오른쪽으로 가져간다. 이때 시야가 흐려지고 눈물이 나올 만큼 세차게 움직이도록 한다. 눈동자를 좌우로 가져가는 시간은 숨을 멈추고 있는 시간의 절반씩이다.

❹ 숨이 차면 코에서 손을 떼고 입으로 크게 숨을 내쉰다.

귀 행법(2)   이것 역시 귀울음을 고치는 행법이다. 행법(1)이 급성 귀울음이나 귀아픔에 효과가 있다면 이 행법은 만성 귀울음에 효과가 있다.

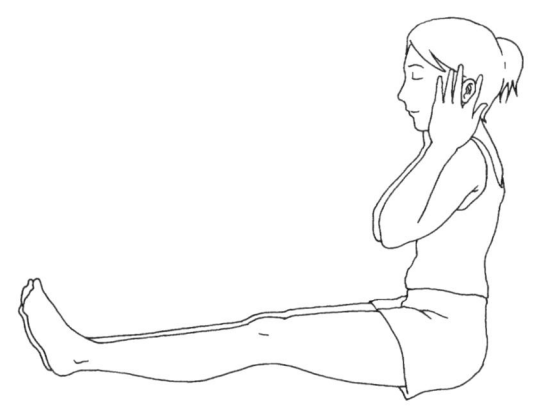

❶ 다리를 쭉 뻗고 앉아서 집게손가락과 가운뎃손가락 사이에 귓바퀴를 끼고 아래위로 귀언저리를 마찰한다. 이렇게 상하왕복을 18회 반복한다. 귀언저리를 마찰할 때는 귓바퀴만이 아니라 귀언저리의 피부도 마찰해야 한다. 이렇게 함으로써 귀와 귀언저리 전체의 기혈 흐름이 좋아진다.

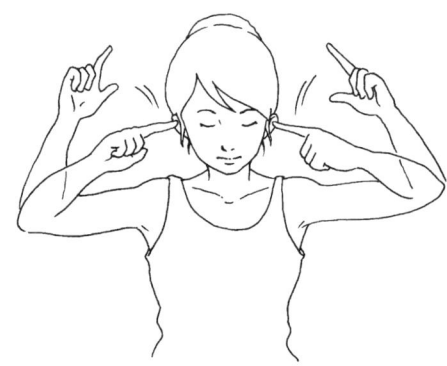

❷ 다음으로 양 집게손가락을 귓구멍에 넣고 약간 힘을 주어 누른다. 2~3초쯤 있다가 두 손가락을 동시에 뺀다. 이것을 3회 반복한다. 이때 가능한 한 '펑' 하는 소리가 나도록 하면 귀가 시원해진다. ❶~❷를 하루 2~3회 실시한다.

귀언저리를 며칠 동안 계속 마찰하다보면 피부가 벌겋게 되면서 아플 수 있다. 그것은 그 부분이 쇠약해진 탓인데, 잠시 쉬었다 하면 마찰의 효과도 나타나고 약해졌던 피부가 튼튼해지면서 아픔도 사라진다. 또한 귓병은 축농증과 관련이 있는 경우가 많으니 코 행법을 함께 실시하기 바란다.

현대과학은 귀울음의 원인으로 임파액 압력의 이상이나 감염 등을 들지만, 이는 오랫동안 귀의 손질을 게을리했기 때문이다. 그러나 귀언저리를 청소하거나 귀를 늘 깨끗이 씻는 것만으로 손질을 깨끗이 했다고 볼 수 없다.

귓속에서 쇳소리가 난다든지 매미 울음소리 같은 '지-' 소리가 항상 들린다든지 하는 증상은 귀에 쌓인 사기邪氣를 완전히 몰아내고 기혈의 정체를 해소하지 않는 한 완치되지 않는다. 별로 힘든 행법이 아니니 부지런히 계속하면 반드시 효과를 볼 수 있다.

이런 증상에는 이런 도인술을

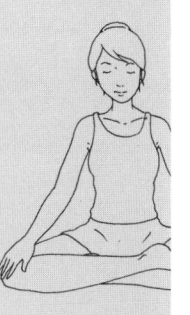

04

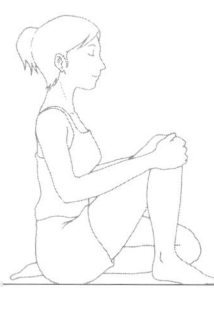

두통

두통에는 여러 가지 원인이 있다. 그 중 어깨결림에서 오는 두통이 가장 많고, 다음으로 변비나 축농증이 원인이다. 그리고 여성은 생리불순 등의 부인병으로 오는 경우가 많다. 예를 들어 어깨결림이나 생리불순으로 생긴 어혈이 온몸을 돌다가 그것이 머리에 오면 뇌를 둘러싼 혈관을 방해하기 때문에 두통이 생긴다. 또 변비에 걸리면 뱃속에 있는 변의 독이 온몸을 돌게 되고, 축농증 역시 중증일 경우에는 코에만 고름이 괴는 것이 아니라 눈 안쪽이나 이마에까지 퍼져 머리를 아프게 한다. 이런 이야기들은 현대인에게 낯설게 다가올지 모르지만, 이제까지 수많은 사람들을 치유한 경험에서 나온 것임을 밝혀둔다. 따라서 우선 축농증이나 변비, 어깨결림 등 두통의 진짜 원인을 치료하는 행법을 해야 한다. 당장 두통을 멈추게 하려면 귀 행법(1)을 행하기 바란다. 두통을 제거하면 원시遠視가 낫는 등 생각지도 않았던 병까지 덤으로 낫는 경우가 있으므로 반드시 실행하기 바란다.

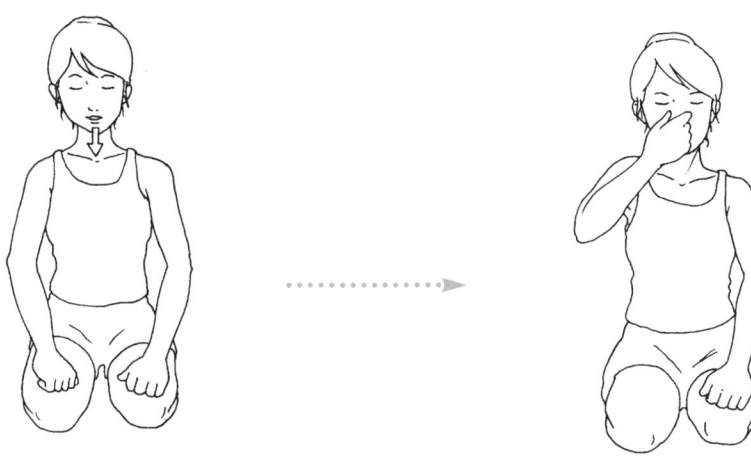

❶ 눈을 감고 꿇어앉아 입으로 천천히 숨을 내쉰다.

❷ 코로 숨을 크게 들이쉰 다음에 오른손으로 코를 쥐고 콧구멍을 막는다.

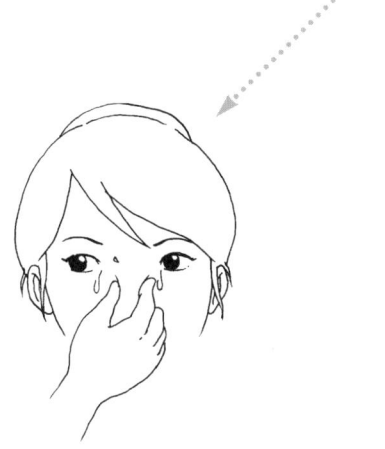

❸ 코를 쥔 채로 눈동자만 왼쪽으로 가져갔다가 오른쪽으로 가져간다. 이때 시야가 흐려지고 눈물이 나올 만큼 세차게 움직이도록 한다. 눈동자를 좌우로 가져가는 시간은 숨을 멈추고 있는 시간의 절반씩이다.

❹ 숨이 차면 코에서 손을 떼고 입으로 크게 숨을 내쉰다.

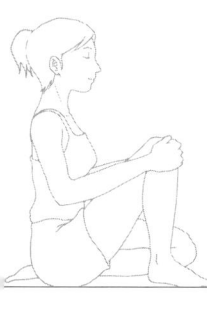

현기증

평소 건강에 자신 있던 사람도 갑자기 일어설 때 순간적으로 머리가 아찔해지면서 비틀거리는 경우가 있다. 이럴 때 대부분 가벼운 현기증이라며 별로 신경쓰지 않지만 역시 몸 어딘가에 이상이 생겨서 그 경계신호로서 현기증이 나타나는 경우가 많다.

누가 보든 한번 더 되돌아보고 싶게 만드는 아리따운 스무 살 아가씨가 있었다. 그녀는 평소 현기증을 잘 일으켰는데 어느 날 갑자기 허리가 아프다면서 엎치락뒤치락하며 괴로워하다 그대로 죽었다. 너무도 이상한 죽음이라 몸을 해부해보았더니 장이 꼬여 있고, 또 꼬인 내장도 엉망이었다.

그 원인은 허리끈에 있었다. 그녀는 허리를 가늘게 하려고 잘 때도 허리끈을 꽁꽁 묶은 채로 잤다. 이 이야기는 극단적인 사례일지 모르나 어쨌든 현기증이란 몸의 이상을 알려주는 신호임을 명심하기 바란다. 평소 현기증이 일어나지 않도록 몸을 건강하게 유지하는 일이 중요하지

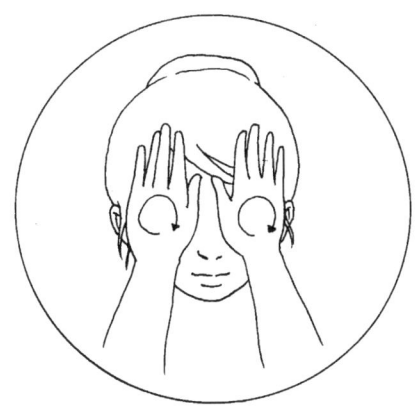

◎ 쓰러진 사람의 두 눈에 손바닥을 대고 오른쪽으로 18회 돌려준다.

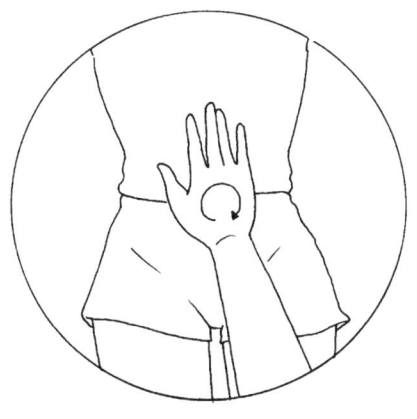

◎ 배꼽에 손바닥을 대고 오른쪽으로 18회 돌려준다.

만, 이미 현기증이 생겼다면 다음의 행법을 하라.

　현기증으로 쓰러진 사람의 눈을 열어보면 눈동자가 반드시 왼쪽으로 빙글빙글 돌고 있다. 이때는 좌회전하고 있는 눈동자를 반대로 우회전해주면 되는데, 물론 쓰러진 본인이 하는 것은 불가능하다. 옆에 있는 사람이 쓰러진 사람의 두 눈에 손바닥을 대고 18회쯤 우회전(만에 하나 눈동자가 오른쪽으로 돌고 있으면 왼쪽으로)해주도록 한다.

　만약 이 방법으로 낫지 않는다면 이번에는 배꼽에 손바닥을 대고 돌아가고 있는 눈동자의 반대방향으로 18회 돌려준다. 천천히 해주는 것이 요령이다. 현기증은 곧 낫지만 15~20분 정도는 그냥 조용히 쉬게 해주어야 한다.

　현기증은 또한 과식 등으로 위가 약해졌을 때도 일어나기 쉽다.

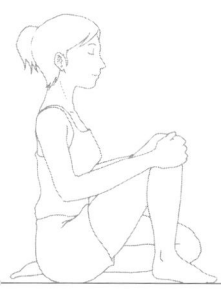

빈혈

빈혈이란 혈액의 순환 장애를 말한다. 단순히 영양부족으로 혈액의 양이 모자라기 때문이 아니라 몸을 꽁꽁 죄었을 때도 발생한다. 브래지어나 거들 등으로 몸을 꽁꽁 죄고 있는 여성에게 빈혈이 많은 것은 이 때문이다. 빈혈을 일으켰을 때 응급조치는 우선 압박하고 있는 것을 모두 늦추어주고 몸을 편안하게 쉬게 하는 것이다. 보통은 이것으로 곧 기운을 되찾지만 근본적으로 빈혈을 일으키지 않는 몸을 만드는 행법이 있으므로 소개한다. 다음의 행법을 아침과 밤에 3회씩 일주일쯤 계속하면 빈혈로 쓰러지는 일은 없다. 까닭인즉, 목은 뇌로 혈액이 흐르는 중요한 통로인 동시에 무거운 머리를 지탱하고 있기 때문에 그 부담으로 인해 노화가 빨리 오는 부분이다. 따라서 고개를 천천히 크게 돌려주면 그만큼 목이 유연해지고 젊음을 유지할 수 있다.

원래 이 행법은 윗몸의 기 순환을 원활하게 하는 방법인데 이와 같이 목의 노화도 막고 뇌일혈 등의 성인병 예방에도 유익하다.

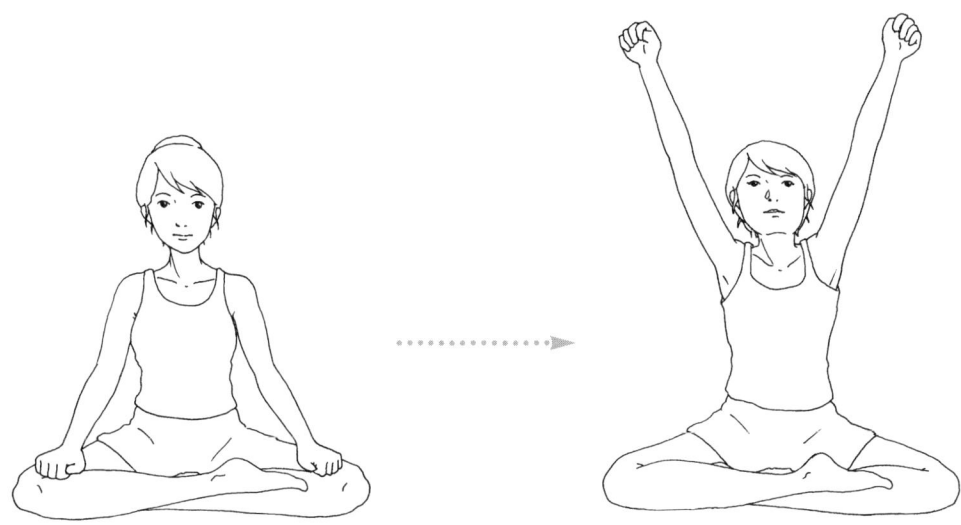

❶ 책상다리로 앉아서 엄지손가락을 손안에 넣어 가볍게 주먹을 쥐고 호흡한다.

❷ 코로 숨을 들이쉬면서 두 팔을 높이 쳐든다.

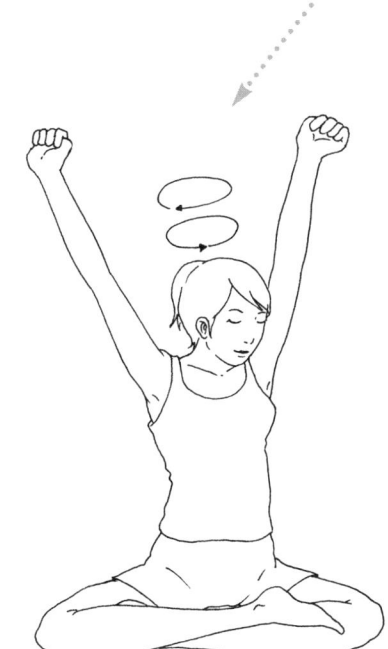

❸ 숨을 멈춘 채로 고개를 좌로 세 번 돌리고 나서 입으로 숨을 내쉰다.

❹ 다시 코로 숨을 들이쉬고 이번에는 고개를 우로 세 번 돌리고 나서 입으로 숨을 내쉬면서 두 팔을 내린다.

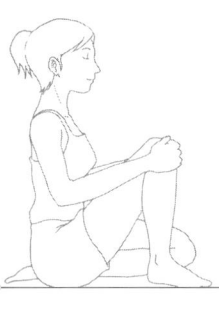

숨이 차고 가슴이 두근거림

　의학적으로는 가슴의 두근거림과 숨가쁨을 별개로 생각하는 경우가 많다. '가슴의 두근거림은 심장의 병, 숨가쁨은 폐의 병' 하고 말이다. 그러나 심장과 폐는 아주 밀접한 관계가 있다. 일반적으로 한 기관이 나빠지면 그것과 관계있는 기관도 악영향을 받는 법인데, 도인술은 이런 견해에서 폐를 고치면 정상적으로 호흡하고 그 결과 심장도 정상적으로 기능한다고 생각한다.

　이를 위한 호흡법이 바로 심장의 복기법服氣法이다. 왼쪽으로 눕는 것은 심장이 몸의 왼쪽에 있기 때문이다. 베개는 낮은 것이 좋다. 적당한 것이 없을 때는 사용하지 않아도 무방하다.

　이 행법은 가슴이 울렁거리거나 숨이 가쁠 때나 심장 하부에 답답한 불쾌감이 느껴질 때 수시로 행하면 좋다. 단기간에 얼굴빛이 좋아지고 불쾌감이 사라질 것이다.

　단, 이 행법으로 기분이 좋아졌다고 해서 곧 급격한 동작을 해서는

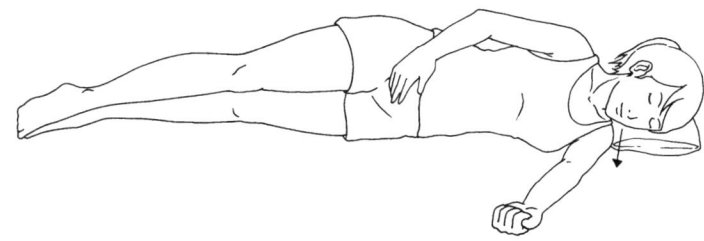

❶ 왼쪽으로 누워서 입으로 천천히 몸 안의 더러워진 기를 토해낸다.

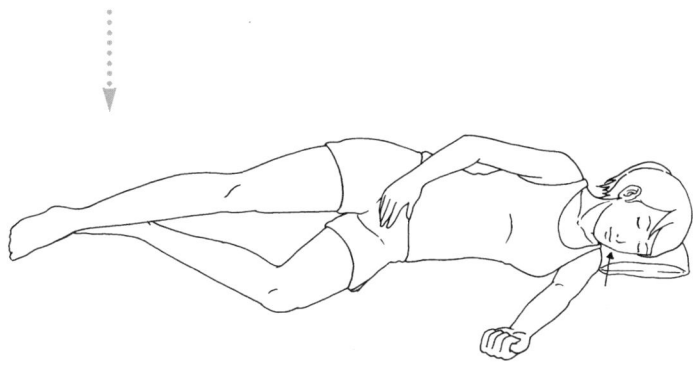

❷ 입을 다물고 코로 천천히 신선한 공기를 들이마시면서 왼쪽 다리를 조용히 끌어올린다.

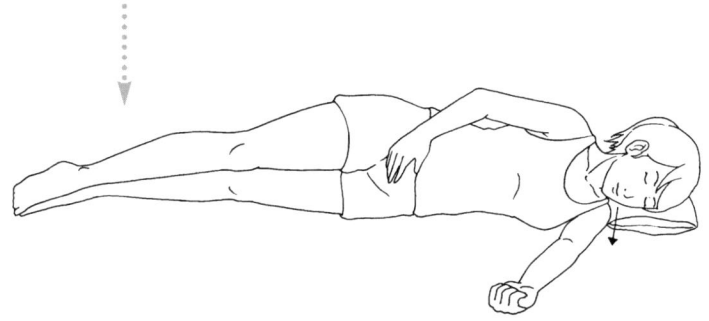

❸ 숨이 차기 직전에 끌어올린 왼쪽 다리를 원상태로 돌리면서 조용히 숨을 내쉰다.
이상을 3회 반복한다.

안 된다. 특히 여성의 경우, 몸의 상태가 좋아지면 빨래나 청소 등을 한다며 자칫 도를 넘기 일쑤다. 이렇게 되면 다시 그것으로 시달리는 악순환에 빠질 염려가 있다. 병이라는 것은 나을 때가 중요하기 때문에 완전히 좋아질 때까지는 일을 좀 미루는 것이 좋다.

심장이 나쁜 사람은 일상생활에서 조급한 행동을 취하는 경우가 많다. 하고 싶은 말을 한꺼번에 지껄여대고, 짐을 나를 때도 한꺼번에 해치우려고 서두르는데, 이래서는 심장병이 완치되기 어렵다. 무엇보다도 일상생활을 여유 있게 하는 것이 중요하다.

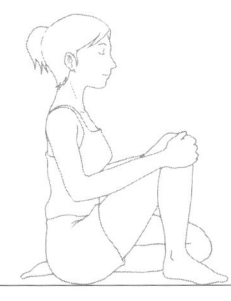

무좀 · 티눈

특히 직장인들은 맨발에 공기를 쐬는 시간이 아주 적다. 아침에 나가서 밤에 돌아오기까지 10시간에서 많으면 15시간 정도를 꼬박 양말과 구두를 신은 상태로 지낸다. 가끔 사내에서 샌들로 바꿔신는 사람이 있기는 하지만 양말만은 그대로 신은 상태다.

더욱이 발은 움직이고 있는 것 같지만 실제로 실내에서는 별로 움직이지 못하고 또 아무리 걷는다고 해도 발가락은 거의 움직이지 않는 법이다. 그 때문에 발의 기혈 흐름이 나빠져서 피부가 죽어버리는 경우가 많다. 그 결과 무좀이나 티눈이 생기는 것이다.

도인의학의 관점에서 보면 무좀이나 티눈은 기혈의 흐름이 나빠지면서 몸 안에서 나오는 사기에 침범당한 세포가 죽은 것이다. 가령 티눈이 온 발바닥에 퍼지면 죽는다. 무좀도 곪으면 살이 떨어지고 발가락이 떨어져나가는 상태에 이른다.

그러나 아무리 중증의 무좀과 티눈이라도 발 행법(1)을 행하면 어김없이 낫기 때문에 걱정할 필요 없다. 더욱이 발가락을 놀려서 말단 부분의 혈행을 좋게 하면 무좀이나 티눈이 나을 뿐 아니라 건강증진의 효과도 있다. 까닭인즉, 온몸의 기혈 흐름이 활발해지기 때문이다.

이 행법은 목욕탕 안에서 하면 한층 더 효과가 있다. 특히 티눈의 경우가 그러하다. 매일 약간의 짬을 내어 이 행법을 실시하기 바란다. 하루 2~3시간만 해도 일주일이면 무좀이나 티눈이 낫는다. TV를 보면서 또는 벽에 기대어 느긋이 하다보면 기대 이상의 소식이 올 것이다.

또한 무좀의 경우 따뜻하게 데운 식초에 발을 잠깐 담갔다가 주물러 주면 두 배의 효과를 얻을 수 있다.

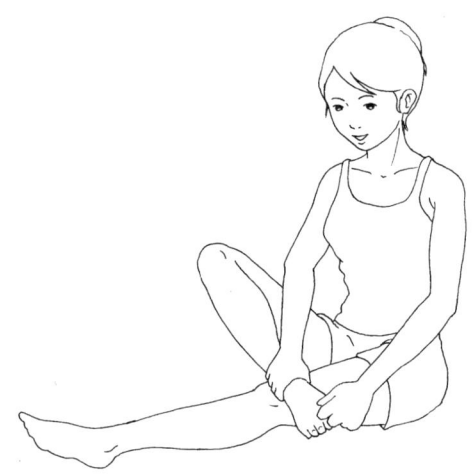

❶ 두 다리를 쭉 뻗고 앉는다. 오른발을 왼쪽 허벅지 위에 얹는다.

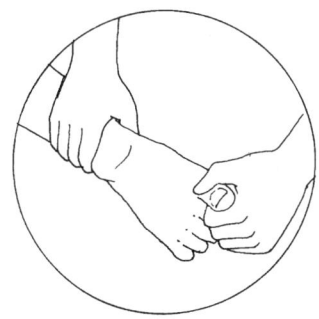

❷ 얹은 다리의 발가락을 엄지손가락과 집게손가락으로 거머쥐고 좌우로 수도꼭지를 비틀듯이 비튼다. 엄지발가락에서 시작하여 새끼발가락까지 30회쯤 비틀어댄다.

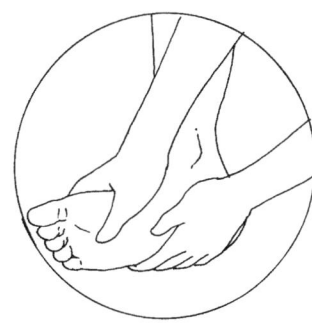

❸ 발바닥의 움푹한 부분을 양 엄지손가락으로 두루 지압한다.

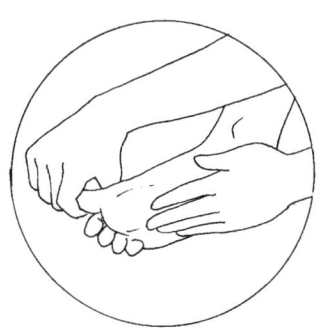

❹ 오른발의 엄지발가락을 오른손으로 거머쥐고 발등 쪽으로 잡아당긴 후, 오른발 피부를 펴고 왼손바닥으로 오른발 복사뼈 밑에서 발바닥에 걸쳐 30회 이상 비벼댄다.

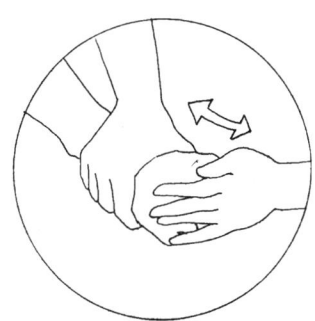

❺ 왼손으로 오른발가락 전부를 앞뒤로 꺾는다.

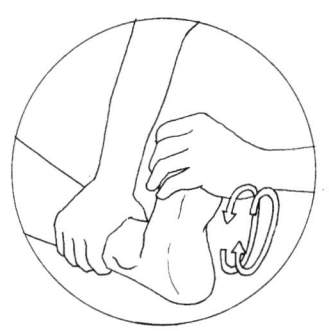

❻ 오른발목 약간 윗부분을 오른손으로 쥐고, 왼손으로 발목을 좌우 각각 18회 이상 회전시킨다.
다음으로, 왼발을 오른쪽 허벅지 위에 올려놓고 좌우를 바꿔 ❷~❻을 행한다. 두 발을 번갈아가며 몇 번이고 되풀이한다.

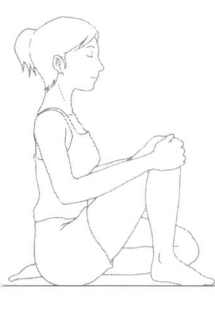

방광염

방광의 병 중에 가장 흔한 것이 아마도 방광염일 것이다. 방광염에 걸리면 무엇보다도 소변이 자주 마렵고 소변 볼 때 통증이 따른다. 방광염의 원인 중에서 으뜸가는 것이 소변을 너무 참아서이다.

　방광염은 일반적으로 남성보다 여성에게 더 많다. 여성의 요도는 남성에 비해 굵고 짧으며 게다가 항문과 요도와의 거리가 짧고 생리 등으로 더럽혀지기 쉽기 때문에 균이 들어가기 수월하다.

　그림과 같이 옆으로 누워서 할 때는 자연스러운 모습이 중요하다. 아래로 온 다리를 곧추 펴고 위쪽 다리는 약간 구부린 상태에서 아래쪽 팔을 베개 삼아 자연스럽게 위쪽 팔을 뻗으면 방광을 마찰하기 수월하다.

　일반적으로 옆으로 누웠을 때 두 다리를 모두 구부리거나 아래쪽 다리를 구부리는 사람이 많은데, 이 방법은 등뼈가 굽기 때문에 효과가 적다. 특히 침대 위에서 이 행법을 할 때는 바른 자세가 되도록 주의한다.

　방광염을 치료하는 이 행법은 상당한 즉효성이 있다. 하루 한 시간씩 3~4일 계속하면 만성, 급성에 관계없이 대부분 좋은 결과를 얻을 수 있다.

이 밖에도 방광을 튼튼히 하는 행법으로 안복행법(120쪽)이 아주 효과적이다. 이때 특히 배꼽 아래 방광이 있는 부분을 천천히 문지르면 방광의 기능이 활발해진다. 물론 신장 행법(261~263쪽)과 병행하면 더욱 좋다. 음낭을 감싸쥐고 주무르며 불두덩을 비비는 등의 강장법 역시 모두 방광의 강화법과 연결된다.

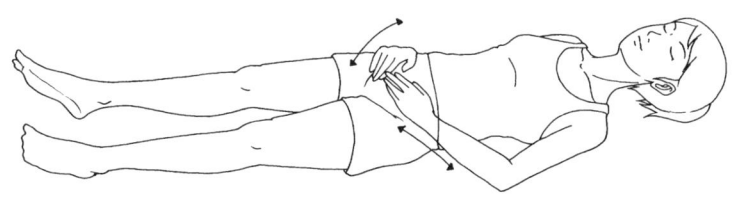

❶ 편안한 자세로 반듯하게 눕는다. 호흡을 고르고 마음을 안정시킨 후 두 손바닥을 비벼서 따뜻하게 한 다음, 양쪽에서 방광(불두덩언저리)을 직접 여러 번 마찰한다.

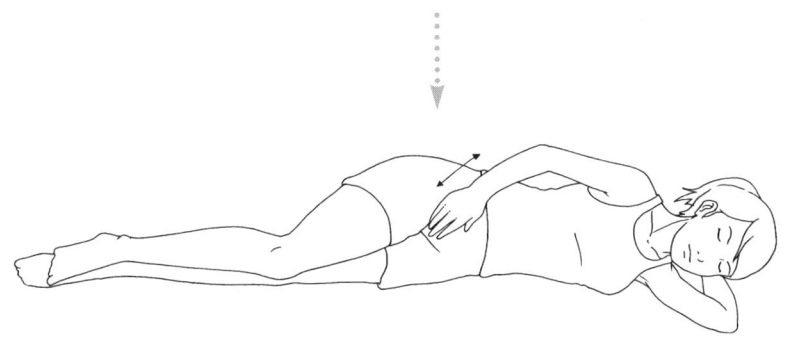

❷ 옆으로 누웠을 때는 (수뇨관이 두 줄임을 인식하고) 한쪽 손으로 위쪽 부분을 문지르고, 반대방향으로도 누워 같은 방법으로 행한다.

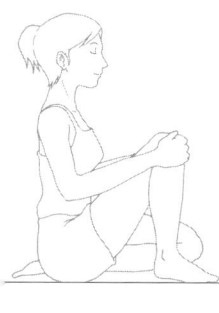

치질

치질은 항문과 그 언저리의 혈액 흐름이 나빠져서 울혈상태를 일으키고 사기가 쌓여서 생기는 병이다. 울혈상태를 일으키기 쉬운 자세, 즉 오랫동안 앉아만 있으면 이 병에 걸리기 쉽다. 직업운전사나 사무직에 종사하는 사람이 잘 걸리는 것은 이 때문이다. 보통 남성이 잘 걸린다고들 하지만 임신과 출산을 하거나 가사에 종사하는 여성들이 걸리는 경우도 적지 않다. 특히 여성의 경우 오랫동안 치료하지 않은 채로 내버려두면 히프라인이 아래로 처져서 몸매를 망치는 원인이 되기도 하므로 유의해야 한다.

치질을 치료하거나 예방하려면 무엇보다 항문 부위에 울혈을 일으키지 않도록 조심할 필요가 있다. 항문에 대한 장시간의 압박, 냉각, 변비 등은 금물이다. 또한 알콜이나 자극적인 음식의 과잉섭취도 점막에 울혈을 일으키기 쉬우므로 가능한 피하는 것이 좋다.

도인술에 따른 치료법은 적어도 이런 일상생활에서의 주의사항을 충분히 지켜야 그 효과를 볼 수 있다. 치료의 요령은 둔부의 기혈 흐름을 활발하게 하여 항문 언저리의 울혈을 제거하는 것이다.

　가벼운 치질이라면 출혈은 당장에 멎을 것이다. 3년쯤 내버려두었던 치질도 암치질, 수치질의 단계라면 닷새 내지 일주일이면 효과가 나타나고 한 달 정도면 완치된다.

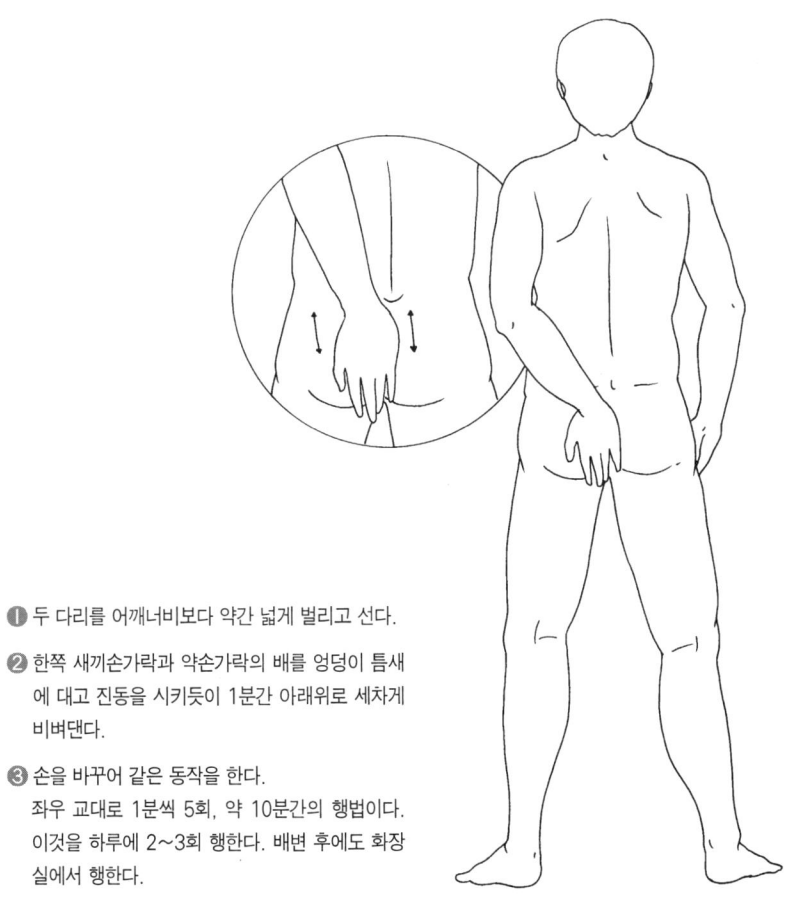

❶ 두 다리를 어깨너비보다 약간 넓게 벌리고 선다.
❷ 한쪽 새끼손가락과 약손가락의 배를 엉덩이 틈새에 대고 진동을 시키듯이 1분간 아래위로 세차게 비벼댄다.
❸ 손을 바꾸어 같은 동작을 한다.
　좌우 교대로 1분씩 5회, 약 10분간의 행법이다. 이것을 하루에 2~3회 행한다. 배변 후에도 화장실에서 행한다.

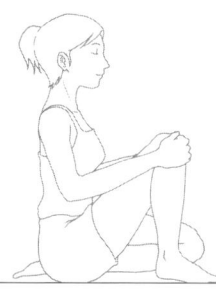

오십견

 '어깨결림'에 대해서는 '손과 팔·어깨를 젊게 하는 행법'에서 이미 설명했다. 여기서는 사람들이 흔히 말하는 '오십견'에 대하여 조금 자세히 설명하기로 한다.

 중년을 지난 사람이 어느 날 갑자기 팔을 쳐들지 못하거나 어깨가 아파서 움직이지 못하게 되는 경우가 있다. 이른바 오십견이라는 것인데 마흔 살에서 일흔 살에 걸쳐 잘 나타나는 증상이다. 서양의학에서는 나이를 먹으면 이런 현상이 나타나는 것은 당연한 일이라며, 기껏 진통제를 놓아주거나 시간이 해결해준다며 간단히 처리해버리는 경우가 많다.

 그러나 오십견은 단지 노화현상이 어깨에 집중적으로 나타난 것일 뿐이다. 도인술에 따라 기혈의 흐름을 순조롭게 해주면 어깨에 모인 사기가 배설되면서 낫는다. 먼저 어깨 행법부터 시작한다. 그러면 어깨의 아픔은 멎지만 목 부분의 뻐근한 느낌은 남을 것이다. 어깨행법을 하면 손가락에서 어깨까지의 아픔이나 결림이 더 위로 올라가기 때문에 목의 아픔이 남는 것이다. 그러나 이 목의 뻐근함도 목 행법(2)로 시원해진다.

아침, 낮, 밤에 걸쳐 3회씩 행하면 사흘째에는 목이 편안해지고 닷새쯤부터는 두 팔이 쑥쑥 올라가게 될 것이다.

어깨 행법

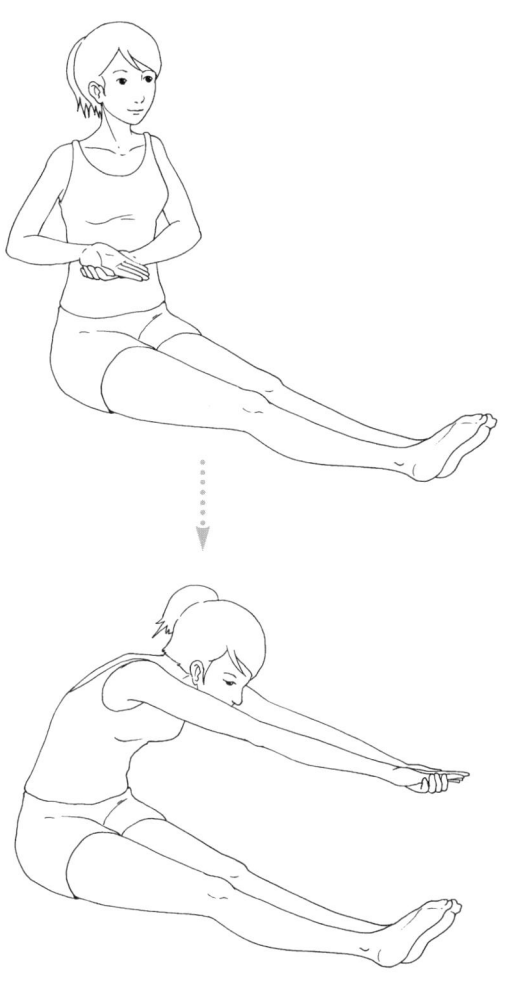
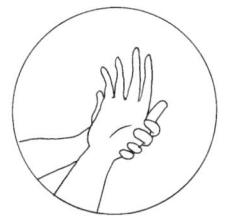

❶ 두 다리를 쭉 펴고 앉는다. 어깨 힘을 뺀다. 오른손바닥은 얼굴을 향해서 펴고 왼손 엄지는 오른손 새끼손가락 밑동에 받치듯이 대고 왼손바닥으로 오른손등을 감싸쥔다.

❷ 그대로 오른팔꿈치를 구부려 겨드랑이 밑에 갖다댄다.

❸ 입으로 조용히 숨을 내쉬면서 윗몸을 쓰러뜨리는 동시에 팔을 앞으로 쭉 편다.

❹ 숨을 충분히 다 내쉬거든 입을 다물고 코로 숨을 들이쉬면서 팔꿈치를 굽히고 ❷의 자세로 돌아온다.

❷~❹의 동작을 3회 반복했거든 이번에는 오른손과 왼손을 바꾸어서 같은 동작을 3회 되풀이한다.

이상은 도인술에서 외소엽外小葉이라 불리는 행법이다.

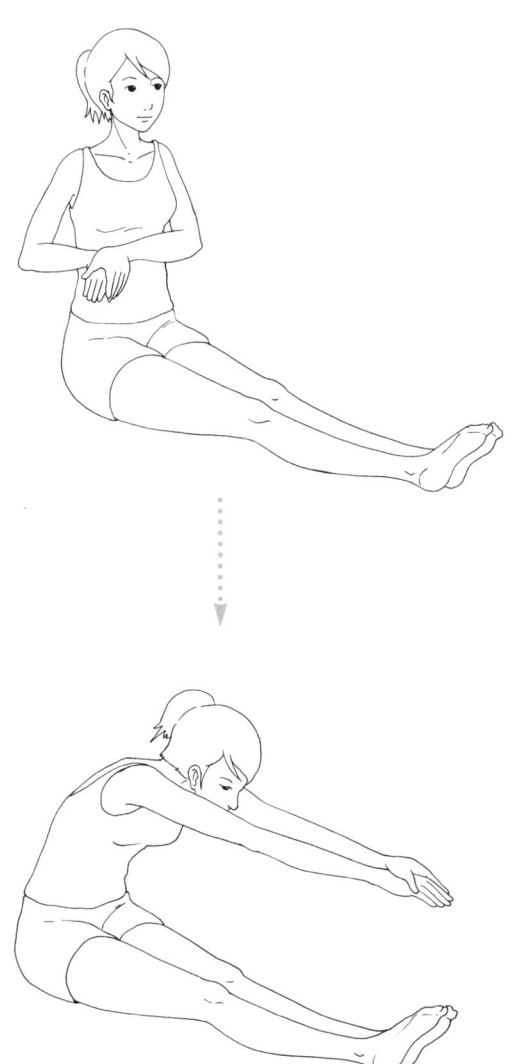

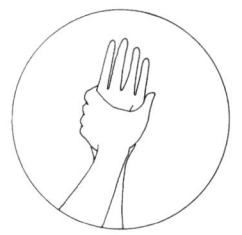

다음으로 내소엽內小葉의 행법을 행한다.

❺ 오른손등은 얼굴을 향해서 펴고, 왼손 엄지는 오른손 새끼손가락 밑동에 걸쳐 왼손바닥으로 오른손등을 감싸쥔다.

❻ 그대로 오른팔뚝을 꺾어 겨드랑이 밑에 갖다댄다.

❼ 입으로 조용히 숨을 내쉬면서 윗몸을 쓰러뜨리는 동시에 팔을 앞으로 쭉 편다.

❽ 숨을 충분히 다 내쉬거든 입을 다물고 코로 숨을 들이쉬면서 팔꿈치를 굽히고 ❻의 자세로 돌아온다.

❻~❽의 동작을 3회 반복했거든 이번에는 오른손과 왼손을 바꾸어서 같은 동작을 3회 되풀이한다.

목 행법(2)

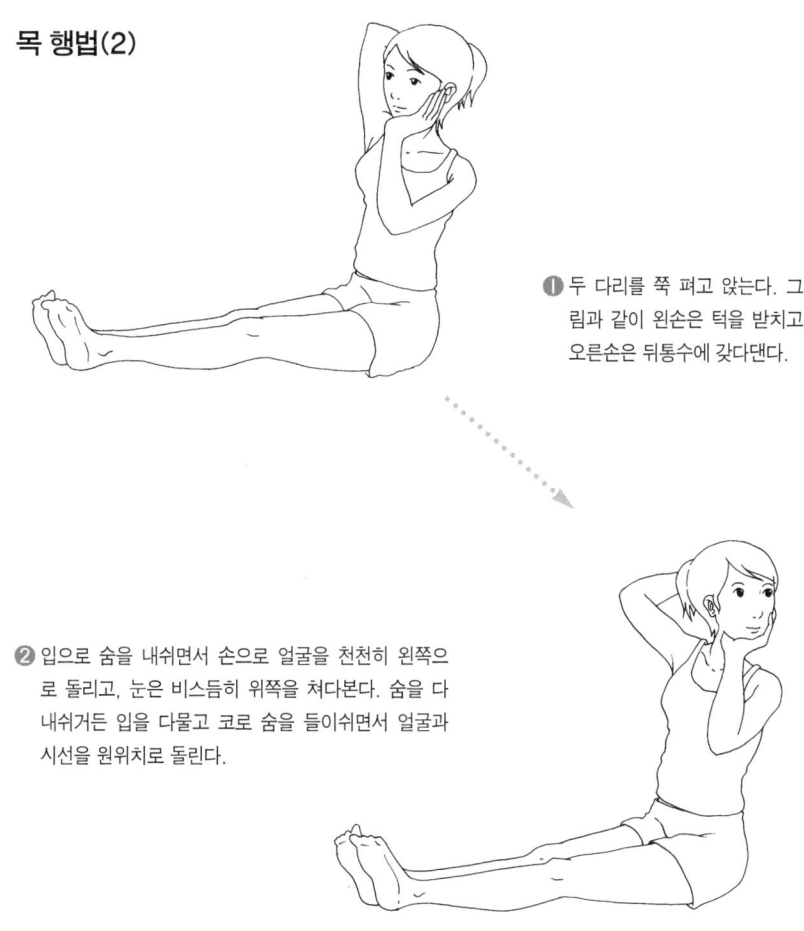

❶ 두 다리를 쭉 펴고 앉는다. 그림과 같이 왼손은 턱을 받치고 오른손은 뒤통수에 갖다댄다.

❷ 입으로 숨을 내쉬면서 손으로 얼굴을 천천히 왼쪽으로 돌리고, 눈은 비스듬히 위쪽을 쳐다본다. 숨을 다 내쉬거든 입을 다물고 코로 숨을 들이쉬면서 얼굴과 시선을 원위치로 돌린다.

❸ 손을 바꾸어 같은 방법으로 얼굴을 오른쪽으로 돌린다. 이상을 3회 되풀이한다.

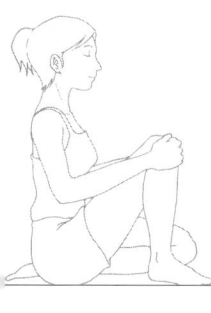

천식

도인술은 자연스러운 '기'의 흐름을 유도하여 병을 고치는 것인데, 그 중에서도 천식은 '기'와 매우 밀접한 관계가 있는 병이다.

천식환자는 환경이 바뀔 때마다 발작이 일어나거나 가라앉거나 할 수 있다. 치료를 위해 공기 좋은 산골이나 바닷가를 택하는 것은 그만큼 기의 흐름이 원활해지고 가라앉기 때문이다.

또 하나 기와 천식의 관계를 보여주는 예로서 선승禪僧에게 천식이 많다는 사실을 들 수 있다. 좌선을 하면서 수행하는 것은 좋으나 가끔 외치는 "할喝!"이라는 기합은 좋지 않다. 몸을 움직이지 않고 기합을 넣기 때문에 기 흐름을 흩뜨려 결과적으로 천식이 되는 것이다.

천식에 걸리면 청진(침)이 적어지고 목구멍이 말라서 칼칼해진다. 이때는 청진을 내는 행법을 하면 된다.

이 행법을 하루 5~6회, 특히 심할 때나 이부자리에 들기 전에 행하면 아무리 심한 천식도 사흘 정도면 깨끗이 낫게 될 것이다.

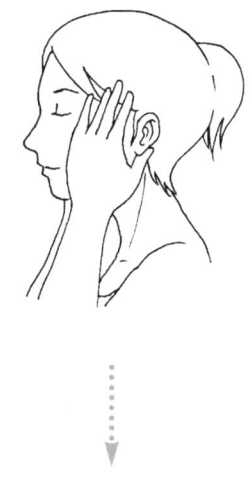
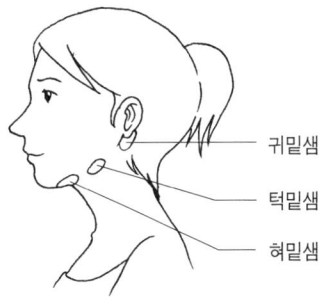

귀밑샘
턱밑샘
혀밑샘

❶ 양 엄지손가락으로 귀밑(귀밑샘), 턱의 뿌리(턱밑샘), 아래턱밑(혀밑샘)을 천천히 3회씩 누른다. 누를 때마다 각 샘에서 침이 솟아나온다.

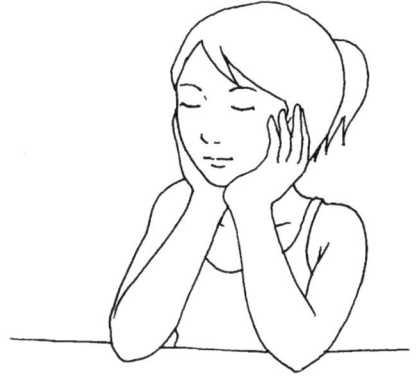

❷ 침을 입안에 모아서 천천히 세 번에 나눠 목구멍을 적시는 기분으로 삼킨다.

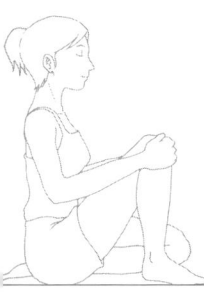

생리불순·생리통

여성이 건강진단을 받게 되면 거의 어김없이 생리(월경) 상태를 질문받는다. 여성에게 생리는 건강의 측정기이기 때문이다. 생리 주기가 불규칙하면 우선 몸 어딘가에 이상이 있다고 봐야 할 것이다. 이제까지 정상적이던 것이 변덕을 부린다는 것은 새로운 이상이 몸에 생겼다는 징후이다.

　물론 어디에 이상이 생겼는지는 전문의의 진단을 받을 필요가 있지만, 생리 이상에서 오는 부작용, 즉 어깨결림이나 허리 아픔을 고치는 방법을 우선 소개한다. 매일 아침 1회 안복행법(120쪽)을 하는 것이다. 생리불순은 변비를 동반하는 경우가 많으므로 안복행법을 통해 자궁이나 난소 주변의 기혈 흐름을 활발하게 해주면 대개의 경우 낫는다.

　그러나 사람에 따라서는 안복행법만으로 낫지 않을 수도 있다. 이때는 혈액의 결체結滯를 고치는 행법을 실시할 필요가 있다. 이 행법은 날씨 좋은 날 오전 중에 하는데 가능하면 공기가 깨끗한 곳에서 행하도록 한다. 되도록 느린 동작으로 하는 것이 포인트이다. 안복행법과 더불어 하루 한 번씩 일주일 정도만 하면 생리 주기는 정상으로 돌아오고 생리통에 시달리지 않게 된다.

단, 이 행법은 생리 기간중에는 행하지 말 것. 생리중에는 몸을 움직이지 않는 것이 좋다.

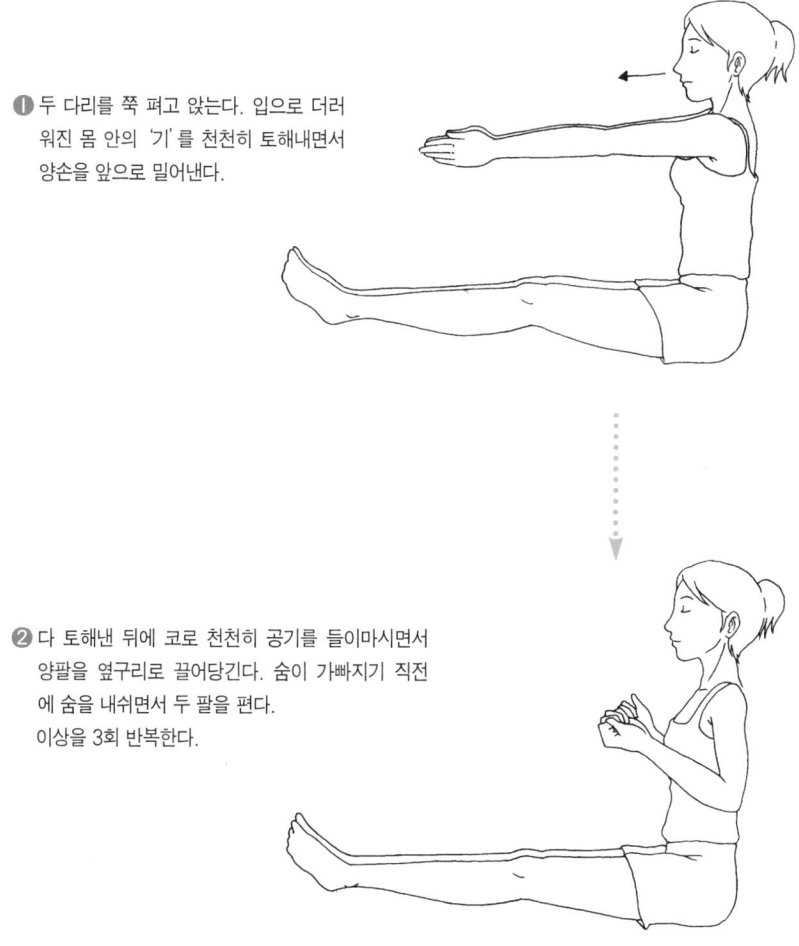

❶ 두 다리를 쭉 펴고 앉는다. 입으로 더러워진 몸 안의 '기'를 천천히 토해내면서 양손을 앞으로 밀어낸다.

❷ 다 토해낸 뒤에 코로 천천히 공기를 들이마시면서 양팔을 옆구리로 끌어당긴다. 숨이 가빠지기 직전에 숨을 내쉬면서 두 팔을 편다.
이상을 3회 반복한다.

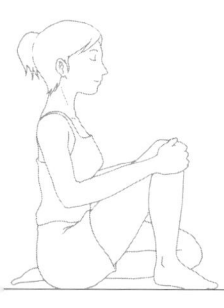

냉증

사람의 몸에는 총 아홉 개의 구멍이 있다. 눈(2), 콧구멍(2), 귀(2), 입, 요도구尿道口, 항문이 남녀 공통의 것이다. 여성의 경우는 여기에 질膣이 하나 더 첨가되어 전부 10개이다. 구멍이 하나 더 있는 만큼 여성에게 냉증이 많이 나타난다는 것이 도인의학의 견해이다.

특히 가정주부의 일터는 대부분 부엌에 집중되기 때문에 부지불식간에 냉기가 몸 안에 깃들게 마련이다. 그 냉기가 신경腎經, 간경, 폐경, 심포경 등을 범해 나간다. 류머티즘이나 신경통 등의 병은 대개의 경우 이런 냉기가 원인이 된다.

도인술에서는 냉증을 고칠 때 발목욕 행법을 한다. 이것은 예부터 알려져 있던 방법이다.

매일 밤 자기 전에 이 행법을 실시한다. 15분 동안 발을 담가두면 허리가 충분히 따뜻해질 것이다. 이때 조금이라도 발가락 사이에 수분이 남아 있으면 그것이 빌미가 되어 다시 냉해지기 때문에 발을 잘 닦아야 한다.

　이렇게 하고 잠자리에 들면 밤중에 온몸에서 땀이 난다. 사실은 이 땀이 모든 병을 일으키는 사기이다. 마른 수건으로 땀을 깨끗이 닦고 잠옷으로 갈아입는다.

　이렇게 사기를 배출하면 냉증은 감쪽같이 낫는다. 감기나 오한이 날 때도 이 행법을 하면 하룻밤 사이에 나을 것이다. 그리고 일주일쯤 계속하면 냉기 때문에 관절이 아프거나 잠이 안 와서 고생하는 일이 없어진다.

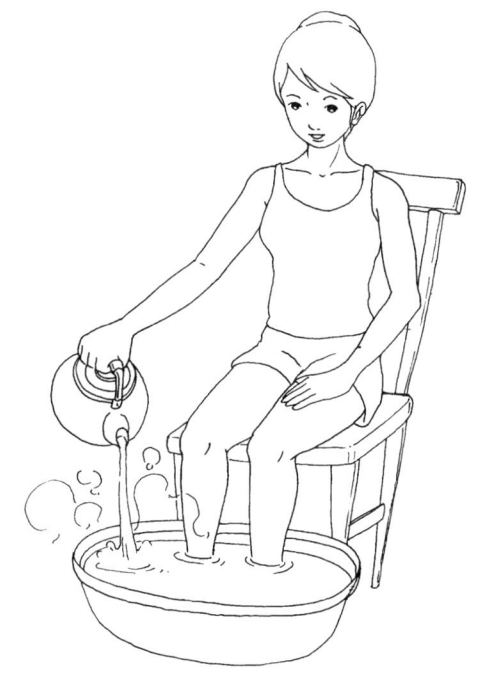

❶ 대야에 미지근한 물을 넣고 두 발을 담근다.
❷ 뜨거운 물을 대야에 조금씩 붓기 시작하여 더이상 못 견딜 때까지 붓는다.
❸ 약 15분 동안 발을 담갔다가 꺼낸 후 잘 닦고 곧 잠자리에 든다.

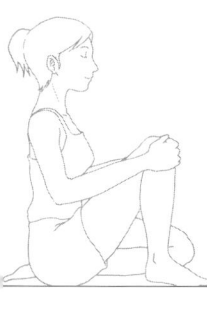

손발의 저림

꿇어앉거나 가부좌를 한 뒤 발이 저려서 혼난 일이 누구나 있을 것이다. 그러나 손발의 저림은 이런 경우에만 생기는 것이 아니다. 등뼈가 비뚤어지거나 감기로 몸이 식거나 과로 등 여러 가지 원인이 있다. 그 어느 경우나 손발의 기혈 흐름이 약해져서 사기가 쌓이기 때문이다.

5~6년 전에 찾아왔던 39세의 I씨도 손발이 저리다고 호소했다. 이즈(伊豆)에서 큰 우유 가게를 하고 있던 그는 아침부터 밤까지 우유를 넣고 꺼내느라 냉장고에 자주 들어갔다. 게다가 이즈라는 곳은 언덕배기가 많은 곳이라 언덕 밑에 자전거를 놓아둔 채 무거운 우유 포대를 둘러메고 날라야 했다. 이런 중노동이 계속되자 자전거에 탔을 때 다리에 힘이 주어지지 않는 마비상태에 이르렀다.

그래서 그에게 사무직종으로 일을 바꾸도록 권하고 손발을 주무르는 행법을 특히 정성들여 하라고 지시했다. 그에게 저림증을 고치는 행법을 가르쳐주었더니 이미 얼굴에까지 나타나던 마비가 곧 사라졌다.

그 행법은 바로 팔 행법(2)이다.

이 행법의 포인트는 입으로 숨을 내쉬면서 팔을 위로 쳐들 때 두 손에 힘을 주어 위팔뚝을 잡는 것이다. 이때 얼굴을 조금 쳐들면 기의 순환이 잘되며 안면의 마비도 치료된다.

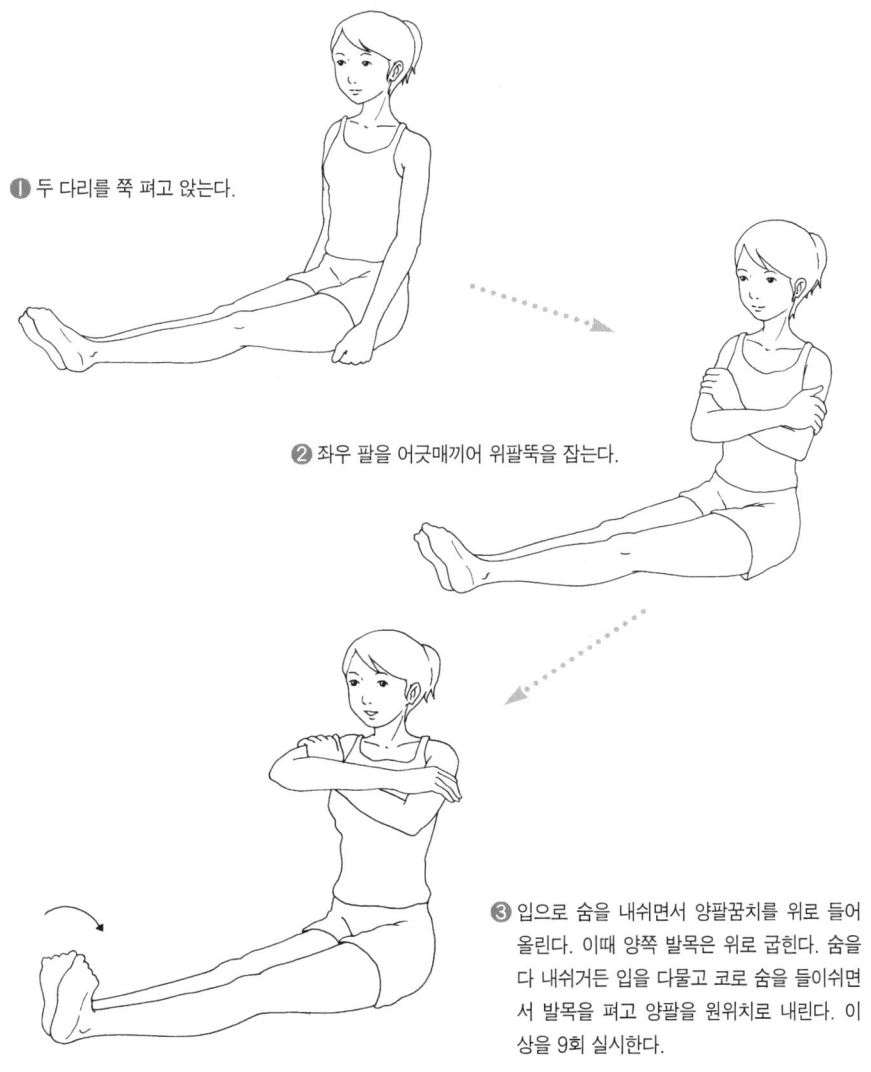

❶ 두 다리를 쭉 펴고 앉는다.

❷ 좌우 팔을 어긋매끼어 위팔뚝을 잡는다.

❸ 입으로 숨을 내쉬면서 양팔꿈치를 위로 들어 올린다. 이때 양쪽 발목은 위로 굽힌다. 숨을 다 내쉬거든 입을 다물고 코로 숨을 들이쉬면서 발목을 펴고 양팔을 원위치로 내린다. 이상을 9회 실시한다.

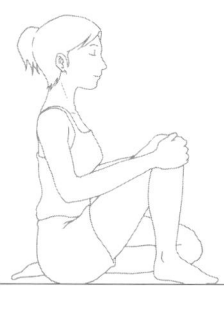

채찍질증(삔 목뼈)

 교통사고에 의한 이 증세는 자취를 감추지 않고 있다. 일본에서는 이 증세의 원인을 경추의 비뚤어짐에 있다고 보고, 보통은 목에 씌우던 칼(항쇄) 비슷한 교정기를 씌운다. 한편 미국에서는 요추에 원인이 있다고 하여 허리 치료를 한다.
 머리를 채찍으로 얻어맞은 것 같은 아픔이 온다고 해서 이런 이름이 붙었는데, 좀처럼 완치되지 않으며 일단 나은 것 같다가도 얼마 안 가 후유증이 생기기도 한다. 또한 두통, 시력감퇴, 기억력 둔화 등의 증상이 함께 나타나서 일을 할 수 없게 만들기도 한다. 도인술에서는 이 병의 원인이 경추니 요추니 하는 몸의 일부분에 있는 것이 아니라 척수脊髓 전체에 있다고 본다. 그러므로 다음과 같은 행법을 실시하면 완치된다.
 먼저 목을 조용히 돌리는 행법부터 시작한다(《빈혈》편 참고). 무리하지 말고 몸의 상태를 보아가며 하는 것이 중요하다. 이것이 끝나면 다음과 같은 행법을 한다.

목덜미를 아래에서 위로 문지르는 것은 목에 충격을 받았을 때 몸 안에 생긴 열을 척수에서 목덜미 방향으로 내보내기 위해서이다. 이 열은 머리 꼭대기로 도망쳐나간다. 목을 돌리는 행법과 더불어 하루 4~5회 행하면 척수는 서서히 바로잡히고 한 달이면 완치된다.

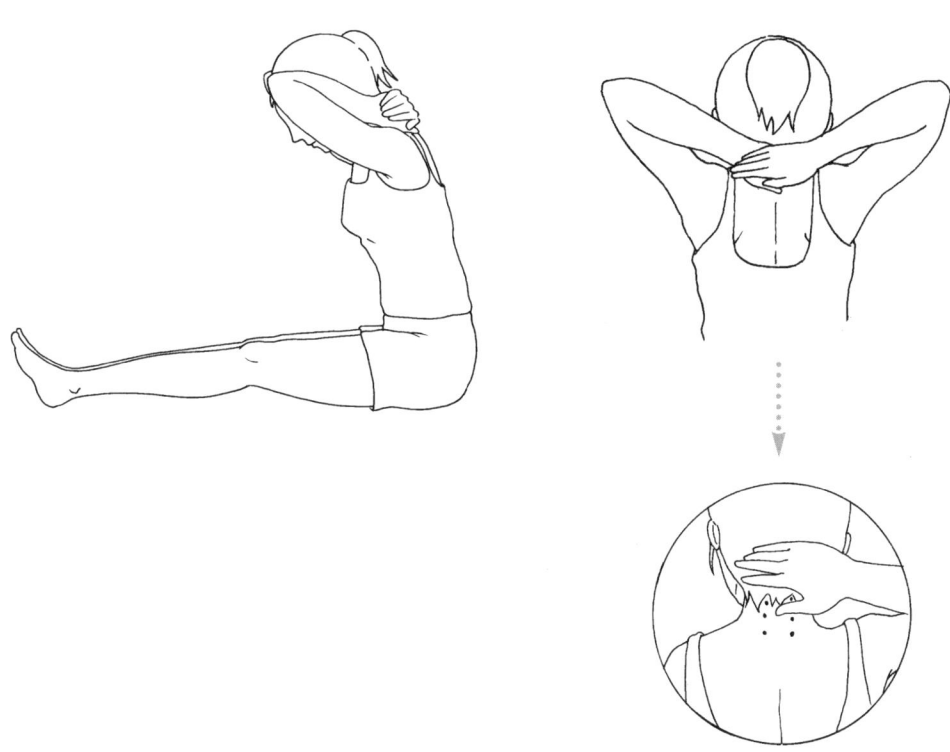

❶ 두 다리를 펴고 앉아 눈을 지그시 감는다.

❷ 고개를 앞으로 자연스럽게 숙이고 두 손을 목덜미에 둘러 왼손 위에 오른손을 포갠다. 그대로 목덜미를 잡듯이 아래에서 위로 문질러 올라간다. 목덜미를 3등분하여 상·중·하의 순서로 세 번에 나누어 문지른다. 이것을 3회 되풀이한다. 호흡은 자연스럽게 하는데 문지를 때는 자연스럽게 내쉬게 마련이다.

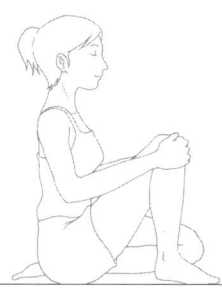

불면증

 잠을 이루지 못해 고민하는 사람들이 꽤 많다. 너무 피로하다든지 이가 아프다든지 등등 그 원인이 분명하다면 좀 낫지만 원인을 알 수 없을 때는 더욱 괴롭다. 엎치락뒤치락 하거나 술을 마셔봐도 잠은 오지 않는다. 기분은 더욱 초조해지고 이만한 불편도 없을 것이다.
 또 잠이 너무 얕아서 고민이라는 사람을 흔히 볼 수 있는데 이런 사람들은 대부분 꿈만 꾸는 모양이다. 불안정한 선잠이라 바삭 소리만 나도 눈이 말똥말똥해진다. 이런 고민을 가진 사람들을 위해 그 해소법을 소개한다.
 도인술에서는 이 방법을 '용龍의 수면법'이라고 한다. 몸의 모양 때문에 붙여진 이름으로 자기 전 밤에 행한다. 이 행법을 하면 2~3분 정도면 잠이 들 수 있다. 선잠에 꿈만 꾼다던 사람도 단잠을 잘 수 있게 된다. 또 밤중에 화장실에 자주 드나들던 사람은 그 횟수가 줄어들 것이다.
 이를 일주일만 계속하면 비록 깨어 있고 싶어도 눈이 저절로 감긴다. 따라서 잠에서 깨어나도 쾌적하기 이를 데 없다.

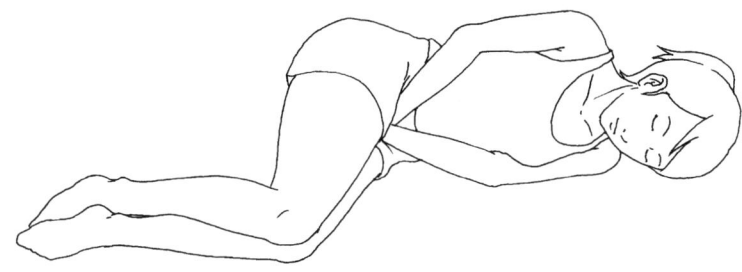

❶ 베개를 치우고 왼쪽 옆구리를 아래로 하여 눕는다.

❷ 두 손바닥을 잘 비벼서 따뜻하게 한 다음, 그것을 포개어 여성이면 음부를, 남성이면 음낭을 직접 끌어안듯이 양쪽 다리 사이에 끼운다. 특별히 호흡조절은 필요 없다. 기분이 좋아지고 곧 잠이 올 것이다. 음부나 음낭을 끌어안을 때는 양쪽 무릎을 굽힌다. 또 베개 없이 못 자는 사람은 되도록 낮은 베개를 쓰면 좋다.

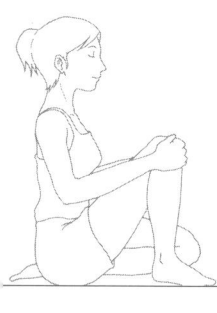

고혈압 · 저혈압

고혈압과 저혈압은 정반대의 증상이지만 근본적인 원인은 한 가지이다. 혈액의 순환장애, 즉 혈관이 노화되면서 혈액이 원활하게 흐르지 못하여 생기는 것이다. 이런 장애가 생기면 체질에 따라서 고혈압, 저혈압이라는 다른 증상으로 나타난다.

　의사는 고혈압인 사람에게는 혈관을 이완시키는 약을 주고, 저혈압인 사람에게는 승압제昇壓劑를 준다. 그러나 둘 다 일시적으로 증상을 누르는 대증요법에 불과하며 근본적인 치료는 아니다. 따라서 계속해서 약을 먹지 않으면 안 된다.

　이에 비해 도인술의 치료는 어디까지나 근본적으로 행한다. 즉 노화된 혈관 자체를 다시 젊게 한다. 이때는 발 행법(1)(112쪽)을 행하도록 한다. 손가락과 발가락은 호흡계, 순환계와 통하므로 효과가 크다. 시간이 허용하는 한, 이 행법을 반복하여 하루에 2~3시간만 문지르면 당장 그 날부터 혈압은 정상적으로 변해간다. 젊은 사람은 이틀, 나이 든 사람은 닷새면 낫는다.

또한 이것과 더불어 다음의 행법을 하면 좋다. 매일 2~3회씩 반복하면 큰 효과를 볼 수 있다.

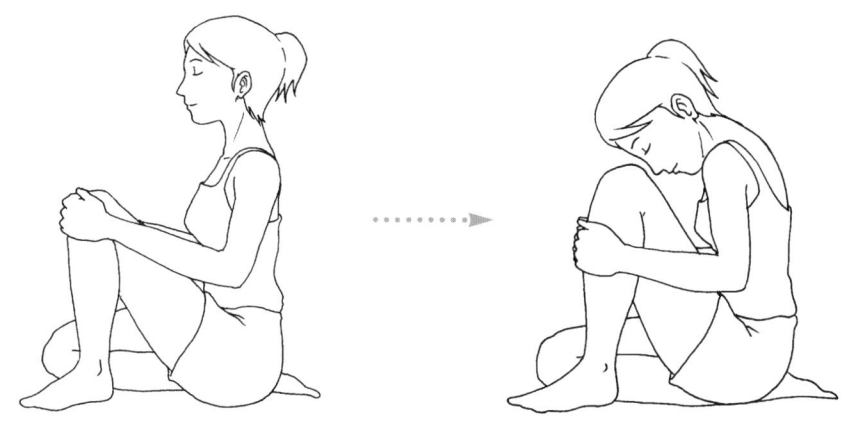

❶ 한쪽 무릎을 세우고 양손으로 힘껏 끌어당기면서 이마를 무릎에 대도록 한다.
❷ 이마를 대거든 숨을 내쉬고 머리를 원위치로 돌리면서 입을 다문다.

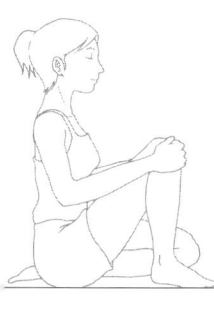

갱년기 장애

다소 개인차는 있지만 여성은 일반적으로 40~50세쯤에 갱년기라고 해서 생리가 멎는 때가 찾아온다. 이 시기에는 남성 호르몬과 여성 호르몬의 균형이 깨지고 사람에 따라서 갖가지 몸의 이상이 나타나는데 이것을 갱년기 장애라고 한다. 구체적으로는 어깨가 결리고 허리가 아프고 히스테리, 정서불안, 불면증 등의 이상이 온다. 이런 증상 때문에 노이로제에 걸리는 사람도 있다.

　갱년기 장애란 요컨대 몸의 노화현상인데 도인술의 행법을 하면 노화도 막고 항상 젊음을 유지할 수 있다. 여기에 그 행법을 소개하기로 한다.

　이 행법의 요령으로는 멈춘 숨이 괴로워지기 직전에 입에서 숨을 확 토해내는 것이다. 이때 사람마다 숨의 길이가 다르기 때문에 행법의 횟수는 3회도 좋고 5회도 무방하다. 무리할 필요는 없다. 단, 배를 칠 때는 반드시 좌우 두 번씩 펑펑 소리가 나게 두들긴다.

이 젊어지는 행법을 30대 후반쯤에 시작하면 갱년기 장애를 피할 수 있을 뿐 아니라 50대, 60대가 되어도 얼굴이나 몸매가 늙지 않는다. 싱싱한 젊은 피부를 가질 수 있는 것이다.

이미 갱년기에 들어선 사람도 아침과 밤에 두 번씩 한 달 정도 계속하면 깜짝 놀랄 만한 효과가 나타날 것이다.

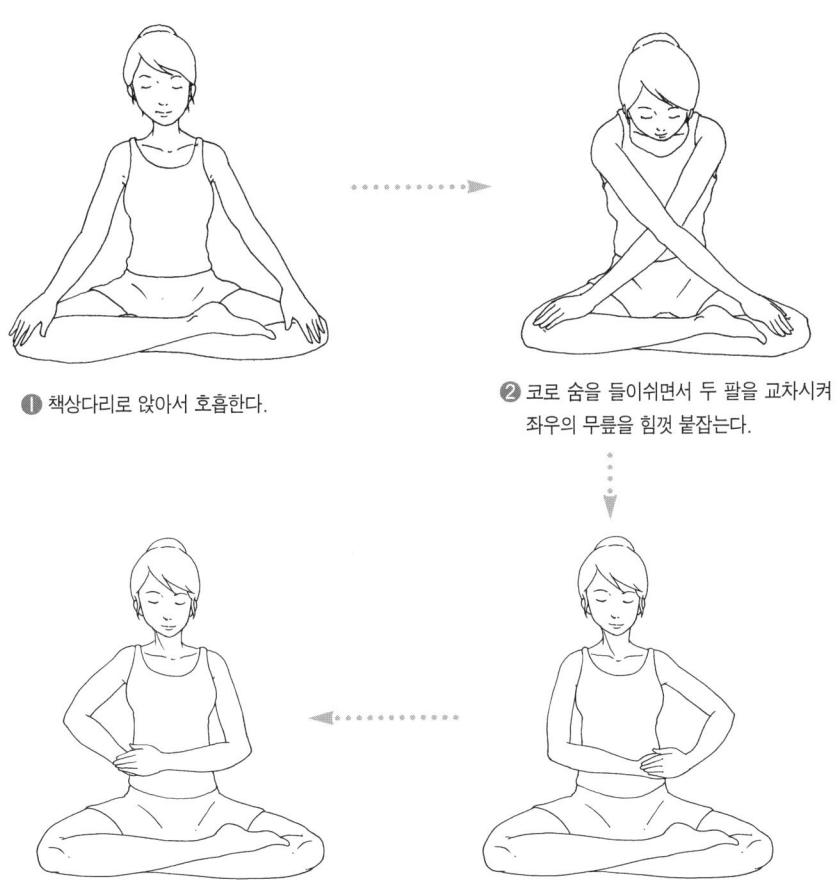

❶ 책상다리로 앉아서 호흡한다.

❷ 코로 숨을 들이쉬면서 두 팔을 교차시켜 좌우의 무릎을 힘껏 붙잡는다.

❸ 포갠 두 손바닥으로 배를 가볍게 좌우 두 번씩 펑펑 때리면서 입으로 숨을 내쉰다. 이상을 3~7회쯤 실시한다.

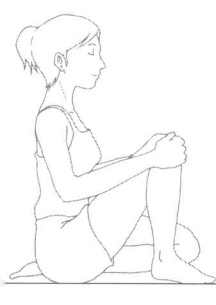

트림 · 방귀

 방귀를 참으면 어떻게 될까. 대부분의 사람들은 쓰러질 거라고 생각하지만 참고 눌러둔 방귀는 위로 거꾸로 올라가 장에 괴고, 그것이 한계에 달하면 식도를 통해 목구멍으로, 다시 목구멍에서 입으로 올라와 트림으로 나온다. 설마 하고 의심하는 이가 있을지 모르나 이는 의학적으로도 증명된 사실이다.

 '방귀나 부스럼은 장소를 가리지 않는다' 는 말이 있기는 하지만 아무데서나 방귀를 뀔 수는 없는 노릇이다. 따라서 웬만하면 참게 마련인데 이것이 트림으로 변한다면 어떻게 해야 할까.

 그러나 이런 고민도 도인술의 행법이라면 간단히 해결할 수 있다. 방귀를 억지로 참지 말고 얼마든지 내보내면 그만이다. 그렇다고 해서 사람들 앞에서 마음대로 뀌라는 소리는 아니다. 화장실에서 집중적으로 내보내면 된다. 즉 변기에 앉아서 '안복행법' 을 행한다는 말이다. 이렇게 하면 방귀가 쌓이는 일이 없어진다.

배를 누르고 문지르는 동안 뱃속에 있던 가스와 응어리는 모두 방출된다. 문지르는 시간은 좌우 합해 15분 정도면 충분하다. 하루에 두 번 정도 실시하면 4~5일이면 방귀나 트림은 자취를 감출 것이다.

트림은 음식물을 먹을 때 공기를 함께 삼키는 버릇이 있는 사람에게 많이 생긴다. 이런 사람은 음식 먹을 때 주의가 필요하다. 또 역한 냄새가 나는 트림은 위약胃弱의 염려가 있으니 주의를 요한다. 〈위약·위하수〉편(210쪽)을 참고해서 근본적인 치료를 하는 것이 좋다.

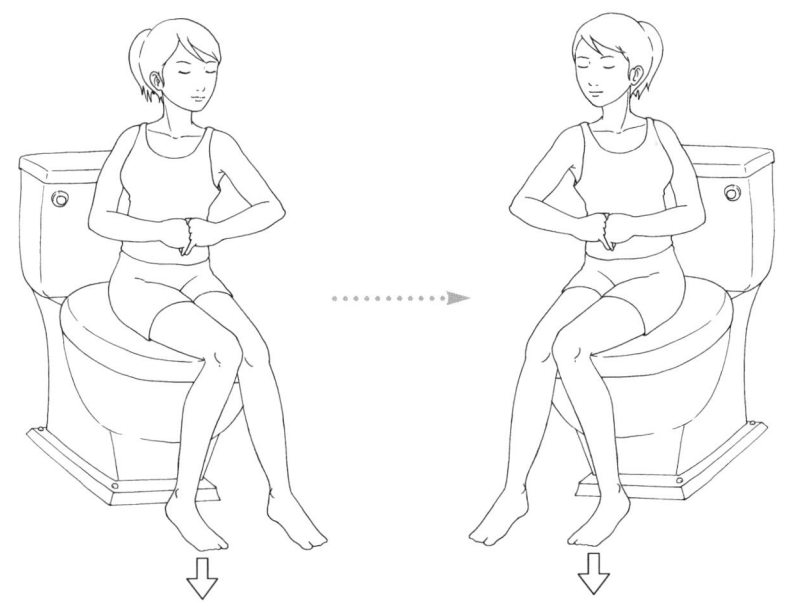

❶ 먼저 소변, 대변을 배설하거든 오른쪽 다리에 몸무게를 싣고 왼쪽 아랫배를 여러 번 누르고 문지른다.
❷ 마찬가지로 왼쪽 다리에 몸무게를 싣고 오른쪽 아랫배를 누르고 문지른다.
이때의 호흡법은 배에서 손을 뗄 때 입으로 숨을 내쉰다.

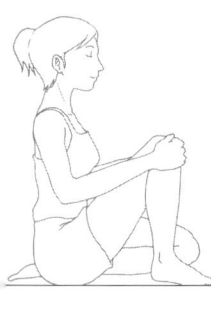

암내

　겨드랑이는 사기邪氣가 모이기 쉬운 곳이다. 겨드랑이를 덮고 있는 두 팔은 항상 움직이고는 있지만 평소 팔을 위로 올릴 기회는 그리 많지 않다. 따라서 땀이 나도 발산하기 어려워서 보통은 땀을 흘린 뒤에 겨드랑이에서 냄새가 나게 마련이다. 이 심한 냄새가 바로 암내이다. 겨드랑이에서 나는 이 고약한 냄새는 몸의 사기에서 발생하는 것이다.

　암내가 나는 사람의 행동을 유심히 살펴보면 선반 위의 물건을 내릴 때도 팔을 높이 들지 않는다. 또 건강한 사람이라면 겨드랑이를 씻을 때 팔을 높이 쳐들지만 암내가 나는 사람은 팔을 축 늘어뜨린 채로 한쪽 손을 끼어넣듯이 해서 씻는다. 그러니 사기는 더욱 빠져나가지 않고 냄새도 심해지게 마련이다.

　현재는 암내를 치료하는 약이 없다. 땀을 일시적으로 눌러놓거나 강한 향약을 발라서 잠시 위장하는 것 외에 다른 방도가 없다. 물론 땀샘을 제거하는 수술을 하면 된다지만 더 간단한 치료법이 도인술에 있다. 주먹 팥밥을 만들어 겨드랑이에 끼워두는 방법인데 한참 동안 끼고 있다가 누렇게 변하면 주먹밥을 바꿔준다. 1시간 정도면 누렇게 변할 것이다. 주먹밥이 누렇게 되는 것은 암내를 흡수한 결과이다. 주먹밥의 온도는 피부와 같은 정도가 효과적이다.

　이 행법을 4~5일만 계속하면 주먹밥을 겨드랑이에 끼고 있어도 누렇게 변하지 않는다. 이는 암내가 완치된 증거이다.

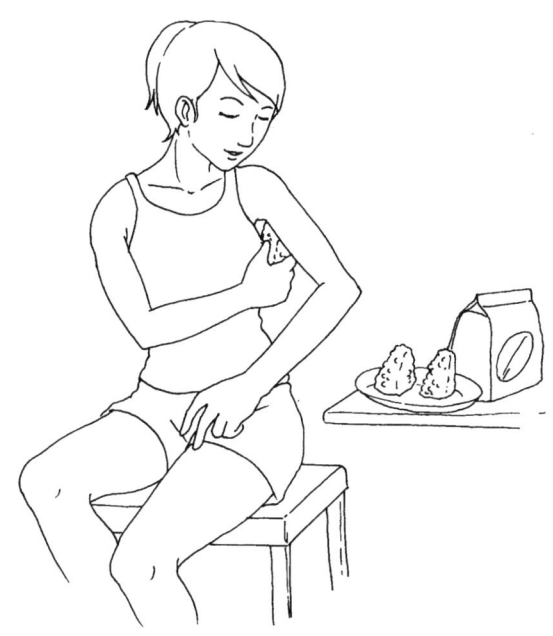

❶ 우선 보통 쌀에 팥을 넣어서 팥밥을 짓는다.
❷ 다 되거든 약간 식혀서 주먹밥을 만든다.
❸ 이 주먹밥을 겨드랑이에 끼워둔다.

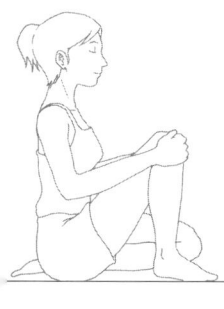

숙취

친지 중에 술을 무척 즐기는 사람이 있었는데 도인술을 시작하고 얼마간 지나자 그전까지의 뒷술이 자취를 감추어버리고 이제는 한 잔만 마셔도 기분 좋게 취했다. 그 이상은 결코 마시지 않는다. 도인술 덕에 전신의 혈행血行이 좋아져서 필요 이상의 술을 몸이 요구하지 않게 된 것이다.

세상에는 '주호酒豪'라고 불리는 술이 센 사람이 있다. 이런 사람들은 스스로 자기 몸이 건강하다고 생각하는 경우가 많다. 그러나 정말 건강하고 튼튼한 몸의 소유자일까. 도인술의 입장에서 보면 그들은 대개 몸의 혈액순환이 좋지 않다. 혈액순환이 좋지 않아서 몸이 알콜에 반응하지 못하게끔 되었다고 보는 것이 맞다.

이와는 반대로 술을 전혀 받아들이지 못하는 사람도 있다. 극단적인 경우, 술지게미만 먹어도 얼굴이 새빨개진다. 이 역시 병의 일종으로 보아도 무방하다. 건강한 몸이라면 어느 정도의 알콜은 받아들이게끔 되어 있다.

　사람마다 적량이 다르지만 정도를 넘지만 않는다면 기분 좋게 취하는 법이다. 말은 이렇게 하지만 정작 술이 들어가면 기분이 좋아져서 '조금만 더, 조금만 더' 하다가 결국 적량을 넘겨버리는 경우가 적지 않다. 그렇게 되면 전날의 알콜분이 다 배설되지 않은 채 몸 안에 괴어 숙취라는 증상을 가져온다. 이때 숙취가 당장 개운해지는 안성맞춤의 도인술이 있다.

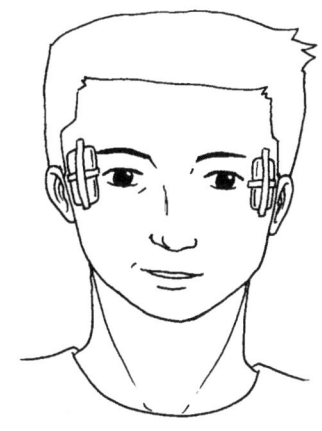

❶ 먼저 코와 눈을 씻는 행법을 한다. (142, 152쪽 참조)
❷ 우메보시(梅干, 소금에 절인 매실)의 살을 양쪽 관자놀이에 한동안 붙여놓는다. 30분이면 감쪽같이 개운해진다.

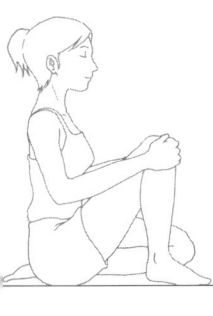

차멀미

요즘은 옛날에 비해 차를 탈 기회가 각별히 많아져서 그런지 차멀미를 하는 사람이 많이 줄었다. 그러나 아직 차타기에 익숙하지 못한 어린 학생들은 차멀미를 하는 일이 많다. 차멀미로 인해 소풍을 못 가거나 수학여행에서 남에게 불쾌감을 주는 등 이것저것 불편한 일이 한두 가지가 아닐 것이다.

그런데 이런 사람들의 배꼽을 살펴보면 축 처져서 아래로 향해 있는 경우가 대부분이다. 이는 장이 나쁘다는 증거다. 차멀미를 자주 하는 사람이 있다면 앞에서 여러 번 소개한 안복행법(120쪽)을 하기 바란다. 장의 사기를 몰아내주기 때문에 차멀미를 방지해준다.

또한 처음엔 괜찮다고 생각하고 차에 탔는데 시간이 지남에 따라 차멀미를 하는 경우도 있다. 그럴 때는 안복행법을 하기에는 늦었으니 다음과 같은 방법을 행하면 될 것이다.

손가락을 하나하나 잘 주물러준다. 손가락을 쥐고 밑동에서 끝으로 돌리듯이 주물러나간다. 이렇게 하면 장의 경락이 자극을 받아 차멀미가 사라진다. 20~30분만 계속하면 창백한 얼굴도 회복된다.

손가락을 주무르는 행법은 장수의 비결이기도 한다. 수시로 이 행법을 하면 나이 들어서도 병에 시달리지 않는다. 내 친구 중 하나는 70세의 나이에 이제 생이 얼마 안 남았다고 할 만큼 쇠약해 보였는데 이 행법을 시작하고부터는 건강해져서 그후 25년이나 더 살았다. 독자들에게도 꼭 권하고 싶은 행법이다.

또한 차멀미를 미연에 방지하기 위해서는 차를 타거든 서로 약속하는 것처럼 양 새끼손가락을 단단히 걸고 좌우로 힘껏 잡아당긴다. 차를 타는 동안 이것을 반복하면 멀미를 막을 수 있다.

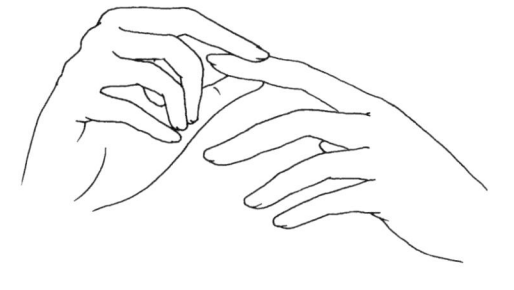

● 손가락을 하나하나 잘 주물러준다. 손가락을 쥐고 밑동에서 끝으로 돌리듯이 주무른다.

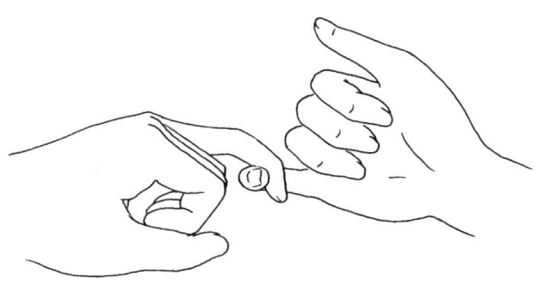

● 양 새끼손가락을 단단히 걸고 좌우로 힘껏 잡아당긴다.

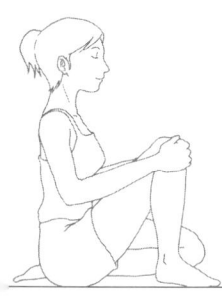

딸꾹질

예사라면 애교로 보아넘길 딸꾹질도 가령 맞선을 보는 자리라든가 입학시험이나 콘서트가 열리는 장소에서 멎지 않는다면 이보다 더 당황스러운 일이 있으랴.

그런데 이런 긴장된 상황일수록 딸꾹질이 더 잘 나오는 경우가 많다. 멈추려고 조바심을 내면 낼수록 그놈의 딸꾹질이 더욱 기세를 부려 창피를 겪기도 한다.

딸꾹질은 위 운동의 한 형태이다. 위의 변조變調를 조정하기 위한 작용이라 해도 좋을 것이다. 조정이 끝나면 자연히 낫는 것이기 때문에 그리 걱정할 성질의 것이 아니다. 흔히 위가 나쁜 사람이 2~3일 정도 단식을 계속하면 딸꾹질이 나온다. 이때는 딸꾹질이 멎을 때까지 내버려 두는 것이 제일 좋다고 한다.

그러나 앞의 예처럼 중요한 상황에서 딸꾹질이 나오면 곤란하다. 이에 도인술로 딸꾹질을 멈추는 방법을 소개한다.

오른손이든 왼손이든 상관없다. 어느 쪽이든 손바닥의 한복판을 다른 손 엄지손가락으로 힘껏 눌러준다. 몇 번이고 누르는 동안 딸꾹질은 달아나버린다. 보통 3분도 채 안 되어 완전히 멎을 것이다.

이것은 손바닥에 위로 통하는 경락이 있어 그곳을 누르면 위의 변조가 멎기 때문이다. 다급할 때는 이 방법으로 모면하면 될 것이다.

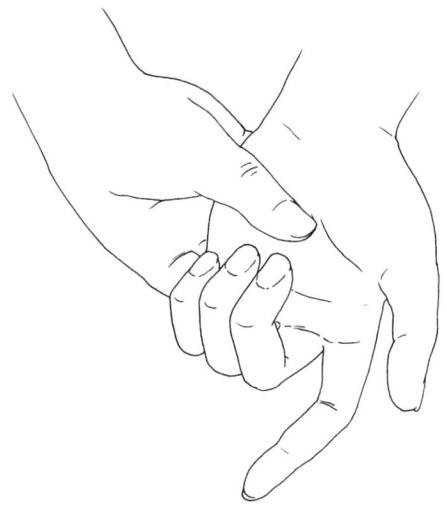

○ 손바닥의 한복판을 다른 손 엄지손가락으로 힘껏 눌러준다.

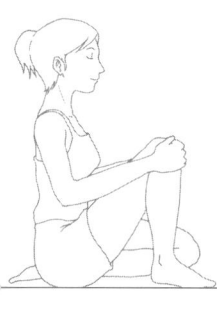

장딴지에 나는 쥐

장딴지의 근육이 균형을 잃고 죄어들어 경련을 일으키는 증상이다. 남녀 모두 성장기에 많이 일어난다. 특히 운동선수의 대부분은 장딴지에 일어나는 쥐 때문에 고생하는 일이 많다.

현대의학에서는 근육에 관해 아직 밝혀지지 않은 점이 많다. 따라서 장딴지에 쥐가 나면 안마를 하거나 발을 잡아당기거나 해서 근육을 이완시키는 정도의 치료밖에는 없는 게 현실이다.

그렇다면 도인술에서는 이럴 때 어떻게 하는가. 쥐가 일어난 다리의 엄지발가락을 자기 쪽으로 천천히 손으로 잡아당겨 굽혀주면 된다. 만약 자신이 할 수 없을 때는 옆사람에게 같은 요령으로 해달라고 청한다. 단, 갑자기 확 잡아당기지 말고 아픈 사람을 살펴가며 살살해줘야 한다.

이 치료법은 다리의 구조를 생각하면 당연한 방법이다. 다리 전면의 정강이에는 동맥이 통하고 뒤쪽의 장단지에는 정맥이 지나간다. 그러므로 엄지발가락을 굽히면 경락이 자극을 받아 정맥의 흐름이 좋아져서 쥐가 낫는 것이다. 늘 하이힐을 신는 젊은 여성의 장딴지에 쥐가 잘 일어나는 것은 정맥의 운동이 완전히 억제되기 때문이다. 자주 일어나는 쥐는 그냥 내버려두면 정맥류靜脈瘤의 원인이 되므로 주의해야 한다.

장딴지에 쥐가 자주 일어난다고 생각되면 평소 발가락 운동을 잘해두면 좋다. 그리하면 웬만해서는 쥐가 일어나지 않는다. 만약 수영중에 다리에 쥐가 나면 어떻게 해야 할까. 이 경우에는 남성이면 성기를 쥐어 잡아당기고, 여성이면 양쪽 유방을 힘껏 쥐고 잡아당긴다. 거짓말같이 나을 것이다. 이는 성기와 유방 모두 엄지발가락과 '기'가 서로 통하기 때문이다.

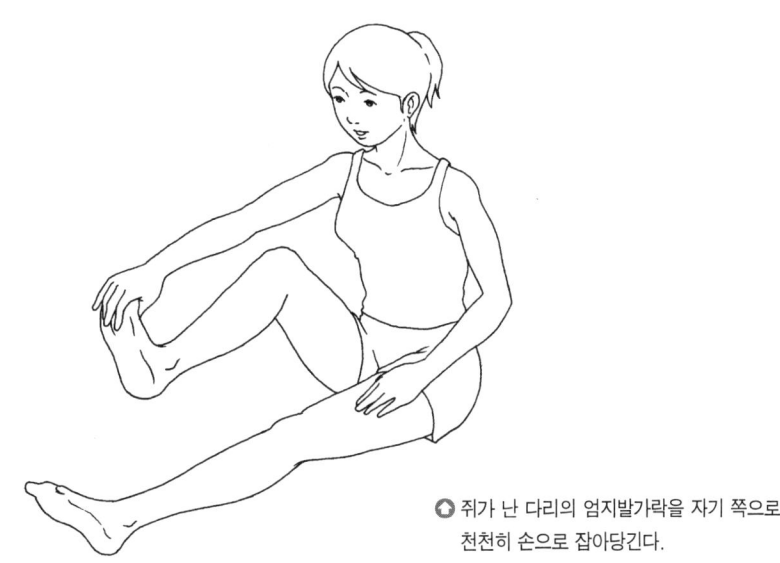

◐ 쥐가 난 다리의 엄지발가락을 자기 쪽으로 천천히 손으로 잡아당긴다.

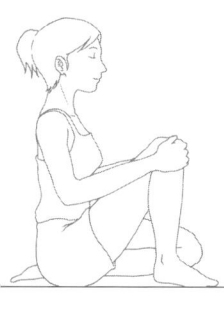

코골기 · 이갈기 · 잠꼬대

 일반적으로 병이라고 여기지 않는 것도 도인의학에서 보면 완전한 병인 것이 적지 않다. 코를 고는 것도 그 중 하나이다. 평소에는 안 골던 사람도 좀 피로하면 대개 코를 곤다. 필자가 봤을 때 열이면 열 모두 정도의 차이는 있을지언정 코를 곤다. 그리고 그 중 두세 명은 상당한 중증重症이다.

 코를 고는 근본 원인은 축농증이다. 따라서 이때는 코를 세척하여 축농증을 치료하는 코 행법(2)(142쪽)를 한다.

 신경질적인 사람에게 많다는 '이갈기'도 사실은 병이다. 이를 갈면 치아가 손상되고 치열齒列이 나빠진다. 이갈기의 원인은 경추(목뼈)의 부탈구(副脫臼, 어긋남)인데 이를 치료하려면 목의 뻐근함을 제거하는 목 행법(2)(134쪽)와 채찍질증을 고치는 행법(188쪽)을 아울러 행하면 좋다. 열흘 정도 계속하면 이갈기는 사라진다.

 잠꼬대도 도인의학에서 보면 병이다. 이것은 숙면을 못 이루고 있다는 증거로서 몸은 자려고 해도 대뇌가 자지 않는다. 어떤 충격적인 사건 등이 머릿속을 떠다니고 있어 뇌가 잠을 못자는 것이다. 말하자면 형태를 바꾼 불면증이다. 따라서 불면증 항목에서 소개한 용의 수면법(190쪽)을 행하여 심신의 조화를 꾀하도록 하면 된다.

코골기, 이갈기, 잠꼬대는 모두 남에게 폐를 끼치는 것이므로 피로하다는 생각이 들면 사전에 다음의 행법을 해두면 좋다. 피로하면 이런 증상들이 생기기 쉽기 때문이다.

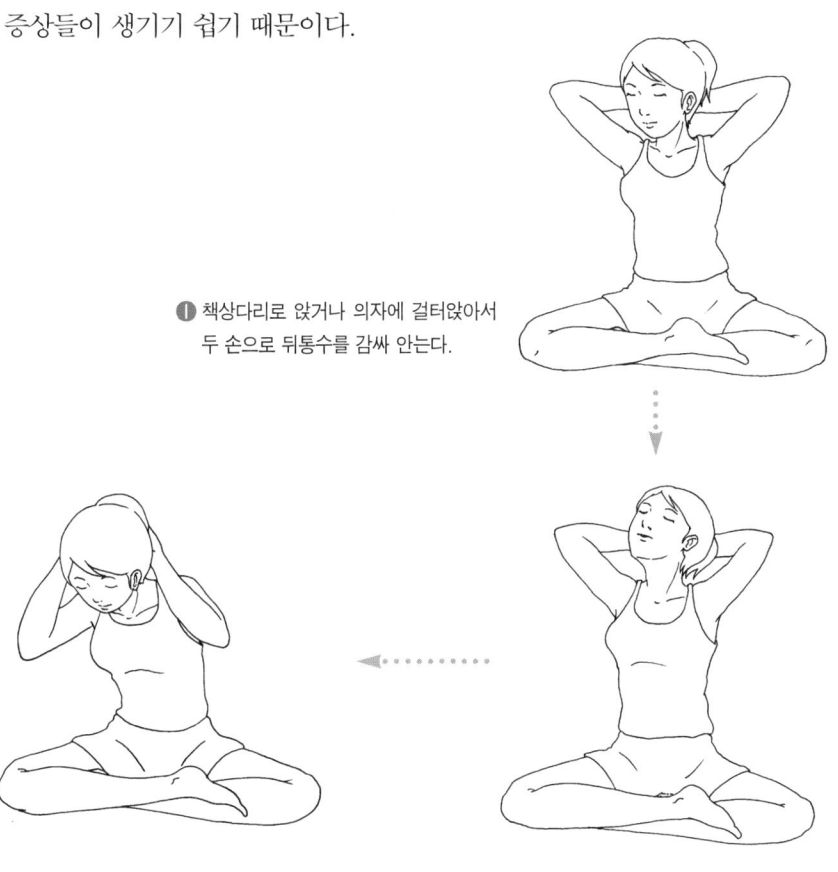

❶ 책상다리로 앉거나 의자에 걸터앉아서 두 손으로 뒤통수를 감싸 안는다.

❷ 천천히 머리를 위아래로 힘껏 젖혔다 굽혔다 한다. 머리를 젖힐 때는 몸 안의 탁기濁氣를 입으로 천천히 토해낸다. 앞으로 굽힐 때는 천천히 코로 들이쉰다. 이와 같이 전후 운동을 3~5회 행한다.

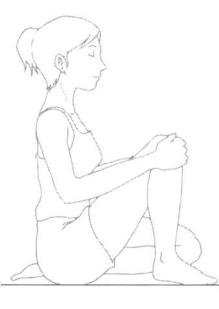

위약 · 위하수

동물은 본래 네발걸음이라 몸이 땅과 평행을 이루는 법이다. 그런데 인간만은 두발걸음으로 몸을 수직으로 세우는 경우가 많다보니 위에 부담이 생기게 되었다.

일반적으로 이런 부담 때문에 활력을 잃어버린 위는 아래로 처지는 경우가 많다. 위뿐만이 아니라 다른 내장도 마찬가지이다. 위하수는 배꼽을 보면 분명히 식별할 수 있다. 배꼽이 아래로 향한 사람은 우선 위하수로 생각하면 틀림없다.

축 늘어진 위를 원위치로 되돌리려면 목 행법(1)이 효과적이다. 이 행법의 포인트는 고개를 돌렸을 때 되도록 뒤쪽을 돌아보는 것이다. 또 비스듬히 위를 흘겨볼 때는 눈을 똑바로 뜨고 눈으로 기를 끌어들인다는 느낌으로 한다. 공복시나 식후 2시간쯤에 행한다. 하루 2~3회씩 일주일이면 효과가 나타난다. 이 행법은 위궤양에도 효과가 있다.

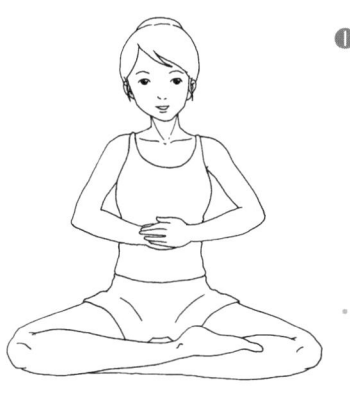

❶ 책상다리의 자세로 앉아서 두 손을 포개어 가슴밑에 댄다.

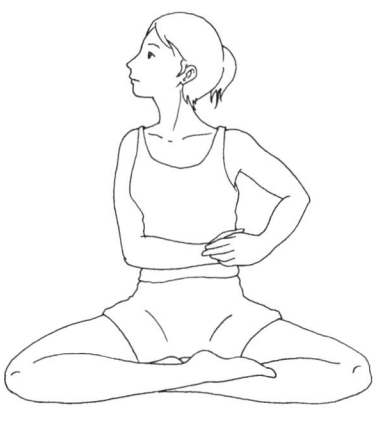

❷ 고개를 천천히 오른쪽으로 돌리면서 입으로 숨을 내쉬고, 동시에 포갠 두 손을 몸에 댄 채로 왼쪽 위胃 근처까지 자연스럽게 밀어내린다. 이때 눈은 비스듬히 위쪽을 쳐다본다. 숨을 다 내쉬거든 입을 다물고 코로 숨을 들어쉬면서 얼굴은 정면으로, 두 손은 가슴밑, 즉 원위치로 돌린다.

❸ 그 다음, 같은 방법으로 고개를 왼쪽으로 돌린다. 이번에는 두 손을 오른쪽 간장 근처까지 밀어내린다. 숨을 다 내쉬거든 ❶의 자세로 돌아간다.
이상을 3회 되풀이한다.

이 행법과 병행하여 안복행법을 하면 내장이 올라가고 위하수 특유의 볼이 깎인 얼굴도 둥그스름해진다.

이 행법을 하다보면 소변이 불어나거나 구역질이 날 수 있는데, 그것은 내장이 정상 위치로 돌아가려는 증거이므로 걱정할 필요 없다.

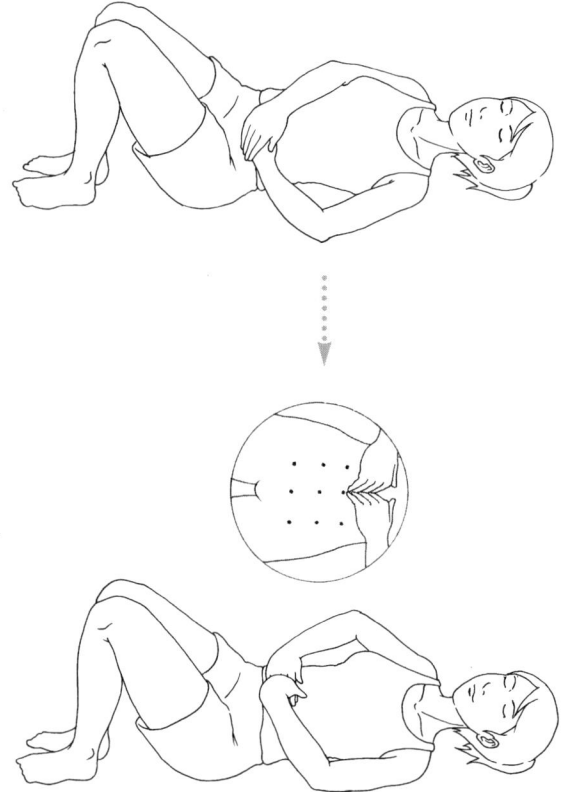

❶ 반듯하게 누워서 두 무릎을 세운다. 옷을 젖히고 배를 드러낸다.

❷ 양손을 충분히 마찰한 후 따뜻해진 양손 바닥으로 배 전체를 20~30회 시계방향으로 가볍게 문지른다.

❸ 배 전체를 가로 세로 3등분한 것처럼 하여 양손의 손가락을 모아서 아래에서 위로 천천히 차례차례 눌러나간다. 누를 때는 입으로 숨을 내쉬고 손을 뗄 때는 조용히 코로 숨을 들이쉬도록 한다.

❹ 마지막에 배 전체를 손바닥으로 20~30회 가볍게 문지른다.

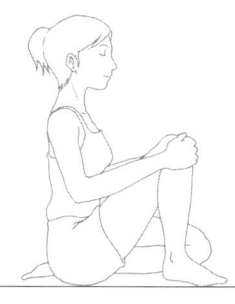

감기예방 · 노화방지

 폐가 약한 사람은 감기에 잘 걸린다. 감기에 잘 걸리는 사람은 대개 피부가 약한 법이다. 감기는 호흡기 감염 증세지만 '피부호흡'이라는 말이 있듯이 피부 역시 폐로 통하는 호흡기인 것이다.

 피부가 부실하면 왜 감기에 잘 걸리는가. 피부가 체온 조절을 제대로 못하기 때문이다. 피부는 촉각을 맡아보는 동시에 몸 안의 생명활동을 외계의 변화로부터 보호하는 방벽의 구실을 한다. 더위와 추위, 습도 등을 조절하고 광선과 비바람, 심지어 세균이나 먼지 등의 침입을 막아주며, 몸 안의 노폐물을 땀으로 배설하는 작용도 한다.

 얼른 보기에 피부는 매우 얇고 부드러워서 약해 보이지만, 꽤 튼튼하고 질겨서 쉽사리 찢어지거나 손상되지 않는다. 더욱이 잘 단련하면 더욱 튼튼해지고 기능이 강화되어 몸 안의 기관을 잘 보호하고 촉각도 예민해진다.

 피부의 건강 유지와 단련법으로 흔히 이용되는 효과적인 방법은

'피부 마찰법'이다. 냉수마찰, 건포마찰, 맨손마찰이 그것이다. 겨울철에도 아침산책시 냉수마찰을 강행하는 사람이 있는데, 이는 오랜 세월을 두고 꾸준히 행한 노력의 결과로서 아무나 할 수 있는 게 아니다. 무리하게 강행하면 오히려 역효과를 낼 수 있음을 경계할 필요가 있다.

누구나 손쉽게 할 수 있는 건포마찰도 권장할 만하다. 이때 마른 수건 대신에 맨손바닥으로 하면 더욱 간편하면서도 오히려 효과는 다른 두 가지보다 훨씬 크다. 사람의 손바닥에서는 '기'가 나오는데 이것이 자기磁氣이다. 안수요법按手療法이라는 것도 결국 시술자의 '기'의 힘으로 병을 낫게 하는 것이다.

어디가 아플 때 저절로 그곳에 손이 가는 것은 본래 가지고 있는 자기치유 능력의 표현이다. 이것은 원시시대에 제 손으로 병을 고치던 자연요법의 흔적이 남은 것이라는 이야기도 그럴듯하다. 손바닥으로 하는 전신마찰은 이런 치료 효과도 아울러 가지고 있으니 그야말로 1석 3조의 효과를 거둘 수 있다.

(1) 안면마찰(얼굴 비비기)

두 손바닥을 세차게 비벼서 따뜻하게 한 다음, 얼굴 전체를 아래위로 비벼댄다. 그 강도는 기분 좋을 정도로 한다. 필자는 '이목구비 행법'을 할 때 한 운동에서 다른 운동으로 옮겨가는 막간을 이용해 이것을 실시한다.

다음으로 얼굴 양쪽 모발 부분에서 코 양쪽까지 위에서 아래로 비빈다. 마지막으로 검지를 세워서 코옆을 비빈 후 가로로 해서 코밑을 비빈다.

이렇게 하면 피부에 윤기가 흐를 뿐 아니라 주름살도 잘 생기지 않는다. 늦어도 40대부터 시작하면 효과는 거의 백퍼센트다. 얼굴은 특히 눈에서 아래쪽으로 위경胃經이라는 경락이 지나고 있어 안면신경통 치료에 좋은 혈이 많다. 또한 두통이나 머리가 멍할 때는 태양혈인 관자놀이를 지압하면 낫는다.

(2) 전신마찰

아침에 잠자리에서 일어나거나 밤에 잠자리에 들면서 잠옷을 갈아입을 때 실시하면 안성맞춤이다. 옷을 벗고 온몸을 골고루 그리고 힘주어 비벼댄다. 비벼나가는 동안에 그 부위의 오목한 곳을 의식적으로 더 비빈다. 순서는 위에서 아래로 내려가는 것이 편리하나 원칙은 손, 발과 같이 심장에서 먼 곳으로부터 심장 부위로 향하는 것이 좋다.

특별한 기교가 필요한 것도 아니요, 별로 힘이 들지도 않는다. 이것을 행하고 나면 겨울철 오그라들었던 몸이 활짝 펴지는 느낌이다. 계속 실시하면 혈색이 좋아지고 살결이 고와지고 윤이 나며 단단해진다. 또한 식욕이 생기고 잠도 잘 온다.

특히 저혈압이나 폐결핵이 있는 사람, 그리고 신장이 부실한 사람에게 추천한다. 좀더 자세히 살펴보면 몸의 각 부분마다 중요한 경락과 경혈들이 지나는데 그곳을 자극하면 안마, 지압의 효과를 얻을 수 있다. 가슴을 문지르면 늑간 신경통의 예방과 치료, 배를 문지를 때는 소화기능과 정력의 증진, 허리를 비비면 요통과 정력 증진에 효과가 있다. 또한 무릎을 비비면 관절염, 류머티즘에 대한 효과가 나타나고 다리의 안쪽, 특히 허벅지에는 성신경이 통하기 때문에 꾸준히 행하면 강장효과가 있어 남녀 모두 성욕이 왕성해진다.

가슴에서는 심장과 폐, 허리에서는 신장, 배에서는 위, 장, 방광, 비뇨기 계통의 기관 등 각 부분에 해당하는 내장과 중요기관의 행법을 함께 행해도 되는 만큼, 마찰을 할 때는 특히 약하거나 이상이 있다고 생각되는 곳을 의식적으로 힘주어 행하면 그 효과도 아울러 거둘 수 있다.

이 행법을 계속하다보면, 예를 들어 엉덩이를 비빌 때 꽁무니뼈 부위를 힘주어 문지르면 몸 안에 이상이 있거나 병이 있는 사람은 구리고 역한 냄새가 난다. 반면에 이상이 없을 때는 아무 냄새도 나지 않거나 건강하다는 증거로 향긋한 냄새를 맡을 수 있다(도인술의 '이목구비 행법'을 계속하면 코가 건강해지고 후각이 예민해지므로 웬만한 사람은 맡지 못하는 냄새도 잘 맡을 수 있다). 따라서 이것으로 건강에 대한 자가진단이 되는 셈이다.

그 밖의 증상

- 변비 · 만성설사

  먼저 안복행법(120쪽)을 한 후에 두 손바닥을 서로 비벼 따뜻하게 하고 배의 살갗을 직접 50회 이상 비벼준다. 비비다가 딴딴하게 느껴지는 부분을 찾아서 두 손바닥을 포갠 채로 잠을 잔다. 이튿날 아침이면 쾌변을 볼 수 있다.

- 허리디스크 · 삔 허리

  허리 행법(1)을 한다.(116쪽)

- 축농증 · 알레르기성 비염

  코 행법(1), (2)를 한다.(142쪽)

- 치통

  치통에 대한 행법을 한다.(148쪽)

- 백내장

  눈을 젊게 하는 행법을 한다.(149쪽)

- 이명증 · 난청

  귀를 젊게 하는 행법을 한다.(154쪽)

아름다운 얼굴과 몸매를 위한 도인술

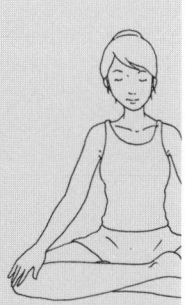

05

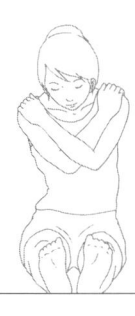

주근깨 · 점

　가끔 TV에서 화면 가득 클로즈업된 가수의 얼굴이 거칠게 느껴질 때가 있다. 더욱이 주근깨, 점투성이 얼굴을 보면 눈을 돌리고 싶어질 정도다. 그런데 일반적으로 젊은 신인가수는 살갗이 싱싱하고 윤이 나는 것이 보통이다. 이것은 주근깨나 점의 원인이 피로에 있기 때문이다.

　즉 일단 스타덤에 올라선 가수는 수면 부족이나 스케줄 강행으로 인해 피로에 빠지기 쉽고, 이 때문에 얼굴이 주근깨나 점 등으로 뒤덮여버린다. 이와 반대로 아직은 일이 많지 않은 신인가수는 피로도가 적기 때문에 얼굴이 깨끗한 편이다.

　이 사실에서 알 수 있듯이 주근깨나 점의 예방책은 가능한 한 무리하지 않는 것이 제일이다. 수면을 충분히 취하고 육체와 정신의 피로회복에 힘을 기울이면 우선은 주근깨 등으로 고생하지 않아도 된다. 또한 이미 생겼다 해도 비교적 간단히 제거할 수 있는 도인술이 있는데 바로 얼굴 행법이다.

단, 눈에서 볼에 걸쳐 문지를 때 심하게 문질러내려가면 눈이 아래로 처지므로 손바닥을 옆으로 잡아당기듯이 약간 커브를 그리면서 행한다. 이것을 하루에 2~3회 실시하면 일주일 후부터 검은 빛이 점점 사라지다가 다시 검어지기 시작하는데, 이때 단념하지 말고 계속하면 또다시 검은 빛이 엷어져간다. 이렇게 한 달 정도 반복하면 검은 빛이 거의 벗겨질 것이다.

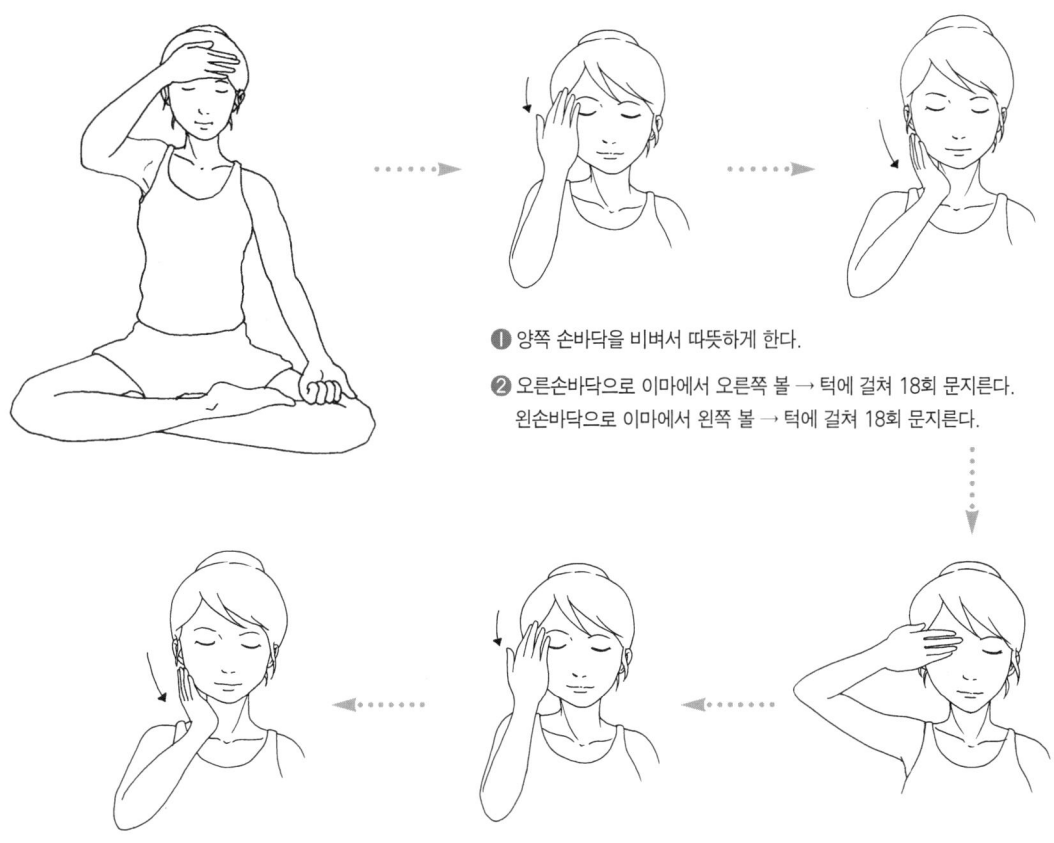

❶ 양쪽 손바닥을 비벼서 따뜻하게 한다.

❷ 오른손바닥으로 이마에서 오른쪽 볼 → 턱에 걸쳐 18회 문지른다.
왼손바닥으로 이마에서 왼쪽 볼 → 턱에 걸쳐 18회 문지른다.

❸ 오른손바닥으로 오른쪽 눈에서 오른쪽 볼 → 턱에 걸쳐 18회 문지른다.
왼손바닥으로 왼쪽 눈에서 왼쪽 볼 → 턱에 걸쳐 18회 문지른다.

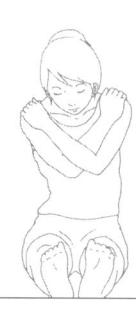

너무 굵은 허벅지

허벅지가 너무 굵어서 바지차림을 하는 것이 부끄럽다는 여성이 있다. 그러나 이런 여성은 단순히 자유롭게 옷차림을 즐길 수 없다는 데만 불만이 있는 것이 아니다. 남에게 말 못할 고민이 있는 경우가 많다. 예컨대 여름이 되면 허벅지가 쓸려서 아프다거나 계단을 오르내릴 때 쉽게 피로해지는 것, 그리고 개중에는 미운 넓적다리 때문에 애인이 싫다고 나 하지 않을까 불안해하는 경우도 있다. 그러나 이런 고민도 다음의 행법으로 간단히 해결된다.

두들기는 강도는 스스로 해봐서 기분이 좋은 정도가 적당하다. 또한 무릎의 관절 부분은 기와 혈맥이 가장 정체하기 쉬운 곳이므로 특히 정성들여 두들겨준다. 이 행법을 할 때 주의사항은 두들기는 순서를 거꾸로 하지 말라는 것이다. 다리의 측면을 두들김으로써 더러워진 기가 발바닥으로 나가게 되는데, 만약 발에서 엉덩이 쪽으로 향해 두들겨나가면 효과가 없다.

이 행법은 신장과 방광 계통의 기능을 활발하게 해준다. 허벅지가 너무 굵은 것은 이런 내장들의 이상에서 비롯된 것인데, 이 행법을 하면 내장의 이상이 고쳐지고 동시에 허벅지도 미끈해진다. 또한 여성 특유의 류머티즘이나 정맥류 등을 예방하고 치료하는 데도 효과가 있다.

이때 허벅지를 문지르는 행법(270쪽)을 병행하면 한때 살이 늘어지는 듯하다가 곧 팽팽해진다. 또 효과가 갑자기 나타나면 피부가 늘어나기도 하는데 이것도 곧 팽팽해지므로 걱정 말고 계속해나간다.

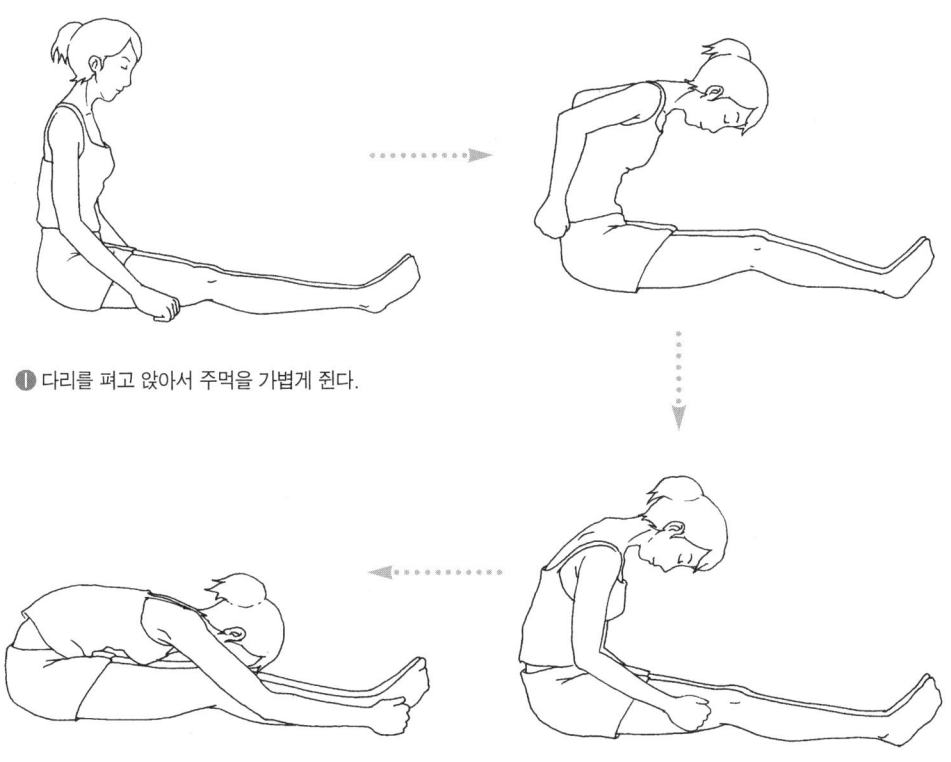

❶ 다리를 펴고 앉아서 주먹을 가볍게 쥔다.

❷ 그 주먹으로 엉덩이에서 허벅지, 무릎의 관절, 발목까지 차례로 탁탁 두들겨내려간다. 이때 상반신은 자연스럽게 앞으로 굽혀질 것이다.

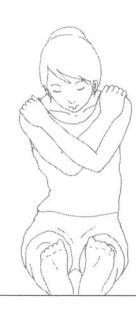

너무 굵은 다리

다리가 굵어지는 원인은 다리에 수분이 괴어 있기 때문이다. 이 수분만 몸 밖으로 내보내면 눈에 띄게 다리가 날씬해지는데, 이때 발 행법 (1)(112쪽)을 하면 좋다. 일주일만 발을 주무르면 혈액순환이 활발해져서 다리의 수분이 몸 밖으로 배설되고 부은 것 같던 다리는 날씬해진다. 이 행법은 중년 이후의 여성에게서 흔히 볼 수 있는 정맥류를 없애는 데도 상당한 효과가 있다. 정맥류는 하이힐을 신는 중년 여성이라면 대부분 나타나는 증상으로, 만약 장단지에 푸른 피가 모여 있는 것이 보이면 이 행법이 안성맞춤이다.

    이 행법 외에 발목에 힘을 주는 행법도 있으므로 아울러 소개한다.

    이 행법을 하면 차츰 발목에 힘이 생겨서 하이힐을 신고 나들이하는 일이 즐거워진다. 그리고 발 행법(1)과 마찬가지로 정맥류에도 효과가 있으므로 특히 중년 이후의 여성에게 권장할 만하다.

    또 너무 많이 걸어다닌 날, 집에 돌아오자마자 이 행법을 해두면 좋다. 이 경우는 좌우 1회씩이면 충분하다.

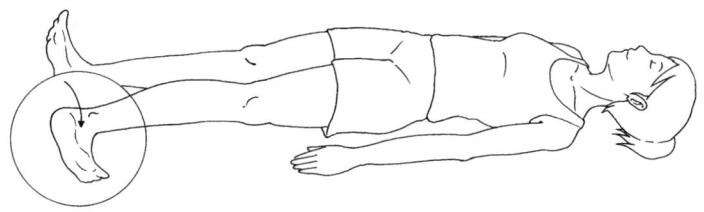

❶ 반듯하게 누워 숨을 내쉬면서 왼쪽 발목을 되도록 힘을 주어 바깥쪽으로 젖힌다. 다 내쉬거든 발목을 늦추면서 입을 다문다.

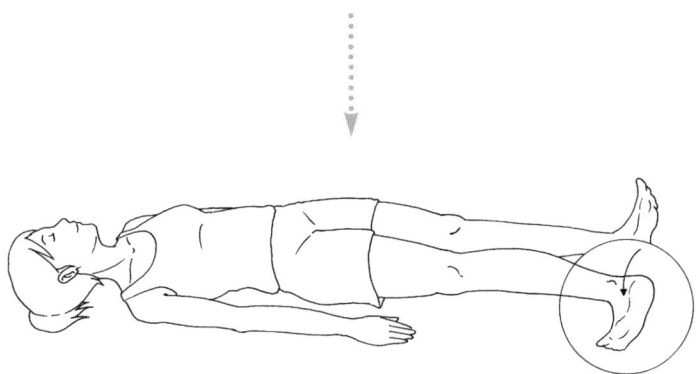

❷ 같은 요령으로 오른쪽 발목도 행한다. 한번에 좌우 발목을 3회씩 행하는데, 이 행법을 아침과 밤에 잊지 말고 계속할 것.

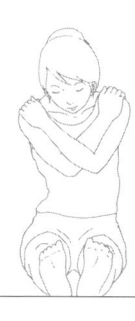

처진 젖가슴

일반적으로 성적 매력이 있는 여성의 조건으로 풍만한 가슴을 든다. 확실히 여성의 풍만한 가슴은 매력적인 것이지만, 건강에서 오는 팽팽함이 없으면 그 매력은 반감된다. 여기서는 풍만하면서도 팽팽한 젖가슴을 만드는 행법을 소개한다.

젖가슴을 아름답게 만드는 행법(1) 이 행법은 목욕할 때 하면 좋다. 특히 젖가슴이 너무 크거나 작거나 한 것은 몸의 이상 때문인데, 이 행법을 하면 상반신의 기혈 흐름이 활발해져서 가슴 근육의 위축이 치료되므로 아름다운 가슴라인이 만들어지는 동시에 건강상태도 좋아진다.

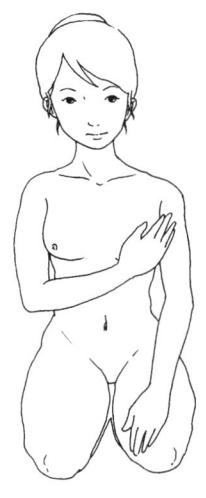 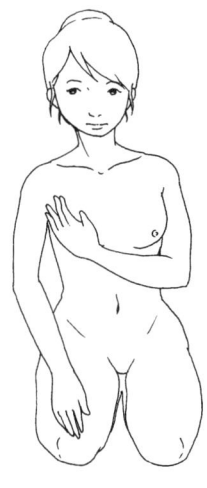

❶ 오른손을 왼쪽 젖가슴에 갖다대고 젖꼭지를 중심으로 하여 30회쯤 마찰한다.

❷ 왼손으로 오른쪽 젖가슴을 같은 요령으로 마찰한다.

젖가슴을 아름답게 만드는 행법(2)

젖가슴의 사기邪氣를 몰아내고 팽팽한 젖가슴을 만들어주는 또 하나의 행법을 소개한다.

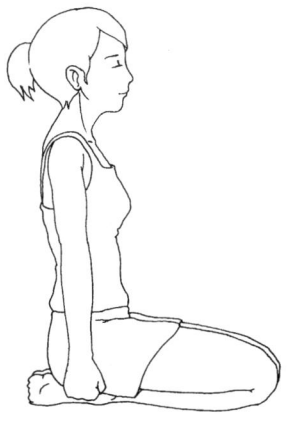

❶ 두 손은 엄지손가락을 안으로 하여 살짝 주먹을 쥐고 꿇어앉는다. 그대로 3~4회 호흡을 고른다.

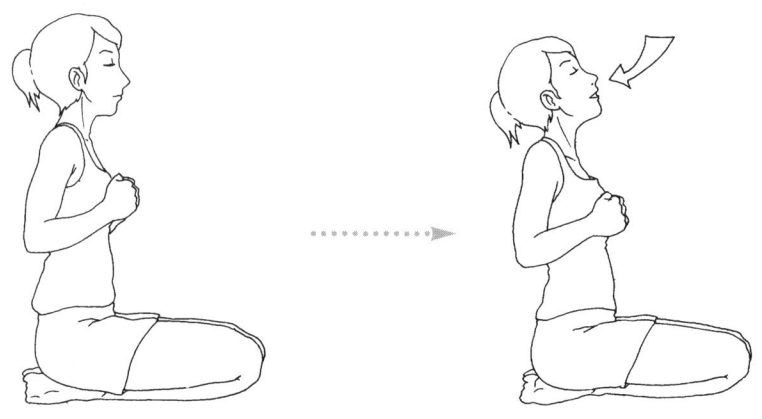

❷ 두 손을 위로 올려 천천히 젖가슴을 누른다.

❸ 그대로 팔꿈치를 뒤로 당기는 기분으로 코로 숨을 들이쉰다. 숨이 가빠지기 직전에 입으로 숨을 내쉬면서 양 팔꿈치를 늦춘다. 이것을 9회 되풀이한다.

또한 새가슴인 사람은 신장 기능의 악화가 원인이다. 이때 신장 행법(261~263쪽)을 계속 행하면 튀어나온 가슴은 정상이 되고 부드러워질 것이다. 한편 브래지어로 젖가슴을 죄면 기혈의 흐름이 정체되어 유방암의 원인이 되기 쉽다. 따라서 반드시 착용할 필요가 있을 때는 조금 느슨한 사이즈를 이용할 필요가 있다. 진정한 아름다움이란 무리 없는 자연스러움에서 오는 것이다.

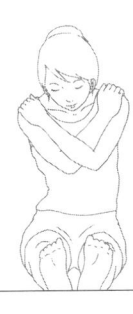

배의 군살 빼기

식생활이 풍요로워진 요즘, 살이 너무 쪄서 고민하는 사람들이 많아졌다. 일반적으로 비만의 원인은 과식이라고 하여 살을 빼기 위해 감식하는 경우가 많다. 그러나 이것은 도인술의 관점에서 볼 때 문제가 있다.

까닭인즉, 어떤 여성이 하루 한 끼 식사로 체중감량을 시도했는데, 살은 빠졌으나 감식을 시작한 지 한 달 만에 빈혈로 쓰러져버렸다.

비만의 원인은 몸의 기능이 약해져서 배설기능이 정상적으로 이루어지지 않는 데 있다. 그러므로 체중감량을 위해서는 감식보다는 배설기능의 정상화를 고려하는 편이 낫다. 그렇게 하면 점차 몸무게가 줄고 배의 군살도 빠질 것이다. 우선 안복행법을 행한 후 배 행법(2)를 실시하도록 한다.

이 행법을 하루 세 번씩 매일하면 닷새쯤부터 배의 군살은 눈에 띄게 빠진다. 한 달쯤 되면 남성은 허리띠 길이가 남아돌고 여성은 균형 잡힌 몸매로 변한다.

이 행법은 간단히 말해 배설기능을 자극하는 방법으로 배의 군살은 새 피부로 변하게 된다. 처음 살이 빠지기 시작할 무렵에는 배에 주름살이 생길 수 있으나 차차 팽팽해질 것이니 걱정할 필요 없다.

배 행법(1) - 안복행법

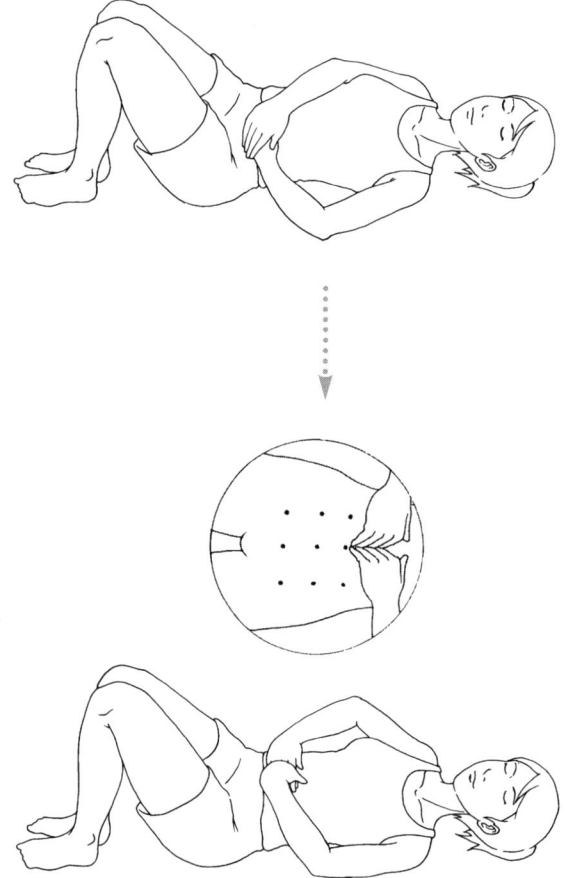

❶ 반듯하게 누워서 두 무릎을 세운다. 옷을 젖히고 배를 드러낸다.

❷ 양손을 충분히 마찰한 후 따뜻해진 양손바닥으로 배 전체를 20~30회 시계방향으로 가볍게 문지른다.

❸ 배 전체를 가로 세로 3등분한 것처럼 하여 양손의 손가락을 모아서 아래에서 위로 천천히 차례차례 눌러나간다. 누를 때는 입으로 숨을 내쉬고 손을 뗄 때는 조용히 코로 숨을 들이쉬도록 한다.

❹ 마지막에 배 전체를 손바닥으로 20~30회 가볍게 문지른다.

배 행법(2)

❶ 반듯하게 누워서 무릎을 세운다 (안복과 같은 자세). 다음에 양손을 깍지 끼고 머리밑에 둔다.

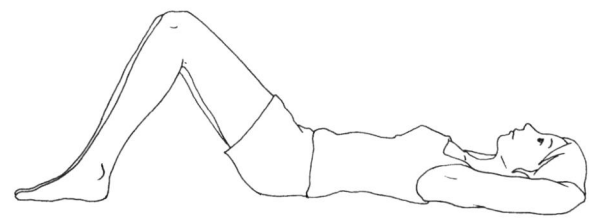

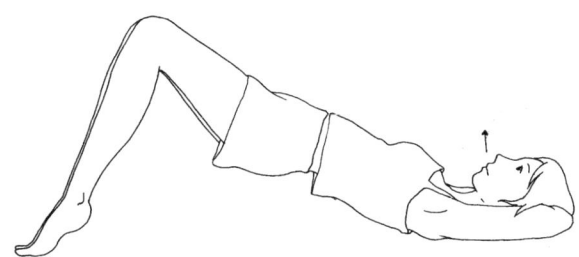

❷ 입으로 숨을 내쉬면서 천천히 배를 쳐든다. 숨을 다 내쉬거든 입을 다물고 코로 숨을 들이쉬면서 천천히 배를 내려 원래의 자세로 돌아간다.
이상을 3회 되풀이한다.

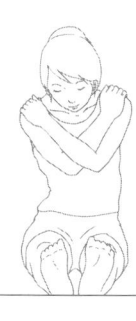

눈을 예쁘게

눈은 사람의 얼굴에서 매우 중요한 포인트다. 실제로 매력적인 얼굴을 하고 있는 사람 중에 아름다운 눈의 소유자가 많다. 그래서인지 여성은 화장을 할 때 눈에 특히 정성을 쏟는 것 같다.

예컨대 아이섀도나 인공 속눈썹 등에 신경을 쓰고 쌍꺼풀을 만들기 위해 성형수술을 받기도 한다. 그러나 필자가 보기에 눈을 수술하는 것은 어리석음의 극치이다. 왜냐하면 눈을 성형하면 싱싱한 표정이 사라져버리기 때문이다. 성형한 눈은 자연의 눈의 매력을 도저히 따라갈 수 없는 법이다.

타고난 그대로의 눈을 예쁘게 하려면 우선 눈 행법(3)(152쪽)을 행한다. 물 속에서 눈동자를 상하좌우로 움직이고 굴리는 행법이다. 눈이 예쁘다는 것은 눈의 움직임이 귀엽게 보인다는 의미인데 이 행법이 그것에 가장 효과적이다. 눈 행법(1)(150쪽) 역시 효과적인 행법이다. 이 두 가지 행법으로 속눈썹이 길어지고 쌍꺼풀 만드는 것도 가능하다.

나아가 다음의 '한점을 응시하는 행법'을 병행하면 한층 더 매력적인 눈을 만들 수 있다.

이 행법을 하면 1~2분 후에는 양미간 언저리가 더워온다. 도인술에서는 양미간 언저리를 제3의 눈이라 부르는데 이곳이 더워오면 타액(청진)이 대량으로 나온다. 이것을 조금씩 나누어 삼킨다.

이 행법을 하루 1회 짬을 내서 실행하면 눈초리의 잔주름도 없어지고 눈이 초롱초롱해진다.

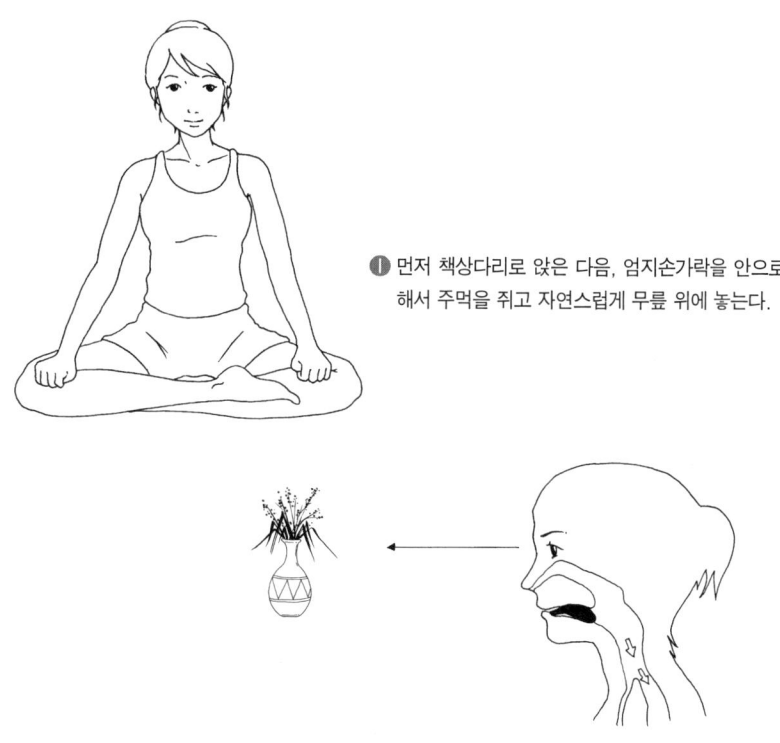

❶ 먼저 책상다리로 앉은 다음, 엄지손가락을 안으로 해서 주먹을 쥐고 자연스럽게 무릎 위에 놓는다.

❷ 눈을 똑바로 뜨고 전방의 한 점을 응시한다. 이때 어떤 물건을 하나 놓아두면 하기가 수월하다. 화병 등을 이용하면 좋다.

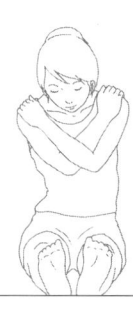

맵시 없는 코

코의 모양이 밉거나 코가 낮은 것에 대한 콤플렉스는 여성뿐만이 아니라 남성에게도 꽤 많은 것 같다. 그러나 이런 경우, 코의 모양도 문제지만 그 이상으로 건강에도 문제가 있다. 코의 생김새를 보면 축농증이 있는 사람과 폐가 나쁜 사람을 얼른 알아낼 수 있다.

예를 들어, 넓적하게 퍼져 보이는 코는 대개 축농증이다. 축농증이 심해지면 고름이 목구멍으로 흘러들어가 자극하므로 항상 불쾌한 법이다. 또한 목소리나 목구멍에 이상이 생기고 근시가 되기 쉽다. 납작코는 공기의 날숨이 잘 조절되지 않아서 폐를 상하게 하는 결과를 낳는다.

어쨌든 이와 같이 모양이 좋지 않은 코도 도인술로 고칠 수 있다. 우선 매일 코 행법(2)(142쪽)를 하여 코를 씻어낸다. 코를 씻으면 고름은 코피 또는 시퍼런 눈곱 같은 끈적끈적한 콧물이 되어 나오는데, 이렇게 해서 고름을 전부 흘려보내면 콧날이 선다.

코의 모양을 좋게 하려면 축농증을 고치는 동시에 융비법(隆鼻法, 콧

마루를 세우는 행법)을 하면 좋다. 이 두 가지 방법을 계속 행하면 인상이 매우 달라질 것이다.

코 모양을 맵시 있게 하는 융비법   아주 간단한 방법이지만 매일 짬을 내서 꾸준히 행하면 점점 그 사람의 얼굴에 어울리는 코로 변한다. 코의 높고 낮음은 자신의 얼굴에 잘 어울리는 것이 가장 좋다. 이런 의미에서 도인술은 가장 보기 좋은 코로 만들어준다.

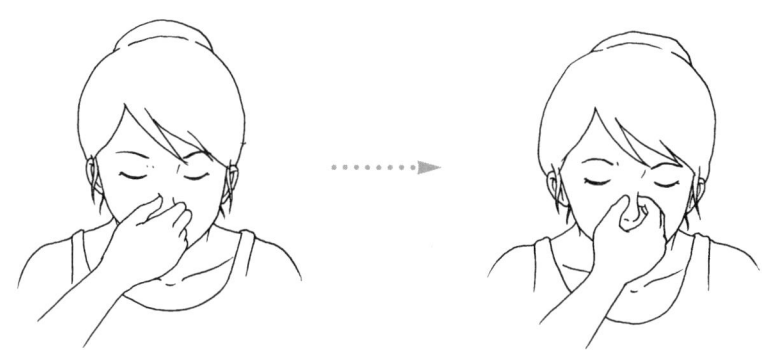

○ 코끝을 엄지손가락과 집게손가락으로 잡고 좌우로 가볍게 30회쯤 움직여서 문지른다.

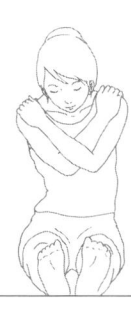

처진 히프

TV 광고 등을 통해 히프업 기능을 하는 속옷 신제품을 가끔 보게 된다. 여성에게 히프는 의외로 신경쓰이는 모양인데 처진 히프를 올려주는 도인술이 있어 여기에 소개한다. 이 행법을 한 달 정도 계속하면 아래로 늘어졌던 히프가 위로 올라가고 군살도 없어진다. 이것은 골반의 비뚤어짐을 교정하는 행법이기도 하다.

또한 히프가 축 늘어지는 원인을 제거하는 것도 히프를 올려주는 데 효과적이다. 그 원인으로 변비나 치질 등을 들 수 있는데 여성 중에 의외로 이것으로 고민하는 사람이 적지 않다.

이런 여성들은 안복행법(120쪽)을 행하고 가능하다면 히프 마사지를 받도록 한다. 히프가 축 늘어지는 원인이 엉뚱한 데 있다고 놀라는 사람이 있을지 모르나 그 효과만큼은 보증할 수 있다.

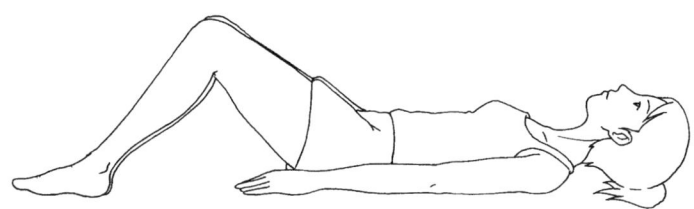

❶ 반듯하게 누워서 두 무릎을 세운다.

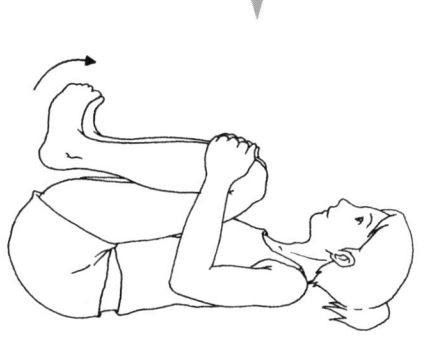

❷ 양손으로 무릎을 잡고 숨을 내쉬면서 무릎을 가슴에 갖다댄다. 이때 두 발목을 위로 젖힌다.
❸ 다 내쉬거든 입을 다물고 두 손, 두 무릎, 두 발목을 늦춘다.
  이것을 5~6회 되풀이한다. 포인트는 넓적다리가 가슴에 닿게 하고 발목을 최대한 젖히는 것이다.

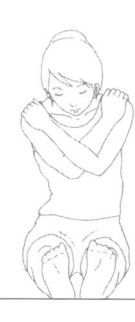

여드름

여드름은 젊음의 상징이라며 별로 개의치 않는 사람들이 많으나, 정도가 심하면 특히 여성들에게 커다란 고민거리이다.

도인술에서 여드름은 몸 안의 사기가 배설된 것이다. 젊을 때는 몸의 배설력이 강하기 때문에 여드름 정도로 끝나지만, 나이 들면 몸 안의 사기가 어깨결림이나 허리아픔 등으로 둔갑한다. 즉 여드름이나 어깨결림이나 모두 사기가 원인인데, 다만 그것이 나오는 방법에 노소老少의 차가 있을 뿐이다.

이 경우, 몸 안의 사기란 장의 벽에 달라붙어 있는 숙변이라고 생각해도 무방하다. 숙변은 독소를 발생시키는데, 젊은 사람의 경우 이것은 여드름이라는 형태로 배설된다. 즉 여드름은 몸 안에 있는 일종의 독소의 배설물이다. 따라서 여드름을 없애려면 독소의 근원인 숙변을 몸 밖으로 내보내는 일이 가장 효과적이다. 여기에는 앞에서 말한 안복행법(120쪽)이 지름길이다. 이 행법을 보통 일주일쯤 하면 배변이 잘 이루어지고 그와 더불어 여드름이 없어지고 살갗이 매끄러워진다.

'안복행법' 외에 대중요법적 효과를 나타내는 더 손쉬운 도인술이 있으니 그것을 소개해둔다.

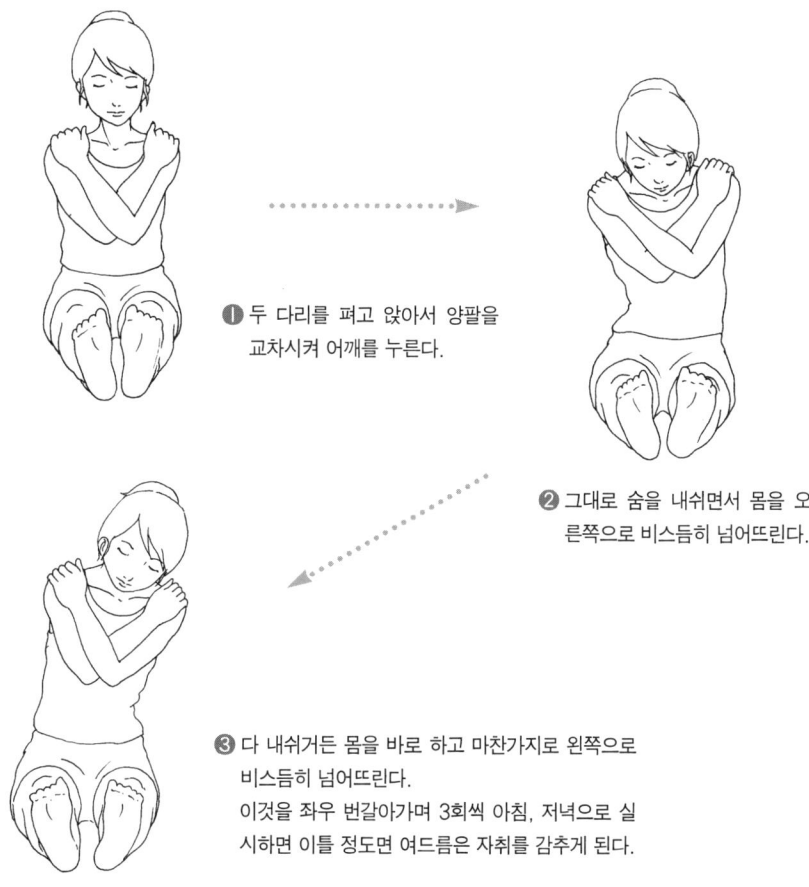

❶ 두 다리를 펴고 앉아서 양팔을 교차시켜 어깨를 누른다.

❷ 그대로 숨을 내쉬면서 몸을 오른쪽으로 비스듬히 넘어뜨린다.

❸ 다 내쉬거든 몸을 바로 하고 마찬가지로 왼쪽으로 비스듬히 넘어뜨린다.
이것을 좌우 번갈아가며 3회씩 아침, 저녁으로 실시하면 이틀 정도면 여드름은 자취를 감추게 된다.

이때 얼굴 행법(137쪽)을 병행하면 이미 생겨버린 여드름 자국도 없어진다. 여드름은 젊음의 상징이니 뭐니 하며 단념하지 말고 꼭 한번 실행해보기 바란다.

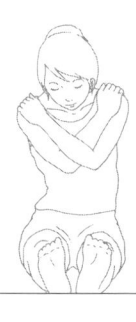

사마귀

'사마귀는 암의 일종'이라고 하면 놀라겠지만, 의학적으로 사마귀와 암은 같은 종류이다. 두 가지 모두 세포가 잘못되어 생긴 것이다. 몸의 표피에 생긴 이종異種 세포가 사마귀이고, 이것이 몸 안에 발생하면 암이 된다.

암과 사마귀는 몸 안의 사기가 나타난 것으로 보면 된다. 무화과를 이용해 사마귀를 떼어버리는 도인술을 소개한다. 무화과를 따면 우유 비슷한 흰 즙이 나오는데 그 즙을 사마귀에 바르면 감쪽같이 떨어져버린다. 다만, 이 무화과 행법의 효과는 강력하여 손발의 사마귀는 괜찮지만 얼굴의 사마귀에는 하지 않는 것이 좋다. 잘못하면 얼굴이 엉망이 되어 돌이킬 수 없기 때문이다. 이에 사마귀를 떼는 다른 행법을 소개한다. 이것은 사마귀가 잘 생기는 사람에게 예방법으로 유용하다.

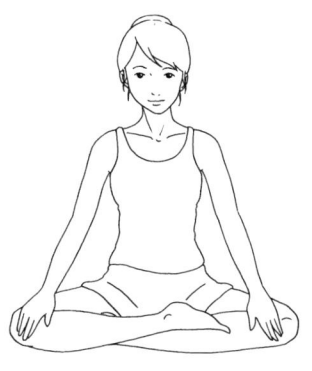

❶ 책상다리로 앉는다.

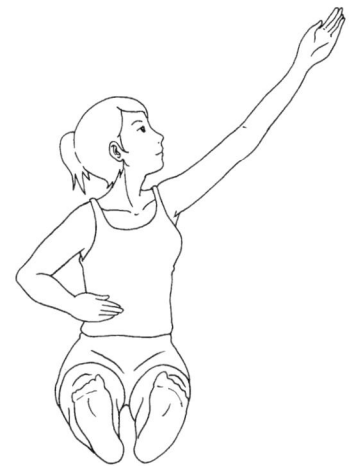

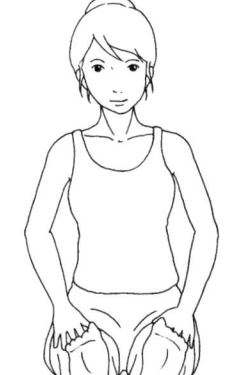

❷ 두 다리를 앞으로 쭉 뻗고 왼손을 펴서 힘껏 위로 높이 쳐든다.

❸ 오른손으로 간장쪽 옆구리를 누르듯이 하고 눈을 뜨고 왼쪽 손바닥을 지켜본다. 그 자세로 일곱 번 호흡한다. 단, 코로 숨을 들이쉬고 멈추어 있다가, 숨이 가빠지면 입으로 내쉬는 것을 1회로 계산한다.

❹ 일곱 번의 호흡이 끝나면 한동안 두 다리를 편 채로 호흡이 안정되기를 기다린다.

    손바닥을 지켜볼 때는 눈이 아플 정도로 힘주어 보는 것이 중요하다. 이것은 얼른 보기에 간단한 행법 같지만 실제로는 상당히 힘든 방법이다. 그러나 아침, 저녁으로 2회씩 실시하면 한 달쯤 후엔 사마귀의 돌기가 작아진다. 그 후 반달 정도면 완전히 떨어져나간다.

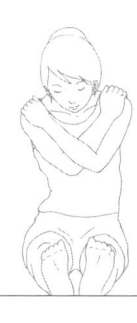

주름살

어느 일본 화장품 광고에 "까마귀 발자국 왜 무서워"라는 문구가 있다. 이 말을 듣고 가슴이 뜨끔한 여성이 꽤 있었을 것 같다. 까마귀 발자국은 말할 것도 없이 눈초리에 생긴 잔주름을 이른다. 주름이 몇 가닥 생기면 까마귀 발자국 모양으로 보이는 것이다. 세월과 함께 이 잔주름은 증가 일로에 있다.

20대에 접어들면 여성의 피부는 노화가 시작된다. 스무 살이 넘은 여성에게 날로 불어나는 주름은 고민거리가 아닐 수 없다. 이 주름살은 바로 세포가 노화되면서 생기는 것이다. 주름살을 없애는 다음의 행법은 말하자면 노화를 막아주는 행법이다.

이 행법을 하루에 한 시간쯤 하고 나면 그날로 어딘지 모르게 효과가 나타난다. 이것을 한 달만 계속하면 아무리 깊은 주름살이라도 세포가 살아나면서 자취를 감춘다.

실제로 해보면 알겠지만 눈초리를 손끝으로 쥐면 아픔을 느끼는 법이다. 이것은 그 부분의 세포가 노화로 인해 죽어가기 때문이다. 그러나 이 행법을 하고 2~3일이 지나면 세포가 되살아나기 때문에 아픔이 사라지고 3주쯤 되면 주름살이 엷어진다.

또한 주름살이 생기기 전에 미리 그것이 생길 만한 곳에 이 행법을 실시하면 주름살을 막을 수 있다. 화장품은 피부를 노화시키는 작용을 하므로 가능하면 쓰지 않도록 하고 세수도 그냥 물로 하면 주름살이 잘 생기지 않는다.

또한 〈기미·검은 얼굴〉편(244쪽)에 나오는 얼굴빛이 희어지는 행법을 병행하면 눈에 띄게 싱싱한 피부로 소생해가는 것을 볼 수 있다.

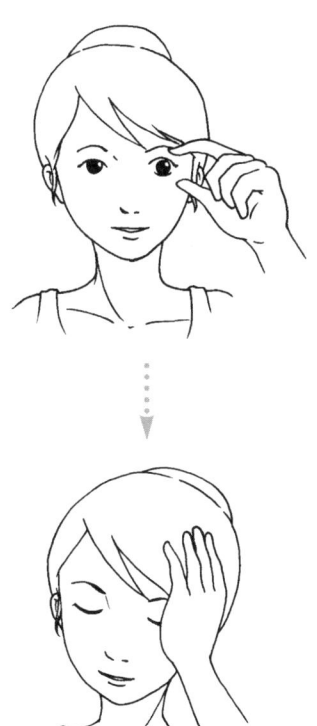

❶ 주름이 생긴 부분을 엄지와 집게손가락으로 쥔다. 피부를 쥔 손가락에 약간 힘을 준다. 마치 구김살을 펴듯이 주름살이 생긴 부분을 만져나간다.

❷ 다 주무르고 나면 손바닥을 비벼 따뜻하게 한 다음 주름살 부분에 갖다대고 약간 힘을 주어 세 번 비빈다.

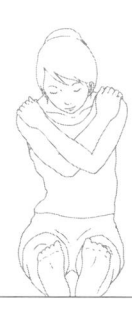

기미 · 검은 얼굴

　여성이라면 누구나 평생 젊은 피부를 갖고 싶어한다. 하지만 실제로는 노화가 살금살금 기어들어 거울을 볼 때마다 한숨짓는 것이 우리의 숙명이다. 도인술을 하면 아름다운 피부를 얻는 일이 충분히 가능하다. 다음의 행법을 하면 피부가 하얘진다.

　호흡법은 두 손을 올릴 때 내쉬고 다 내쉬거든 입을 다물고 코로 숨을 들이쉬면서 두 손을 아래로 내린다. 이것을 아침과 밤에 세 번씩 반복한다. 등골을 쭉 펴고 윗몸을 약간 뒤로 젖히는 기분으로 하는 것이 요령이다. 처음에는 잘 안 될 수 있으나, 두 달만 계속하면 주변 사람들이 놀랄 정도로 살갗이 고와진다.

　미용에 관한 도인술의 효과는 놀랍다. 이 행법을 계속하면 60살, 70살이 되어도 매력적인 여성의 모습을 지속할 수 있다.

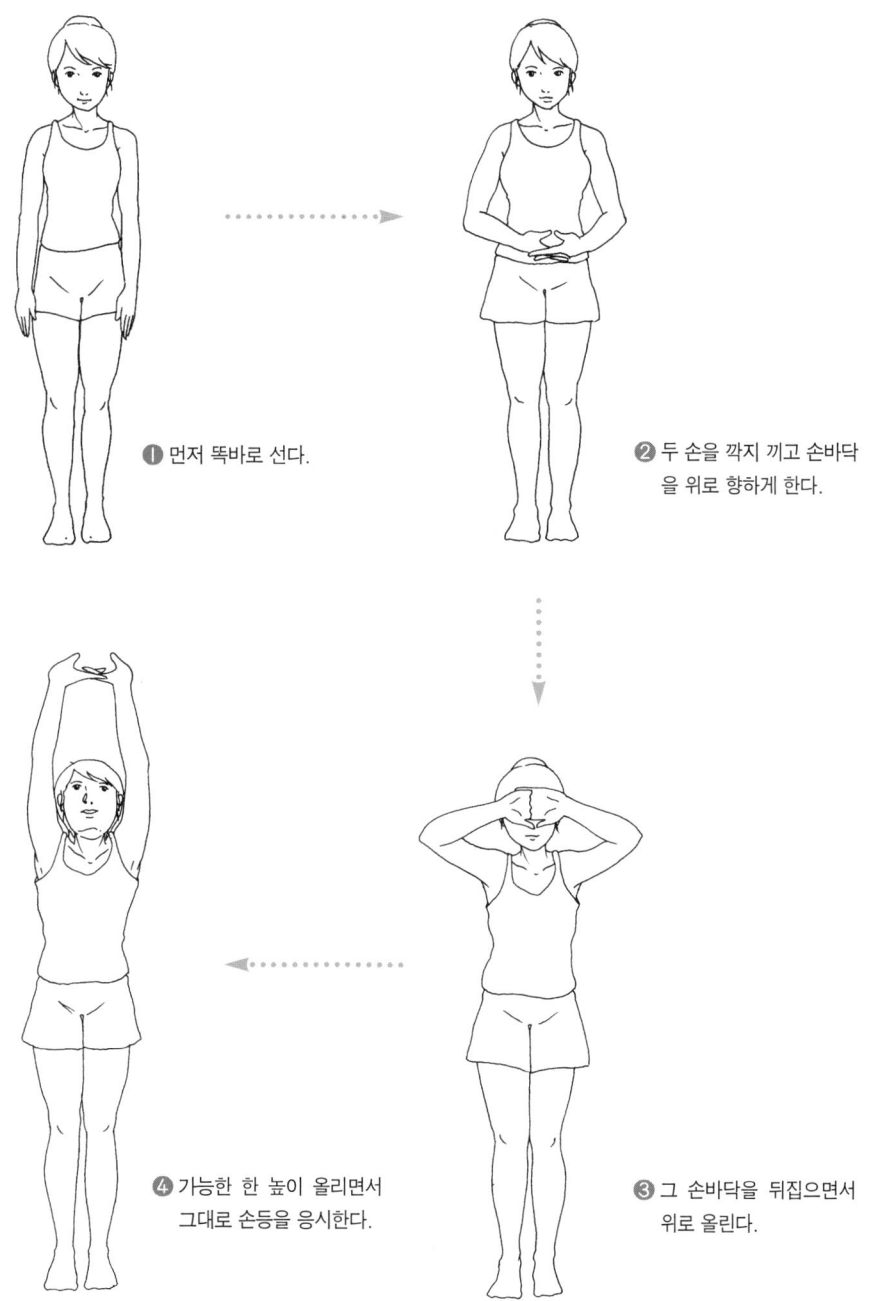

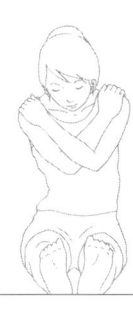
팔·다리 털

'털 많은 여인은 정이 많다'는 말도 있지만 털이 너무 많은 것은 여성에게 커다란 고민거리이다. 여성의 몸에 유난히 털이 많으면 몸에 이상이 있는 것이라고 생각해도 무방하다. 어떤 종류의 병 혹은 약 때문인 경우도 적지 않으나 식생활이 문제인 경우가 가장 많다. 예를 들어 서양여성 중에 특히 털북숭이가 많은 것은 육식이 그 원인이다. 만약 이런 원인으로 몸에 털이 많다고 진단되면 식생활 개선이 필요하다.

그러나 이미 시꺼멓게 털이 났다면 여기서 소개하는 '마찰행법'이 효과적이다. 한쪽 손바닥을 이용해 털이 많이 나 있는 팔 등을 몇십 번, 몇백 번이고 비벼댄다. 또한 다리에 털이 많은 사람은 그림과 같이 반듯하게 누워 한쪽 발바닥으로 다른 쪽 다리를 비빈다.

이 마찰행법은 횟수가 정해져 있는 것이 아니라 짬나는 대로 행하면 된다. 하루 2시간 이상만 하면 효과를 볼 수 있다. 전에는 입지 못하던 짧은 스커트나 민소매 옷도 자신있게 입을 수 있다. 이 행법으로 털이 빠지는 방법은 개인차가 큰 것 같다. 처음에는 부분적으로 털이 얇어지는 사람도 있다.

털이 빠질 때는 아침에 눈떴을 때 엄청난 양의 털이 이불 위에 떨어져 있는 법이다. 털이 빠진다는 것은 그 부분의 사기가 사라지고 기혈의 흐름이 정상화되는 것을 뜻한다. 그러므로 어떤 병의 원인으로 털이 많이 났던 사람은 이 행법으로 몸의 상태까지 좋아지니 일거양득이다.

특히 류머티즘이 있는 사람은 일반적으로 털이 덥수룩한 경우가 많은데, 이때 마찰행법을 하면 놀랄 만큼 깨끗한 팔다리로 변모하고 병도 회복된다.

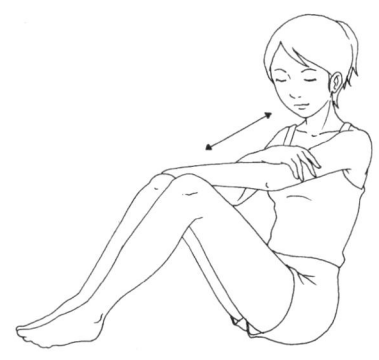

◐ 한쪽 손바닥을 이용해 털이 많이 나 있는 팔 등을 몇십 번, 몇백 번이고 비벼댄다.

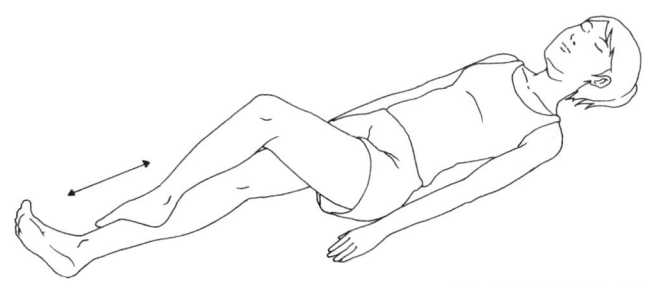

◐ 다리에 털이 많은 사람은 그림과 같이 반듯하게 누워 한쪽 발바닥으로 다른 쪽 다리를 비빈다.

그 밖의 미용행법

- 거친 손　　　　　　　　손가락 행법(125쪽)과 손등 행법(126쪽)을 한다.

- 목의 군살 · 목의 주름살　목 행법(3)을 한다.(135쪽)

- 광대뼈　　　　　　　　얼굴 행법을 한다.(137쪽)

- 탈모증　　　　　　　　머리카락 행법을 한다.(140쪽)

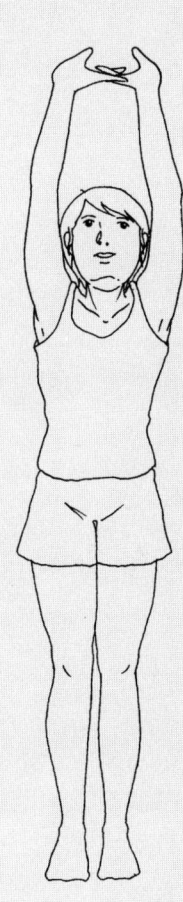

정력·성력을 강화하는 도인술

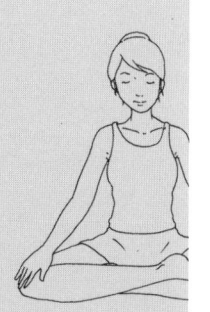

06

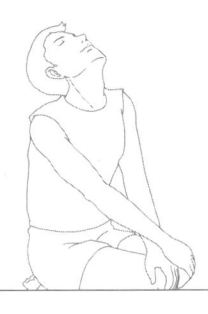

정력과 성력

인체의 여러 기능 중에서 특히 성기능을 각별히 여기는 경향이 있는 것 같다.

몸이 좋지 않아 의사의 진단을 받을 때 "노화입니다. 별도리가 없어요" 하는 말을 들으면 대부분 '그런가 보구나!' 하고 곧 납득을 해버린다. 노화를 거역할 도리가 없다는 것이 세상의 상식인 것이다. 그 상식이 얼마나 그릇된 것인가는 이미 앞에서 여러 번 말했다. 그런데 노화를 거역할 수 없음을 상식으로 알고 있는 사람들이 중년이 되어 정력이 약해졌을 때는 그렇다고 인정하지 않는다. 보약이나 엉터리 치료법에 열중하거나 이른바 강장식 등의 음식물에 정신이 팔리기도 한다. 신체기능의 노화는 막을 수 없는데 어떻게 성기능의 노화는 막을 수 있다는 것일까. 앞뒤가 안 맞는 이야기이다.

도인술에 따르면 성기능의 노화 역시 다른 신체기능의 노화와 마찬가지로 예방과 치료가 가능하다. 성기능도 신체기능의 일부임이 분명하기 때문이다(물론 중요한 일부이기는 하다).

중년 이후에 도인술을 배우러 오는 사람들의 입문 동기는 대부분 만성병이나 노화에 의한 몸의 이상을 고치고 싶다는 것이다. 처음부터 정력이나 성에 관한 이야기를 꺼내는 사람은 별로 없다. 그런데 입문하여 한 달쯤 지나면 성기능이 놀랄 만큼 좋아진 것을 깨닫는다. 남성은 청년기와 같이 아침마다 발기한다. 더욱이 발기시의 경도硬度가 증가한다. 여성은 성에 대한 욕구가 왕성해지고 쾌감이 증대한다. 성을 괴로운 것으로 느끼던 사람도 생각이 달라진다. 또한 눈에 띄게 윤기 있는 피부로 변한다.

이런 변화들은 특별히 성기능을 회복하기 위한 치료법을 행한 결과가 아니다. 다만 몸의 이상이 나은 것뿐이다. 몸은 전체가 하나로서 서로 관련이 있다. 그래서 유기체인 것이다. 어떤 기능도 전신의 활력과 동떨어져서 작용하지 않는다. 어느 한 군데의 상태가 나쁘다면 몸의 쇠약을 대표하여 표현하는 것이다. 성기능이 쇠약해지는 것도 성기만 병에 걸리거나 노화된 탓이 아니다. 따라서 성기에 특별한 원인이 있는 경우를 제외하고는, 몸의 노화나 이상이 원인일 경우 그 이상이나 노화가 치료되면 성기능도 원래대로 회복된다. 중년 이후에 도인술을 하는 사람은 대개 이런 성기능의 회복을 경험하고 기뻐한다.

따라서 도인술로 성기능을 회복하고 싶은 사람은 우선 성기능 이외의 이상은 없는지 확인할 필요가 있다. 만약 다른 이상이 없다면 오직 성력을 강화하는 행법을 계속하면 된다. 그러나 몸에 다른 이상이 있다면 그것을 고치는 행법과 함께 성과 관련된 행법을 해야 한다. 특히 환갑을 지난 사람의 경우, 몸의 다른 이상을 고친 뒤에 성력을 회복시키지 않으면 몸이 균형을 잃어 병에 걸리거나 때로는 목숨을 잃게 될지도 모르니

유의해야 한다.

성과 간장 · 신장

성력을 회복시킬 때 특별히 주의해야 할 것이 간장과 신장이다. 이 두 장기의 기능은 성기능에 큰 영향을 준다. 이 중 어느 하나라도 약해지면 성기능은 현저하게 감퇴하는 법이다. 따라서 간장이나 신장이 나쁠 경우에 강장식이나 강장제를 먹어도 효과는 적고 일시적이다. 즉 진정한 의미에서 성기능을 회복시키지 못한다. 이때는 무엇보다도 간장과 신장을 치료하는 것이 중요하다.

그렇다면 간장이나 신장이 나쁘다는 것은 무엇을 말하는가. 현대의학에서는 내장의 기능을 조사할 때 혈액이나 소변을 분석한다. 그러나 그것의 성분들이 이상을 나타내는 것은 병이 상당히 진전된 단계이다. 현대의학은 데이터 분석에만 의존하고 정작 몸은 진단하지 않는다. 내장이 나빠지면 그 부분의 피부 색깔이 변하거나 붓거나 딴딴해지거나 하는 법이다. 이것은 몸을 늘 진찰하는 사람이 보면 얼른 안다. 그러나 소변이나 혈액은 분석해도 그 결과에 이상이 없을 때가 많다.

이와 같이 혈액이나 소변검사를 해서 이상이 없는 경우라도 뒤에 소개하는 간장과 신장 행법을 해보기 바란다. 건강한 사람이 해도 해로울 것은 전혀 없으며 오히려 내장을 강화하는 효과가 있으니 안심하고 해보는 것이 좋다. 만약 일주일쯤 계속하여 몸에 아무런 변화가 나타나지 않는다면 당신의 간장과 신장은 역시 건강했음이 틀림없다. 그러나 어떤 변화가 일어나고 몸의 이상이 해소되거나 성기능이 증진되었다면 당신의 내장에 이상이 있었음을 의미한다.

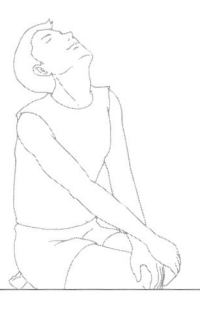

간장의 강화법

간장은 신장과 더불어 몸 전체의 기능을 유지하는 중요한 작용을 한다. 이 생각은 현대의학이나 도인의학이나 같다. 단, 도인의학에서는 성기 능과의 관련성을 생각한다는 점이 다르다면 다르다. 간장에 이어지는 경락인 간경肝經은 남녀 모두 성기에 이어져 있다. 이것은 다른 12경락 에는 없는 특징이다. 앞에서도 말했듯이 도인술로 간장 행법을 하면 이 연계를 실감할 수 있다.

그건 그렇고 간장이 정상이냐 아니냐를 알아보는 간단한 방법이 있 어서 소개한다. 스스로 자신의 간장 상태를 판단하기 위한 실마리이다.

① 손톱이 핑크색을 띠고 윤이 나면 간장은 건강하다. 그러나 손톱 의 혈색이 나쁘거나 손가락 끝이 터지거나 하면 간장 상태가 좋 지 않은 것이다.

② 엄지와 새끼손가락 쪽의 손바닥 언덕이나 손가락 배 부분에 벌겋 게 울혈 증상이 나타나면 간장이 나쁜 것이다. 이것을 손바닥의

홍반紅斑이라고 한다.

③ 간장은 눈과도 깊은 관련이 있다. 간장이 나빠지면 눈의 흰자위가 노랗게 흐려진다.

④ 간장병이 진전되면 간장은 비대해진다. 그리고 비대가 진전되면 갈비뼈의 맨 아래뼈가 밖으로 불거져나온다. 간장의 위치는 오른쪽이지만 오른쪽 갈비뼈뿐 아니라 왼쪽 갈비뼈 역시 그렇게 된다.

⑤ 간장병이 더욱 진전되면 얼굴이나 가슴 등에 지름 5~10밀리미터의 거미모양 반점이 나타난다. 이것은 혈관이 확장되어 나타나는 것이다.

간장은 감정의 움직임과도 밀접한 관련이 있다. 간장은 노여움을 맡아보는 기관이다. 따라서 성을 내면 간장의 활동은 지나치게 활발해져서 간장을 손상시킨다. 또 간장이 나빠지면 자주 발끈한다. 따라서 간장이 나쁜 사람은 성을 내지 않도록 조심하는 것이 중요하다. 갑자기 발끈하기를 잘하는 사람이 있다면 간장이 나빠지지 않았는지 한 번쯤 의심해볼 일이다.

간장 행법(1)

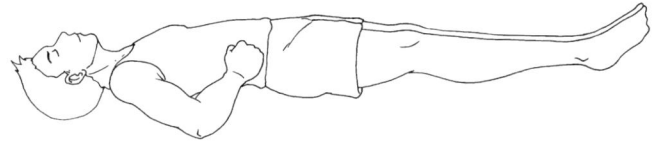

❶ 반듯하게 누워서 눈을 감는다. 두 손은 주먹을 쥐고(엄지손가락을 안으로 하고) 양 옆구리에 댄 채 천천히 입으로 숨을 내쉰 다음 코로 들이쉰다.

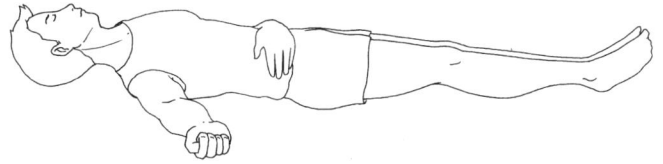

❷ 양 손바닥을 서로 비벼서 따뜻하게 한다. 먼저 오른손바닥으로 왼쪽 갈비뼈 맨 아래 부분을 좌우로 30회 문지른다.

❸ 왼손으로 오른쪽 갈비뼈 맨 아래 부분을 30회 문지른다.

❶~❸을 3~5회 되풀이한다.

간장 행법(2)

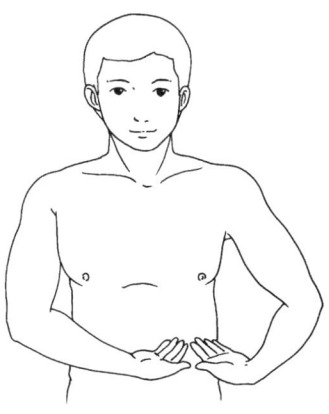

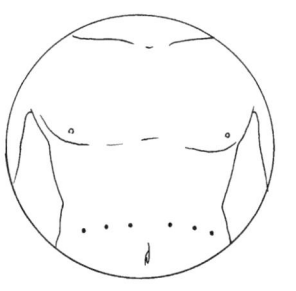

❶ 목욕탕에 들어가서 꿇어앉는다. 양손의 엄지를 제외하고 여덟 손가락을 나란히 세워서 왼쪽 갈비뼈 위장쪽 끝에 대고, 손가락 끝을 안쪽으로 굽혀 위장에서 옆구리에 걸친 살을 배 안쪽으로 누르듯이 한다. 누르는 동시에 코로 숨을 들이쉰다. 그 다음, 손의 힘을 늦추면서 숨을 내쉰다.

❷ 양 손가락 끝을 갈비뼈를 따라 몸 바깥쪽으로 약간 이동시켜 갈비뼈 중심쯤에 양 집게손가락이 오도록 하고 앞에서와 같이 양쪽 손가락 끝으로 배를 눌러 손가락 끝이 갈비뼈 안쪽으로 들어가게 한다. 동시에 코로 숨을 들이쉰다. 그 다음, 손의 힘을 늦추면서 숨을 내쉰다.

❸ 다시 양손을 배의 바깥쪽을 향하여 이동시키고 왼쪽 갈비뼈 맨 아래의 옆구리 부분에서 두 손가락 끝을 가지런히 하여 마찬가지로 배를 갈비뼈 안쪽으로 눌러넣듯이 한다. 동시에 코로 숨을 들이쉰다. 그 다음, 손끝을 갈비뼈 안쪽에서 떼면서 입으로 숨을 내쉰다.

이상의 ①~③과 같이 갈비뼈를 따라 양 손가락 끝을 이동시켜 배를 안쪽으로 밀어넣는 동작을 위 근처로부터 옆구리에 걸쳐 3회에 나누어 반복한다. 이 동작을 1~3회 행한다.

왼쪽이 끝나면 오른쪽도 똑같이 행한다. 반드시 왼쪽부터 먼저 시작한다. 그리고 손가락으로 배를 누를 때는 힘을 조절하여 조금씩 누르는 것이 좋다. 처음에는 손가락 끝이 1센티미터쯤 들어가는 것도 괜찮다. 점점 익숙해지면 2~3센티미터도 잘 들어간다. 처음 시작할 때 잘 들어가지 않는 것은 내장이 굳어 있기 때문이다. 건강한 내장은 탄력성이 있고 부드러운 법이다. 이 행법을 계속해나가면 빠르면 일주일, 늦어도 1~2개월이면 굳어진 내장도 상당히 부드러워진다. 부드러워진다는 것은 그만큼 건강해진 것을 뜻한다. 스스로 실감할 수 있을 것이다.

또 이 행법을 하다가 아픔을 느끼거나 기분이 나빠지는 사람은 곧 중지하고 행법(1)을 먼저 하는 것이 바람직하다. 행법(1)을 2주에서 한 달쯤 계속하여 간장 등의 내장이 회복되고 난 후에 이 행법을 하기 바란다.

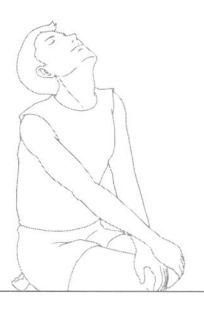

신장의 강화법

도인의학에서는 생명 에너지의 근원인 정精이 깃드는 곳으로서 사람의 많은 장기 중에서 신장을 가장 중요하게 생각한다. '신은 정을 간직하고 발육과 생식을 맡아본다'는 말에 그 견해가 나타난다. 정이 다할 때 인간의 수명은 끝난다. 그리고 이 정이 성性의 기능을 직접 지배한다. 따라서 신장에 이상이 생기면 성의 기능도 쇠퇴한다.

신장은 피를 걸러서 소변을 만들고 요관尿管을 통해 소변을 방광으로 보낸다. 방광에 모인 소변은 요도를 통해 배설된다. 요도는 음낭을 거쳐 성기에 이어져 있다. 도인의학은 이와 같이 신장으로부터 성기까지 하나로 이어진 것으로 본다. 따라서 성기능이 약해지면 이들 일련 기관이 약해진 것으로 보는 것이다. 그러므로 성기능을 회복하기 위해서는 이 일련 기관의 기혈 흐름을 활발하게 하는 행법을 해야 한다.

신장계의 체크 포인트

신장이나 방광, 요도 등의 기능이 약해졌을 때 몸 표면에 나타나는 증상은 다음과 같다. 스스로 몸의 상태를 판단하기 위한 실마리로서 소개해 둔다.

① 소변 보는 횟수가 줄어든다. 대개 건강한 사람이라면 깨어 있을 때 하루 10회 안팎이 표준이다. 그런데 일이나 가사 등의 사정으로 횟수가 줄어들기 일쑤다. 만약 그 횟수가 5~6회 이하라면 신장이나 방광의 기능이 약해진 것으로 생각해도 무방하다. 밖으로 나오지 않는 소변은 몸에 괴어서 발이나 얼굴을 붓게 한다. 여성의 경우, 호르몬의 분비가 불균형하면 소변이 유방에 괴어서 거대한 앞가슴이 된다. 젖가슴이 너무 커서 고민하는 사람이 신장 행법을 하고 동시에 욕조 안에서 유방 주무르기를 하면 젖가슴은 단시일 안에 작아진다.

② 소변 보는 횟수가 많아진다. 이것은 요도가 좁아지거나 전립선염으로 압박받았을 경우이다. 1회 배설량이 적어지기 때문에 그만큼 횟수가 늘어나는 것이다. 특히 밤에 자다가 소변을 보기 위해 깨는 횟수가 한 번이면 문제가 없지만, 두 번 이상인 날이 여러 날 계속되면 어딘가 이상이 있는 것이다.

③ 허리에 살이 쪄서 잘록한 데가 없어진다. 이것은 신장이 비대해지고 요관이 노화된 것으로 생각해야 한다.

④ 눈 언저리에 꺼멓게 멍이 들거나 얼굴이 거무스레해진다. 이것은 신장의 기능이 쇠약해져서 피를 충분히 걸러내지 못하기 때문이

다. 선천적으로 피부색이 검은 사람도 대부분 신장의 기능이 약해서인 경우가 많다. 부모로부터 신장이 약한 체질이 유전된 것이다. 이런 경우에 신장 행법을 하면 피부가 하얘진다.

⑤ 땀을 많이 흘린다. 땀을 잘 흘리는 사람은 신장이나 방광의 기능이 약하다고 봐도 무방하다. 소변에 의한 수분 배설이 충분히 이루어지지 않기 때문에 땀의 양이 늘어날 수밖에 없다. 물론 수분이 땀으로 나오기 때문에 아직은 좋은 편이라고 할 수 있으나, 나이를 먹으면 신장이나 방광에 병이 생기기 쉬우므로 그 전에 고쳐주는 것이 좋다.

신장 행법(1)

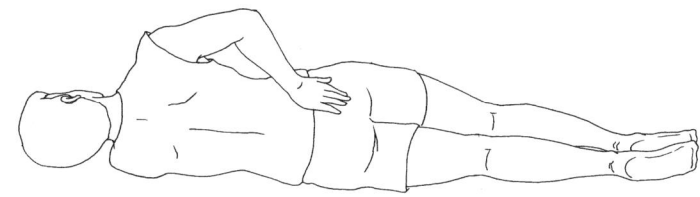

❶ 반듯하게 누워서 눈을 감고, 두 손은 주먹을 쥐고 양쪽 옆구리에 올려놓는다. 천천히 입으로 숨을 내쉬고 또 코로 들이쉰다.

❷ 왼쪽으로 누워 양 손바닥을 비벼서 따뜻하게 한다. 오른손으로 등의 허리뼈 위, 등뼈의 오른쪽 부분(신장이 있는 곳)을 아래위로 30회 문지른다.

❸ 오른쪽으로 돌아누워서 동일하게 행한다.
　❶~❸을 3~5회 반복한다.

신장 행법(2)

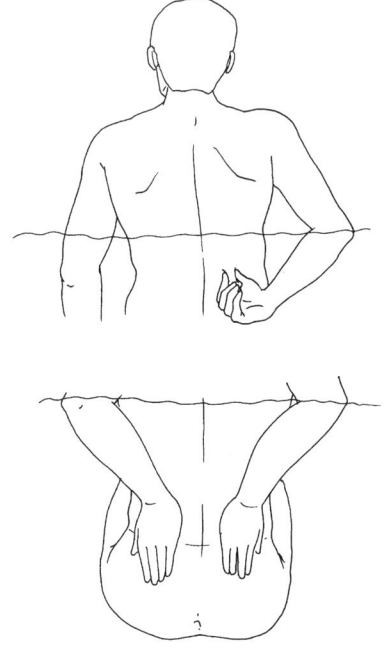

❶ 욕조 안에서 두 다리를 뻗고 앉는다. 꿇어앉은 자세로도 좋다. 오른손을 등 뒤로 돌려 오른쪽 신장 부분의 살을 엄지와 검지로 30회쯤 집고 문지른다.

❷ 마찬가지로 이번에는 왼손으로 왼쪽 신장 근처를 30회쯤 집고 문지른다.

❸ 다음으로 양 손바닥을 신장 부분에 대고 아래 위로 30회 이상 마찰한다.
❶~❸을 3~5회 반복한다. 기분이 좋아지고 의욕이 솟구칠 것이다.

신장 행법을 하면 소변이 탁해지거나 다갈색이 되지만, 이것은 몸 안에 있던 불순물이 소변에 섞여 나왔다는 증거이므로 조금도 걱정할 필요 없다. 신장의 배설력이 왕성해지면 끈적끈적하던 손발도 상쾌하리만큼 보송보송하고 매끈한 피부로 바뀔 것이다.

신장 행법(3)

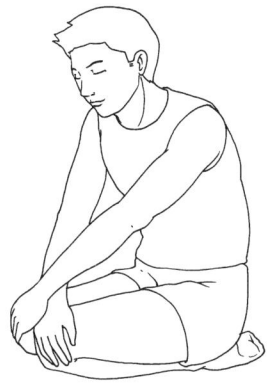 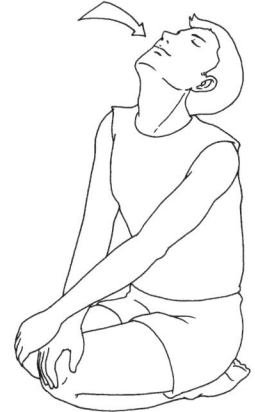

❶ 양쪽 엄지발가락을 포개고 꿇어앉아서 호흡을 고르고 마음을 안정시킨다.

❷ 두 팔을 앞에서 어긋나게 하여 손으로 무릎을 각각 누른다.

❸ 코로 숨을 들이쉬면서 윗몸을 일으키고 고개는 뒤로 깊숙이 젖힌다. 이때 손을 무릎에서 떼지 않도록 한다. 뒤에 기대는 기분으로 하는 것이 요령이다. 숨이 괴로워지기 직전에 입으로 숨을 내쉬면서 ❷의 자세로 돌아온다.

❶~❸을 9회 되풀이하는데, 3회마다 좌우 손을 바꾸면 좋다.

방광의 강화법

방광의 기능을 활발하게 하는 데는 안복행법(120쪽)이 효과적이다. 특히 배꼽 아래 방광이 있는 부분을 천천히 비비고 문지르면 좋다. 신장 행법 (1)과 (2)를 안복행법과 병행하면 더욱 효과적이다.

요도 행법 - 서혜부 마찰

방광염의 치료 행법을 행한다.

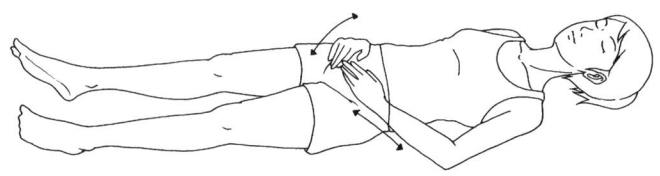

❶ 편안한 자세로 반듯하게 눕는다. 호흡을 고르고 마음을 안정시킨 후 두 손바닥을 비벼서 따뜻하게 한 다음, 양쪽에서 방광(불두덩언저리)을 직접 여러 번 마찰한다.

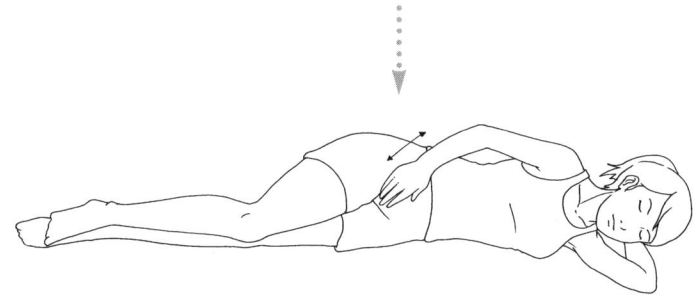

❷ 옆으로 누웠을 때는 (수뇨관이 두 줄임을 인식하고) 한쪽 손으로 위쪽 부분을 문지르고, 반대방향으로도 누워 같은 방법으로 행한다.

이와 같이 신장 행법(1), (2), (3), 방광의 강화법(안복행법), 요도 행법 등은 성의 기능을 회복하는 행법이지만, 동시에 그 기관들의 이상으로 생긴 병의 치료법이기도 하다. 이 행법들이 효과를 나타내는 병과 증상을 들어보면 다음과 같다.

- 검은 피부, 다한증多汗症, 붓는 얼굴, 붓는 손발, 전립선염, 방광염, 요도염, 신장병.

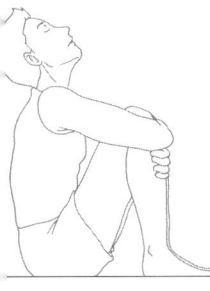

남성을 위한 성력 강화법

성력 강화법

여기에서 소개하는 행법은 모두 남녀 성기의 기혈 흐름을 원활히 하여 성기의 기능을 왕성하게 하는 방법이다. 이 행법들만 행해도 성력을 강화하는 효과가 있다. 그러나 이미 말한 대로 성기능의 쇠약은 간장이나 신장의 기능 쇠약이 원인인 경우가 많으므로, 각 행법을 아울러 실시함이 바람직하다.

또한 70세 이상일 경우는 설사 성의 기능을 회복했다 하더라도 기쁜 나머지 도를 지나치지 않도록 주의해야 한다. 몸의 균형이 깨져 병을 일으킬 염려가 있기 때문이다.

서혜부를 주무르는 행법

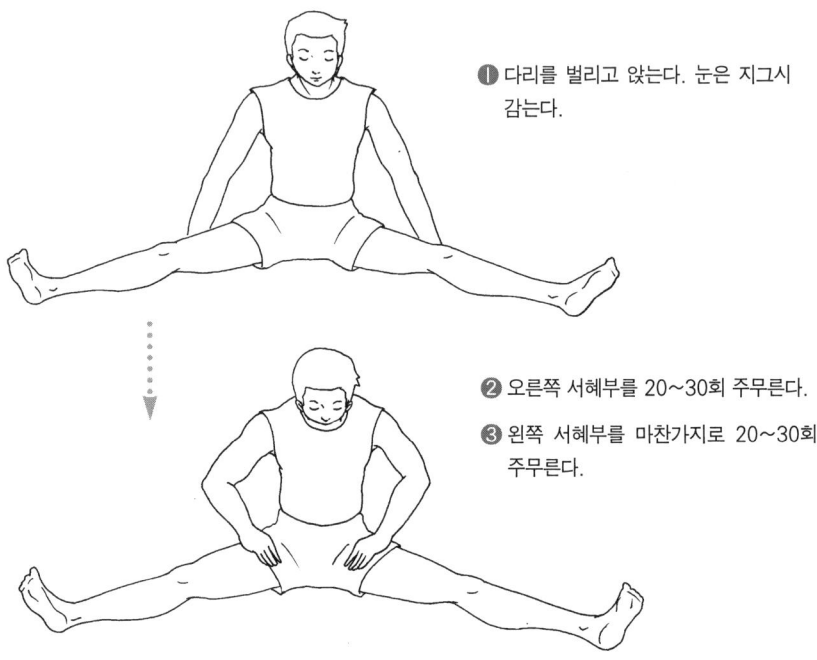

❶ 다리를 벌리고 앉는다. 눈은 지그시 감는다.

❷ 오른쪽 서혜부를 20~30회 주무른다.

❸ 왼쪽 서혜부를 마찬가지로 20~30회 주무른다.

허벅지를 문지르는 행법

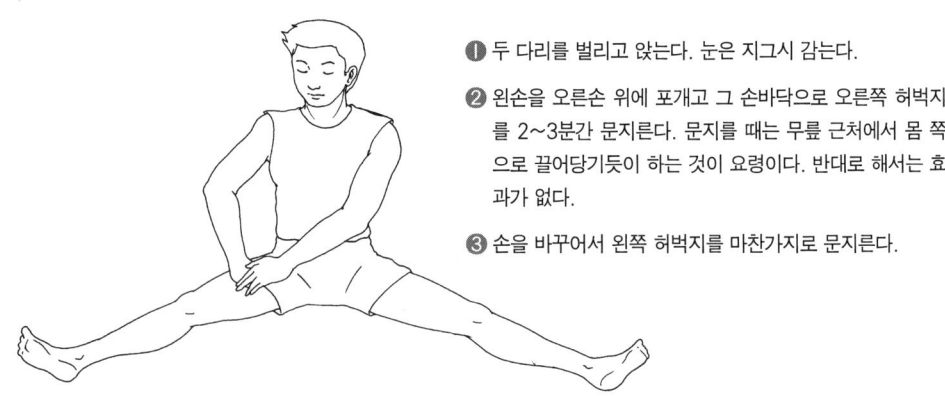

❶ 두 다리를 벌리고 앉는다. 눈은 지그시 감는다.

❷ 왼손을 오른손 위에 포개고 그 손바닥으로 오른쪽 허벅지를 2~3분간 문지른다. 문지를 때는 무릎 근처에서 몸 쪽으로 끌어당기듯이 하는 것이 요령이다. 반대로 해서는 효과가 없다.

❸ 손을 바꾸어서 왼쪽 허벅지를 마찬가지로 문지른다.

허리를 강화하는 행법

남성의 경우, 허리 기혈의 쇠약이 성기능 쇠약의 원인인 경우가 많다. 이때 허리의 기혈 흐름을 활발하게 하면 성기의 기혈 흐름이 활발해진다.

성력 증강을 위한 허리 행법(1)

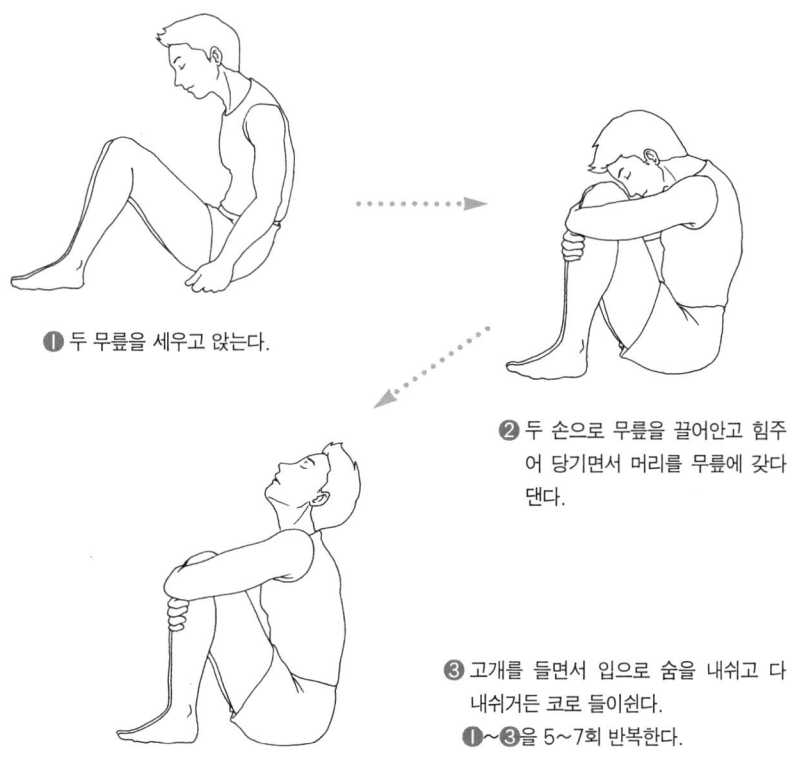

❶ 두 무릎을 세우고 앉는다.

❷ 두 손으로 무릎을 끌어안고 힘주어 당기면서 머리를 무릎에 갖다 댄다.

❸ 고개를 들면서 입으로 숨을 내쉬고 다 내쉬거든 코로 들이쉰다.
❶~❸을 5~7회 반복한다.

성력 증강을 위한 허리 행법(2)

이 행법은 젊음을 시험하는 진단행법 (5)(102쪽)의 치료편이다. 이것은 성기만이 아니라 간장, 신장의 기혈 흐름도 동시에 왕성하게 하므로 성기능 회복의 효과가 매우 크다.

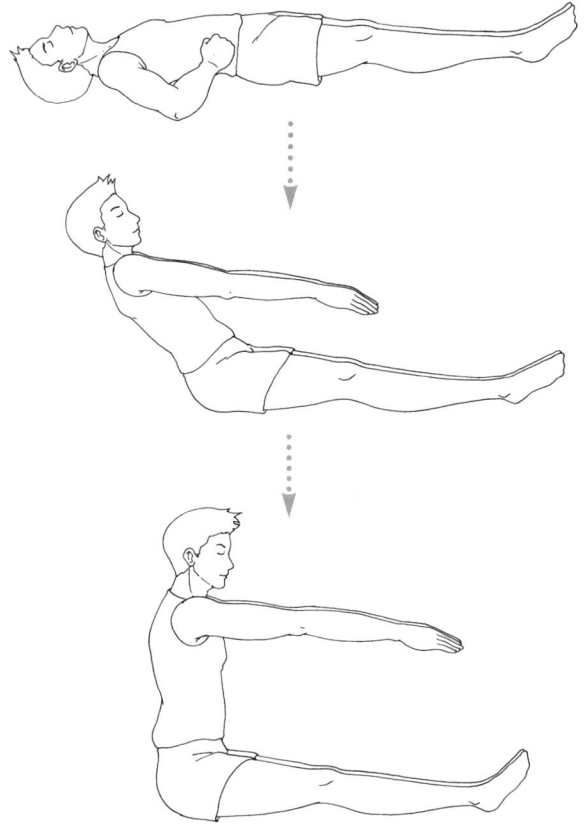

❶ 반듯하게 누워서 눈을 감고 두 주먹을 옆구리에 댄다. 천천히 입으로 숨을 내쉬고 코로 들이쉰다.

❷ 입으로 숨을 내쉬면서 양 손바닥을 아래로 하여 앞으로 뻗으면서 윗몸을 일으켜 두 손을 발에 접근시킨다.

❸ 숨을 다 내쉬거든 입을 다물고 코로 숨을 들이쉬면서 윗몸을 뒤로 넘어뜨려 원래 자세로 돌아간다.
❶~❸을 3회 반복한다.

또한 배 행법(2)(122쪽)는 허리를 튼튼히 하고 신장을 강화하는 효과가 크므로 강장과 회춘에 매우 효과적이다.

금냉법金冷法 목욕탕에서 남성의 성기에 물을 끼얹는 행법인데, 그저 끼얹기만 하면 되는 것이 아니다. 끼얹는 곳이 문제이다. 성기의 아래쪽을 보면 꿰맨 줄 같은 것이 있는데, 거기에 물을 끼얹어 자극하는 것이 금냉법의 요령이다. 이때 뜨거운 물과 냉수를 번갈아 끼얹는다.

❶ 성기를 한 손에 쳐들고 뜨거운 물을 3~5회 끼얹는다.
❷ 마찬가지로 냉수를 3~5회 끼얹는다.
❶~❷를 5~6회 반복한다.

강장법(성기 자극법)

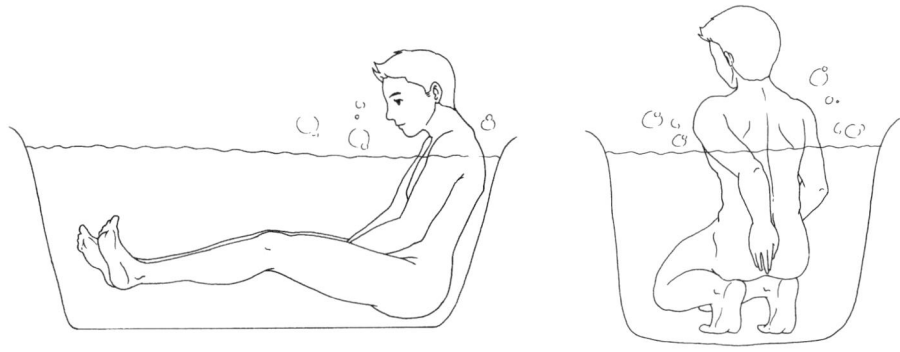

❶ 욕조에 다리를 펴고 앉아서 왼손으로 음낭 전체를 싸쥔다.
❷ 싸쥔 손으로 음낭을 50번쯤 가볍게 주무른다.
❸ 성기가 일어서면 욕조 안에서 허리를 쳐들고 왼손바닥으로 꽁무니뼈 언저리를 비빈다.
❹ 발기가 멎을 때까지 마찰을 계속한다.

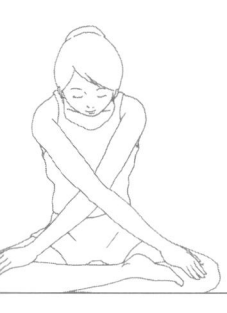

여성을 위한 성력 강화법

여성의 경우, 성기능이 왕성할 때는 자궁, 난소, 질, 외음부가 모두 부드럽고 탄력성이 풍부해지므로 질의 죄는 힘이 좋아진다. 따라서 여성을 위한 성력 강화법은 성기를 부드럽게 하고 질의 죄는 힘을 강화하는 행법이다. 단, 생리중에는 이 행법들을 해서는 안 된다.

허벅지를 문지르는 행법 허벅지를 문지를 때는 무릎관절 근처로부터 안쪽으로 끌어당기듯이 하는 것이 요령이다. 반대 방향으로 하면 효과가 없다. 이 행법을 아침과 밤에 1회씩 최소 하루 2회 실시하기 바란다. 짬이 있으면 하루 3~5회 행하는 것이 더욱 효과적이다.

이 행법은 남성편의 것과 같지만 다만 행법의 순서가 좌우 반대이다. 이것은 남녀 몸의 기혈 흐름에 차이가 있기 때문이다. 좌우의 순서는 반드시 지켜주기 바란다.

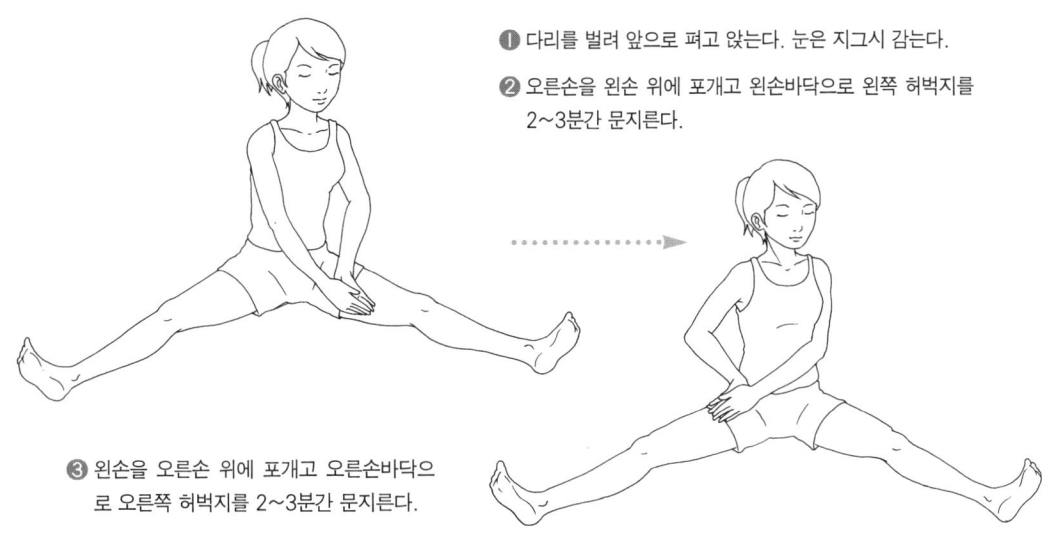

❶ 다리를 벌려 앞으로 펴고 앉는다. 눈은 지그시 감는다.
❷ 오른손을 왼손 위에 포개고 왼손바닥으로 왼쪽 허벅지를 2~3분간 문지른다.
❸ 왼손을 오른손 위에 포개고 오른손바닥으로 오른쪽 허벅지를 2~3분간 문지른다.

질의 복기법 服氣法

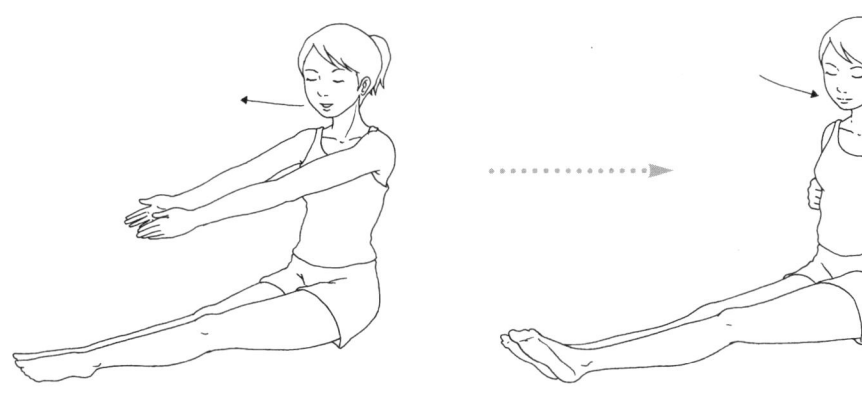

❶ 두 다리를 앞으로 뻗고 앉는다. 입으로 숨을 내쉬면서 양손을 펴고 앞으로 천천히 밀어낸다.
❷ 코로 천천히 숨을 들이쉬면서 두 팔을 끌어당겨 주먹을 쥐고(엄지손가락을 안에 넣고) 양 옆구리로 가져간다. 이때 항문을 죈다.
❸ 숨이 가빠지기 직전에 항문을 늦추고 천천히 숨을 내쉬면서 두 팔을 편다.
❶~❸을 천천히 3회 되풀이한다.

질을 죄는 행법

이 행법을 하루 2~3회 행한다. 배변 후에는 근육이 늘어나므로 반드시 행하는 것이 좋다. 화장실에서 배변이 끝난 후 하면 된다. 항문에 죄는 힘이 생기면 질도 잘 죄게 된다.

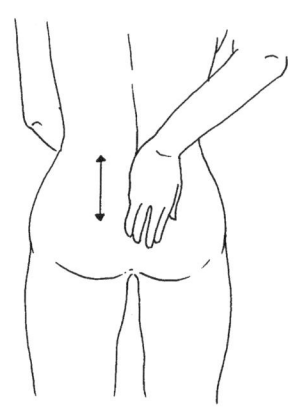

❶ 두 발을 어깨 넓이보다 약간 넓게 벌리고 선다.
❷ 한쪽 새끼손가락과 약손가락의 배를 엉덩이 틈새에 대고 아래위로 세차게 비벼댄다.
❸ 좌우 교대로 1분씩 5회, 약 10분간 행한다.

자궁 행법

이것은 자궁과 난소의 기혈 흐름을 활발하게 하는 행법으로 갱년기 장애의 치료법과 동일하다. 여성은 매달 생리를 하여 어혈(더러운 피)을 몸 밖으로 배설하는데, 기혈의 흐름이 쇠약해지면 미처 배설하지 못한 어혈이 몸 안에 괸다. 그렇게 되면 그 독소가 몸 안을 거꾸로 흘러서 두통이나 생리통을 일으킨다. 중년이 되면 이 어혈이 갱년기 장애의 원인이 된다. 이 행법은 갱년기 장애의 치료법인 동시에 여성의 회춘에 결정적인 역할을 한다. 이미 갱년기에 들어선 사람, 생리가 멎은 사람의 몸에 괴어 있는 어혈의 배설을 촉진해주기 때문에 젊어지는 데 대단히 효과적이다.

일반적으로 여성은 생리가 멎으면 성의 기능도 끝난다고 알고 있으나 그것은 잘못된 것이다. 도인술로 성기와 전신의 기혈 흐름을 활발하게 해주면 얼굴도 늙지 않고 성에 대한 욕구나 즐거움도 쇠퇴하지 않는다. 임신할 걱정도 없으니 도를 지나치지만 않으면 마음껏 즐길 수 있다.

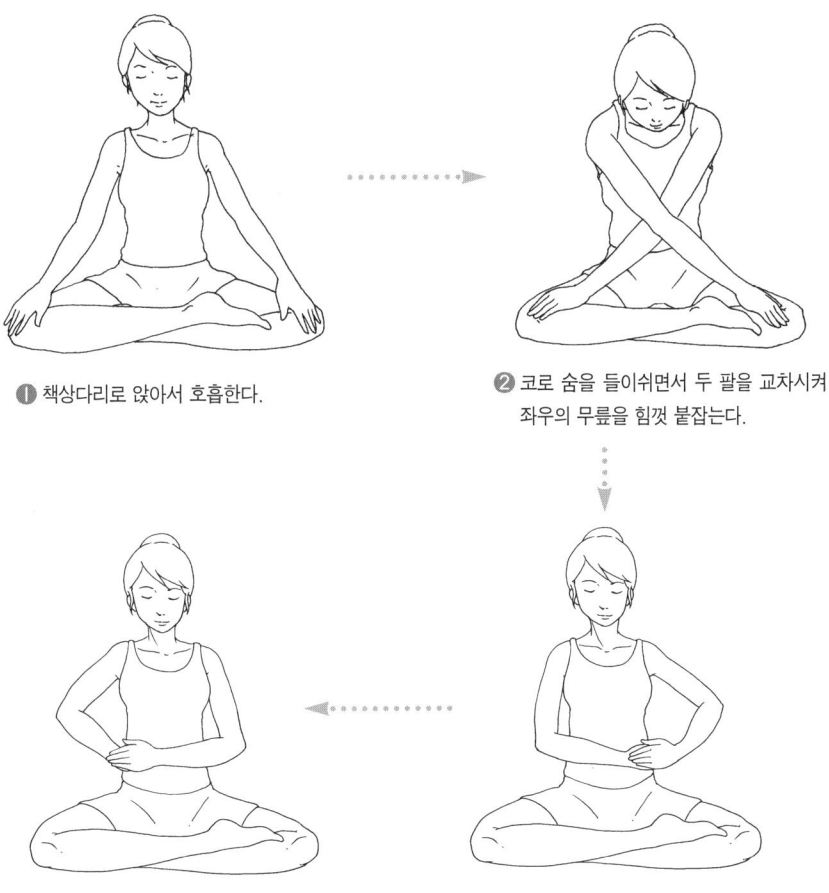

❶ 책상다리로 앉아서 호흡한다.

❷ 코로 숨을 들이쉬면서 두 팔을 교차시켜 좌우의 무릎을 힘껏 붙잡는다.

❸ 포갠 두 손바닥으로 배를 가볍게 좌우 두 번씩 펑펑 때리면서 입으로 숨을 내쉰다. 이상을 3~7회쯤 실시한다.

발목욕 행법

질, 자궁, 난소 등 여성 성기 전반에 걸쳐 기혈의 흐름을 활발하게 해주는 행법이다. 불감증과 불임증 치료에도 효과가 있다. 또한 이 행법은 여성의 냉증과 남녀를 불문하고 발을 차게 해서 생기는 감기와 오한의 치료법이기도 하다.

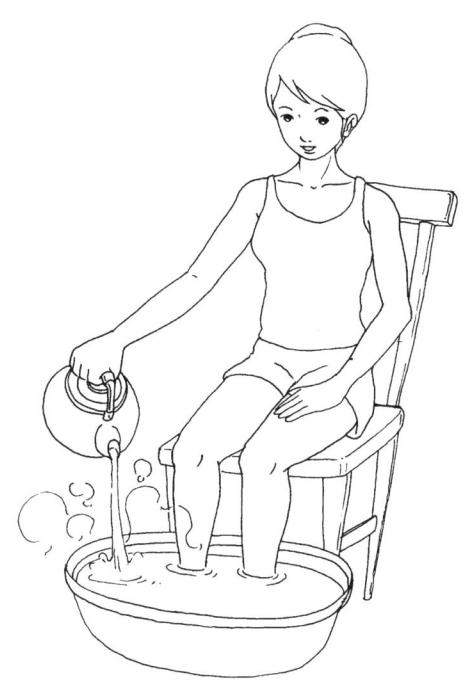

❶ 대야에 미지근한 물을 넣고 두 발을 담근다.
❷ 뜨거운 물을 대야에 조금씩 붓기 시작하여 더이상 못 견딜 때까지 붓는다.
❸ 약 15분 동안 발을 담갔다가 꺼낸 후 잘 닦고 곧 잠자리에 든다.

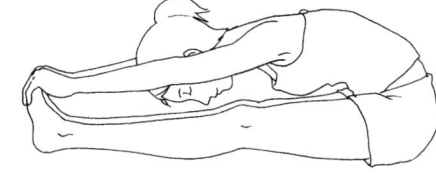

마음의 고민을 날려버리는 도인술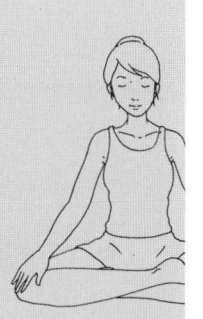

07

사람 상대에 자신이 생긴다

입냄새
땀을 많이 흘린다
얼굴이 빨개진다
남들 앞에 서면 당황한다
말을 더듬는다
시선공포증
나쁜 버릇

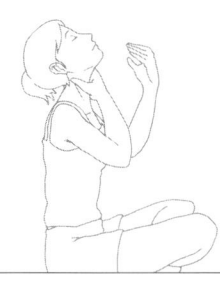

입냄새

사람 상대에 자신이 생긴다

스스로는 좀처럼 깨닫지 못하는 것이 자신의 입냄새이다. 특히 둔감한 사람은 자신의 입냄새가 주위 사람들에게 불쾌감을 주고 있다는 사실을 전혀 모르고 있다. 그렇다고 대놓고 당사자에게 주의를 주기도 힘든 법이다.

또한 일단 자신의 입냄새를 깨닫기 시작하면 이번에는 그로 인해 사람들을 대할 때 자신감을 잃어버리고 만다.

입냄새의 원인은 크게 두 가지로 나눌 수 있다. 하나는 치아에 음식 찌꺼기가 끼어 있는 경우인데, 이것은 도인술을 할 것도 없이 입 안을 깨끗이 하는 동시에 치과에 가서 치석을 제거해야 한다.

또 하나의 원인은 내장에 병이 있는 경우다. 신장이 나쁜 경우는 상대방이 숨쉬기 거북할 정도이다. 또한 간장이 나쁜 경우는 고기가 썩은 것 같은 역한 냄새가 난다. 신장과 간장에 관해서는 각 행법(259, 255쪽)을 행하기 바란다. 내장 중에서 특히 입냄새의 원인이 되기 쉬운 것이 위가 나쁜 경우이다. 위가 활력을 잃게 되면 위나 장에 있는 내용물의 냄새가 입으로 올라오므로 입냄새를 없애려면 위를 튼튼하게 하는 것이 선결문제다.

입냄새를 없애는 행법
- 위를 튼튼히 하는 행법

이 행법을 공복시(식후 2시간 이후)를 택해서 하루 3회 행한다. 한 달쯤 후면 위가 활력을 되찾고 입냄새도 깨끗이 사라진다. 이때 안복행법(120쪽)을 병행하면 더 높은 효과를 기대할 수 있다.

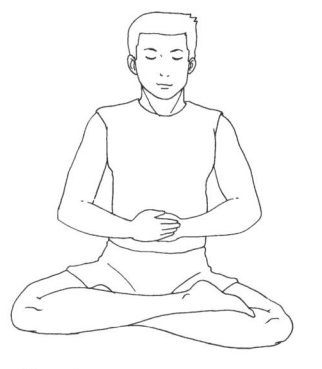

❶ 책상다리로 앉는다. 왼손을 아래로 두 손을 포개서 배에 갖다댄다.

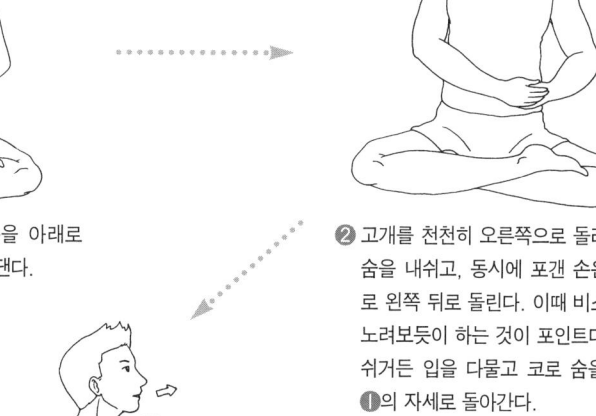

❷ 고개를 천천히 오른쪽으로 돌리면서 입으로 숨을 내쉬고, 동시에 포갠 손은 몸에 댄 채로 왼쪽 뒤로 돌린다. 이때 비스듬히 위쪽을 노려보듯이 하는 것이 포인트다. 숨을 다 내쉬거든 입을 다물고 코로 숨을 들이쉬면서 ❶의 자세로 돌아간다.

❸ 이번에는 오른손을 아래로 두 손을 포개고 고개를 왼쪽으로 손은 오른쪽 뒤로 돌린다.

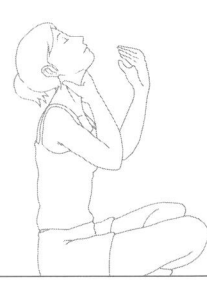

땀을 많이 흘린다

사람 상대에 자신이 생긴다

다한증多汗症 역시 입냄새와 마찬가지로 남에게 불쾌감을 주지 않을까 하는 불안감으로 사람 사귀기를 꺼리게 한다. 땀을 지나치게 많이 흘리는 사람은 신장의 기능이 약해져 있다. 몸 안의 수분이 소변으로 나오지 못하기 때문에 땀으로 대신 나오는 것이다.

전에 신장병 때문에 다한증이 생겼다는 사람이 찾아왔는데, 30분쯤 이야기하고 나자 그 사람이 앉아 있던 방석은 흠뻑 젖어 있고 두 종아리에서는 땀이 흘러내렸다. 그러나 이런 심한 다한증도 한 달이면 낫는 도인술이 있다. 바로 발바닥을 주무르는 행법과 신장 행법(3)(263쪽)이다.

발바닥을 주무르는 행법 발바닥에는 신경腎經에 이어지는 용천涌泉이라는 경혈이 있어 발바닥을 주무르면 위장의 기능이 활발해져서 땀을 소변으로 완전히 배설하게 해준다. 짬이 날 때마다 이 행법과 함께 신장병을 예방하는 행법을 병행하기 바란다. 이것은 허리아픔을 낫게 하는 동시에 신장병을 예방하고 치료하는 효과가 있다.

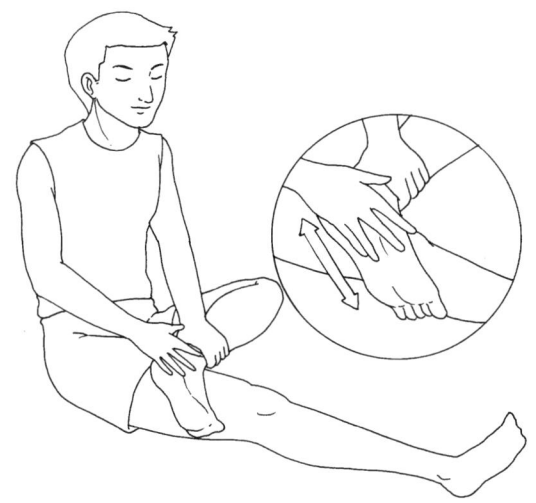

○ 손으로 발바닥을 잘 주물러준다.

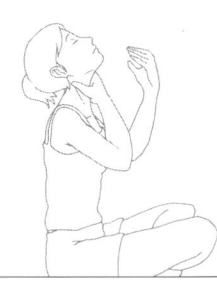

얼굴이 빨개진다

사람 상대에 자신이 생긴다

신문, 잡지 등의 상담에서 흔히 볼 수 있는 사례가 쉽게 얼굴이 상기되고 잘 빨개지는 적면증에 대한 고민이다.

사람들 앞에서 이야기를 하거나 좋아하는 사람 앞에 나가기가 무섭게 얼굴이 빨개진다. 극단적인 경우는 남이 보고 있다는 생각만으로 얼굴이 붉어진다. 그래서 사람을 만나는 일이 괴롭다.

이런 사람은 심장이 나쁜 경우가 많다. 얼굴이 빨개졌을 때 심장에 손을 대보면 어김없이 두근두근 뛰고 있다. 따라서 하찮은 일로 얼굴이 잘 붉어진다는 것은 심장이 나쁘다는 증거이다. 이런 사람은 평소 심장의 복기법(166쪽)을 행하여 심장을 튼튼히 해둘 필요가 있다.

여기서는 얼굴이 붉어졌을 때 그 자리에서 해소시켜주고 또한 얼굴이 상기되는 것을 예방하는 행법을 소개하겠다.

심장을 비비는 행법

이것으로 두근거림이 멎고 심장이 좋아지며 적면증도 낫는다. 심장을 마찰할 때는 물론 옷을 벗고 직접 살을 비비는 것이 가장 좋지만, 사정에 따라서는 옷을 입고 마찰해도 무방하다. 그러나 웃옷은 벗는 것이 효과적이다.

적면증인 사람은 마음가짐에도 원인이 있다. 자신을 잘 보이려는 마음이 보통 사람보다 강하기 때문이다.

재무부에 근무하는 S씨는 전부터 적면증이 있었는데, 과장으로 승진한 후 여러 사람이 보는 가운데 앞으로의 방침이나 포부를 발표하는 자리에서 너무 긴장한 나머지 머리에 피가 몰려 졸도하고 말았다. 그는 심장을 고치는 행법을 하는 동시에 자신이 언제까지나 잘 보일 수 없다는 사실을 깨닫고나서 오랫동안의 적면증이 간단히 나아버렸다.

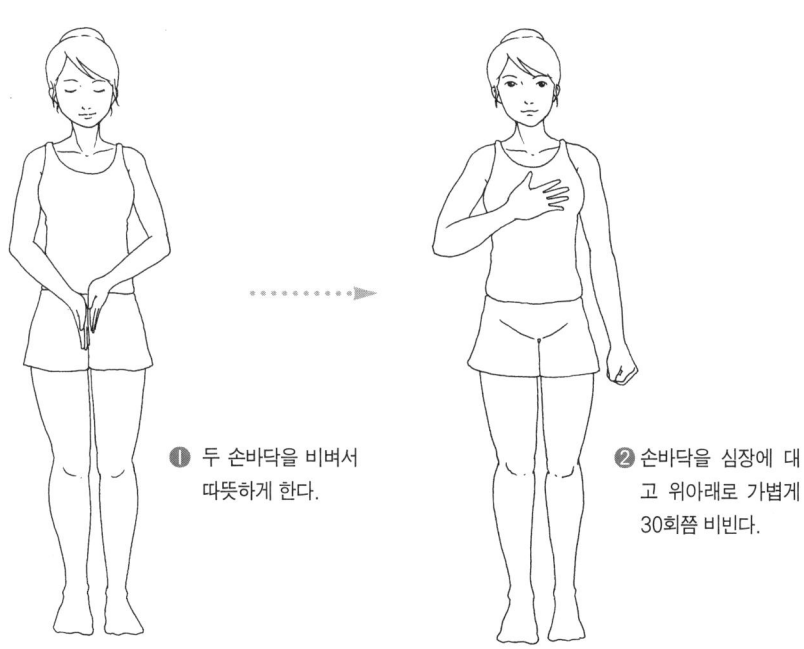

❶ 두 손바닥을 비벼서 따뜻하게 한다.

❷ 손바닥을 심장에 대고 위아래로 가볍게 30회쯤 비빈다.

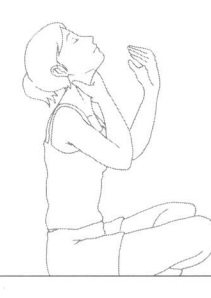

남들 앞에 서면 당황한다

사람 상대에 자신이 생긴다

사람들 앞에 나설 때 당황하거나 얼어붙는 것은 사실 남들 앞에서 말하는 것이 익숙하지 않기 때문에 생기는 현상이다. 익숙해지면 누구라도 당황하지 않게 된다. 예를 들어 불과 십 년 전까지만 해도 마이크 앞에 서볼 기회가 흔치 않았기 때문에 아무리 정치가라도 마이크 앞에 서면 긴장하곤 했다. 그러나 지금은 누구나 마이크를 붙들고 거리낌 없이 노래한다. 개중에는 마이크가 없으면 노래하지 않겠다는 사람도 적지 않다.

그러나 익숙해지면 괜찮아진다고 아무리 말해주어도, 쉽게 당황하는 사람 입장에서는 어떻게 해야 익숙해지는지 몰라 고민하는 경우가 많다. 한번 남들 앞에 나섰다가 당황하여 횡설수설하고 크게 창피를 당하고 나면, 다시는 그런 일을 당하지 말아야겠다고 생각하기 때문에 생기는 걱정이다. 이런 사람들을 위한 도인술을 소개한다. 다른 사람들 앞에 서서 말하기 전에 행하면 효과적이다.

당황하지 않게 하는 예방행법   이 행법은 호흡과 심장의 고동을 조절하는 효과가 있어 맥박의 난조를 방지할 수 있다.

한편 청중의 숫자가 많지 않은 자리에서는 아무렇지 않다는 사람도 적지 않다. 이는 자신에게로 향한 사람들의 눈을 의식하고 그 눈이 많고 적음에 따라 긴장감이 강해지거나 약해지기 때문이다. 이럴 때는 몇몇 사람의 눈이나 표정만을 보며 이야기하는 것이 하나의 요령이다.

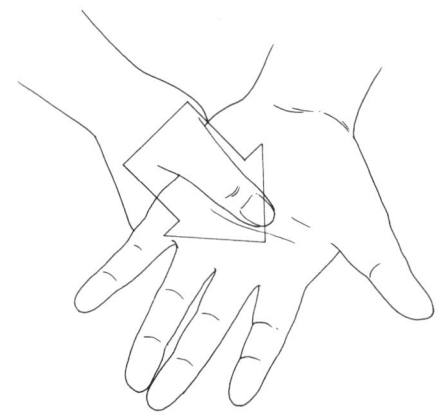

❶ 주먹을 가볍게 쥐고 눈을 지그시 감는다. 그리고 천천히 입으로 숨을 내쉬고 천천히 코로 숨을 들이쉰다. 이것을 3회 반복한다.

❷ 왼손바닥을 오른쪽 엄지손가락으로 30회쯤 가볍게 지압한다. 이어서 오른손바닥을 왼쪽 엄지로 지압한다. 이것을 3회 반복한다.

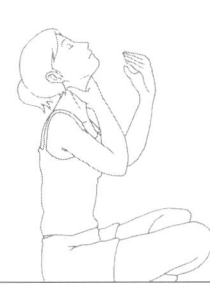

말을 더듬는다

사람 상대에 자신이 생긴다

사람 사귀는 일이 제대로 되지 않는다는 고민의 또다른 원인은 말을 더듬는 데 있다. 사람들과 이야기할 때 더듬거리는 것이 창피하여 사람 사귀기를 꺼리는 것이다. 또한 그 때문에 하는 일이 잘되지 않는다고 시름에 잠겨 고민하기도 한다.

시골에서 올라와 전화 배선공사를 하는 R씨도 그런 고민을 안고 있었다. 그가 처음 말을 더듬게 된 것은 중학교 때였다. 급우 중에 말을 더듬는 아이가 있었는데 그게 재미나서 흉내를 내다보니 어느 사이엔가 자신도 말을 더듬게 되었다는 것이다.

그 버릇이 현재까지 이어져 상사에게 보고할 때도 말을 심하게 더듬는다고 했다. 따라서 일을 하고 있어도 상사나 동료의 놀림을 받는 기분이 들어 그것이 너무 괴로워서 직업을 바꿀까도 생각해봤다는 것이다.

이런 사람들은 상대에게 말을 빨리 전하려는 생각이 앞선다. 그런데 말을 더듬으니 상대가 잘 알아듣지 못할 거라는 조바심이 겹쳐 더더욱

288

말을 더듬게 되고 횡설수설 상태까지 이른다.

그러나 말을 더듬는다고 해서 크게 걱정할 것 없다. 더듬거리면서도 열심히 지껄이다보면 상대방이 알아듣고 "당신은 이런 말을 하고 싶은 거죠" 하고 친절히 설명해주게 마련이다. 즉 필사적으로 빨리 말하려고 애쓸 필요가 조금도 없다. 긴장을 풀고 천천히 말하는 버릇을 길러나가면 말더듬이는 저절로 나아진다.

그러나 말을 할 때 긴장하지 않으려고 해도 그것이 좀처럼 되지 않는 경우가 많다. 그런 사람들을 위한 도인술을 소개한다.

거울 앞에서 이야기하는 행법 거울을 마주하면 누구나 조금은 긴장하는 법인데, 거울에 비친 자기 표정을 보면서 말을 해본다. 그리고 자신이 더듬을 때의 표정이나 동작을 잘 관찰하고, 그 표정이나 동작을 하지 않도록 명심하면 되는 것이다.

말더듬이를 고치는 또 하나의 행법은 소리내서 책을 읽는 것이다. 어떤 책이든 자기가 좋아하는 것으로 골라서 같은 대목을 외울 정도로 되풀이해서 읽는다. 읽을 때는 되도록 천천히, 또 되도록 큰소리로 읽는 것이 요령이다. 참으로 간단한 방법이지만 매일 이것을 반복하면 대개 일주일도 되기 전에 말 더듬는 버릇이 낫는다.

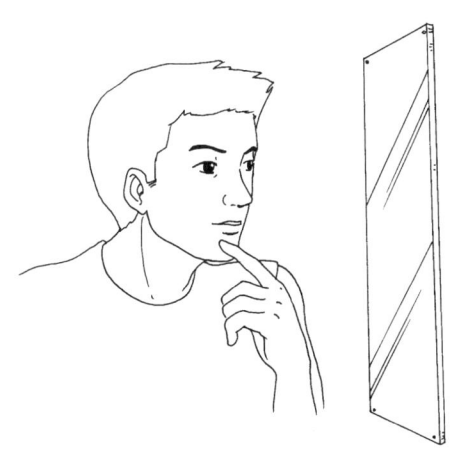

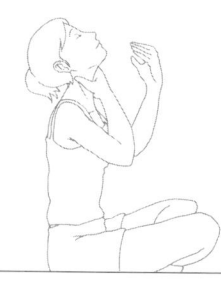

시선공포증

사람 상대에 자신이 생긴다

다른 사람과 눈을 마주치지 않으려는 사람이 있다. 마음이 약해 시선을 마주치기 두려워서, 대화할 때 뻐드렁니가 보일까봐 걱정이 돼서, 또는 끊임없이 눈을 깜박거리는 버릇 때문에 등등 여러 가지 이유가 있다. 이런 버릇들로 인한 시선공포증을 가진 사람은 인간관계도 부드럽게 유지하기 어렵다.

이름 있는 가문의 S군은 위와 같은 버릇을 모두 갖고 있었다. 그가 나를 찾아온 것은 취직을 한 달 앞둔 시기였는데, 그의 말에 따르면 자신은 마음이 약해서 낯선 사람을 만나거나 낯선 장소에 가면 어찌할 바를 모르겠는데 이제 사회에 나가면 그런 고민을 호소할 길마저 없을 터이니 어떻게 하면 좋겠냐는 것이었다.

S군은 나와 이야기하면서도 계속 안절부절 못했다. 목소리가 작아서 무슨 말을 하는지 알아듣기도 어려웠는데, 내가 반문하면 더욱 기어들어가는 소리로 말하곤 했다. 또 내 얼굴을 똑바로 보지도 못하고 눈을

쉴 새 없이 깜박거렸다. 이야기를 자세히 들어보니, 아버지는 현직 중학교 교장이고 어머니도 전에 교사였다는 것이다. 게다가 그는 외아들이었다. 그 영향으로 부모는 S군을 교육자의 자녀에 걸맞게 키운다며 어릴 때부터 열심히 공부해라, 이것은 안 된다, 저것도 안 된다는 식으로 눈에 띄기만 하면 달달 볶았다는 것이다.

이런 엄격한 교육 때문에 S군은 부모의 얼굴과 마주치기를 꺼려하고, 급기야는 이것이 버릇으로 굳어진 것이다. 또한 잘못 보이면 어쩌나 하는 두려움 때문에 언제나 눈을 깜박거리고 흠칫흠칫하는 동작이 몸에 배어버렸다.

S군의 경우엔 시선공포증의 정도가 심한 편이었다. 그래서 거울을 응시하는 행법과 눈을 씻는 행법(152쪽)을 가르쳐주었다. 그리고 이 행법을 매일 행할 것을 지시하고 첫 출근 전에 다시 한 번 찾아오라고 일러주었다.

한 달 후에 다시 찾아온 S군은 눈 깜박이는 버릇이 한결 나아졌고, 얼굴을 똑바로 마주하고 말할 수 있게 되었다. 시선공포증이 치료된 것이다. 이것으로 S군은 완전히 자신감을 되찾았고 흠칫거리던 동작도 사라졌다.

거울을 응시하는 행법 이것을 매일 아침과 저녁, 3분씩 실시한다. 거울 앞에 서서 자신의 얼굴을 뚫어지게 응시하는 행법이다. 남의 얼굴을 똑바로 볼 수 없는 사람도 자기 얼굴이라면 똑바로 볼 수 있다.

처음에는 자신의 이마를 보아도 좋다. 익숙해지면 눈을 응시한다. 이 행법을 10일 정도 계속하면 남의 얼굴을 보는 것이 이전보다는 고

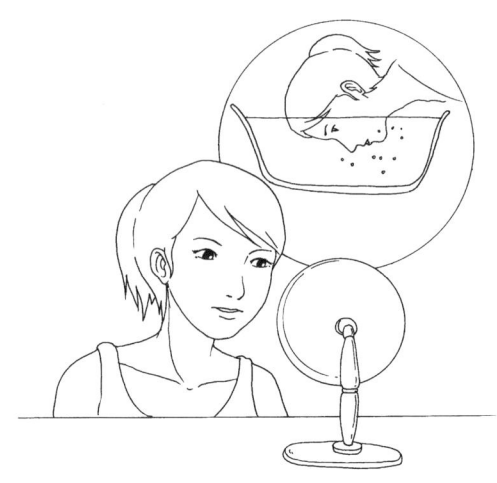

통스럽지 않게 되고, 그러다보면 시선공포증도 치료된다. 좀더 나은 치료효과를 위해서는 거울 행법과 더불어 눈을 씻는 행법을 계속 행하면 좋다.

눈을 씻는 행법은 시력을 회복하기 위한 행법이기도 하다. 일반적으로 시선공포증이 있는 사람은 생리적으로 눈이 약한 경우가 많다. 눈이 약한 사람이 이 행법을 3일쯤 실시하면 이전에는 느낄 수 없었던 상쾌함을 느낄 수 있다.

흔히 시선공포증은 심약하거나 소심한 성격에 원인이 있다고 보기 때문에 그 성격을 변화시키지 않으면 증상도 좀처럼 치료되지 않는다. 이렇게 말하면 심약하거나 소심한 사람은 자신의 성격을 개조하는 일이 대단히 어렵게 느껴질 것이다. 성격을 간단히 개조할 수 있다면 심약함이나 소심함으로 고민할 필요도 없을 것이기 때문이다.

그러나 여기서 소개한 S군의 경우에서도 알 수 있듯이 성격상의 결점을 극복하려면 먼저 결점에서 생기는 신체상의 버릇을 제거해야 한다. 버릇이 남아 있는 한, 성격의 결점은 좀처럼 고쳐지지 않는 법이다.

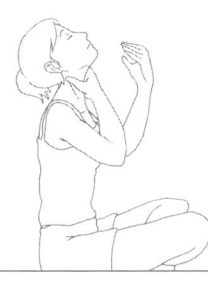

나쁜 버릇

사람 상대에 자신이 생긴다

누구나 한두 가지쯤 버릇을 가지고 있는 법이다. 그 버릇이 문제가 되는 것은 남에게 불쾌감을 줄 수 있기 때문이다. 특히 부부의 경우, 상대의 하찮은 버릇이 비위에 거슬리기 시작하면 상대의 얼굴도 보기 싫어지는 심각한 불화를 불러올 수 있다.

그런데 이 버릇이라는 것이 사실은 몸에 원인이 있음을 아는 사람은 별로 없다. 중국어로 나쁜 버릇을 '비기脾氣' 또는 '피기皮氣'라고 쓰는데, 이 글자에서도 알 수 있듯이 비장에 사기가 모이거나 피부와 살 사이에 사기가 들어가면 나쁜 버릇이 생긴다.

먼저 비장에 원인이 있는 경우인데, 비장에 사기가 모이면 코를 킁킁거리고 목구멍을 꿀떡꿀떡 울리고 손톱을 깨물고 짭짭 소리를 내면서 음식을 먹는 등 나쁜 버릇이 시작된다. 이때 '비장행법'으로 사기를 제거하면 나쁜 버릇은 점점 없어진다.

비장행법

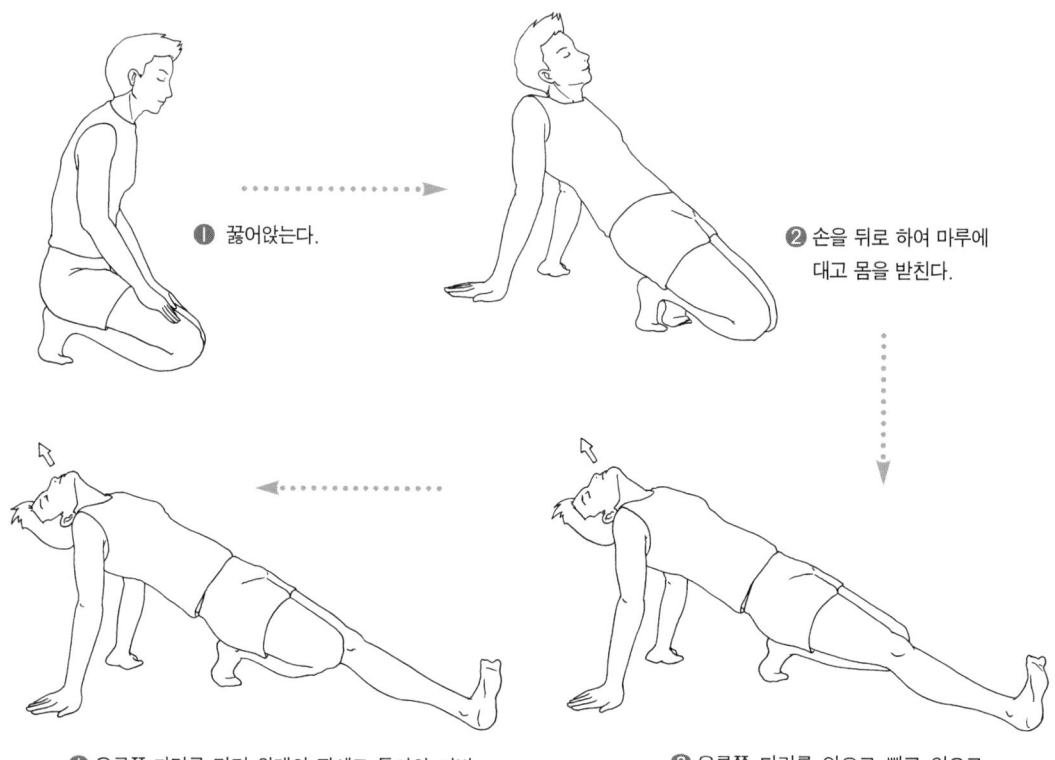

❶ 꿇어앉는다.

❷ 손을 뒤로 하여 마루에 대고 몸을 받친다.

❹ 오른쪽 다리를 당겨 원래의 자세로 돌아와 이번에는 왼쪽 다리를 뻗고 마찬가지로 행한다. 이것을 좌우 교대로 3회씩 행한다.

❸ 오른쪽 다리를 앞으로 뻗고 입으로 숨을 내쉬면서 머리를 젖힌다.

다음으로 '피기皮氣'는 피부와 살 사이에 사기가 들어간 경우인데, 칭찬을 받거나 할 때 머리를 긁적긁적하거나 목덜미를 긁거나 하는 버릇이 있는 사람이 바로 그런 예이다. 칭찬을 받음으로 해서 목덜미나 머리에 사기가 집중적으로 모이기 때문이다. 이와 같이 강한 감정의 작용에 의해서도 사기는 쌓인다. 사기가 집중되는 곳은 사람에 따라 다르다.

이런 버릇을 고치기 위해서는 평소 자신의 버릇을 기억해두고 손이 잘 가는 장소를 손바닥으로 비벼두면 좋다.

일과 공부에 능률이 오른다

마음이 불안정하다
머리가 띵하다
집중이 안 된다
기억력이 나쁘다
스트레스가 쌓인다
자율신경 실조증

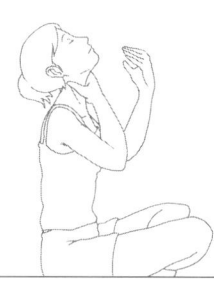

마음이 불안정하다

일과 공부에 능률이 오른다

일 년 내내 일에 신경이 쓰여 죽겠다는 사람이 있다. 그 때문에 휴일에도 좀처럼 마음이 안정되지 않고 일의 능률도 떨어지기 일쑤다. 수험생 중에도 이런 타입이 적지 않다. 항상 수험에 대한 잡념이 머리를 떠나지 않지만 책상머리에 앉아 있을 때는 오히려 더 공부할 생각이 나지 않는다. 이런 사람들에게 권하고 싶은 행법이 다음의 호흡법이다. 들떠 있던 마음이 차분히 가라앉을 것이다.

마음을 안정시키는 호흡법 이 호흡법의 목적은 몸 안에 괴어 있는 사기를 밖으로 내보내는 데 있으므로 머리를 돌릴 때는 천천히 조용히 움직이고, 호흡도 천천히 하는 것이 중요하다. 주의할 점은 머리를 좌우로 돌릴 때 어깨가 흔들리지 않도록 하는 것이다. 처음에는 잘 안 될지 모르나 익숙해지면 좌우 90도까지 머리를 돌릴 수 있다.

일반적으로 집에 있을 때 일이 걱정되는 것은 기분전환을 할 줄 몰라서라고 생각하지만, 사실 이런 사람은 일도 하고 싶고 휴식도 취하고 싶어하는 욕심쟁이다. 다시 말해서 마음이 항상 바쁜 사람이다.
　몸 안의 사기를 토해내면 바쁜 마음이 차분해지는데 이는 사기가 그런 마음의 상태를 만들기 때문이다. 이 사실은 호흡법을 실천해보면 알게 될 것이다.

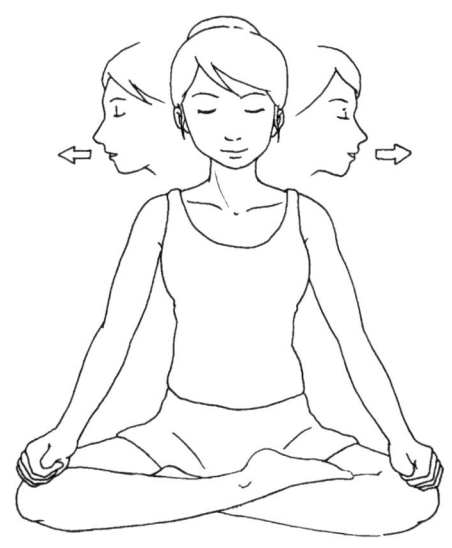

❶ 책상다리의 자세로 앉는다. 가볍게 주먹 쥔 손을 다리 위에 얹고 눈을 지그시 감는다.
❷ 입을 조금 벌리고 숨을 내쉬면서 머리를 왼쪽으로 직각이 되도록 돌린다.
❸ 숨이 가빠지기 직전에 머리를 바로 한다. 이때 코로 숨을 들이쉰다.
❹ 마찬가지로 숨을 내쉬면서 머리를 오른쪽으로 돌렸다가 들이쉬면서 바로 한다.
　이상을 3회 반복한다.

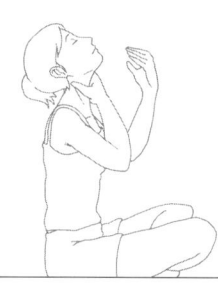

머리가 띵하다

일과 공부에 능률이 오른다

요즘은 별로 볼 수 없지만, 옛날에는 머리가 아플 때 흔히 관자놀이에 반창고를 붙였다. 머리가 띵하거나 아플 때는 관자놀이에 어혈이 모이는데, 이때 반창고를 붙이면 얼마간 어혈이 풀려 머리가 가벼워진 기분이 드는 것이다. 일에 열중한 뒤에 관자놀이를 문지르거나 목을 돌리거나 하는 것도 같은 이유에서다.

 도가에서는 앉거나 서거나 자는 등 같은 자세로 오래 있는 것을 금한다. 그 까닭은 장시간 같은 자세를 취하면 기가 정체하여 우리 몸에 있는 365마디의 관절 기능이 둔해짐으로써 몸의 마디마디에 어혈이 모이기 쉽기 때문이다.

 위의 두 가지 예는 모두 이 어혈을 배설하려는, 말하자면 무의식의 행위로서 도인술의 기본이기도 하다. 스스로 자기 몸의 치료를 실천하고 있는 셈이다. 물론 도인술에 좀더 효과적인 행법이 있으므로 그것을 소개하겠다.

머리를 시원하게 하는 행법　이 행법은 언제 해야 한다는 규칙이 없다. 일을 하다가도 머리가 아프거나 띵하면 그 자리에서 하면 된다.

　관자놀이에 괴어 있던 어혈이 풀리기 때문에 머리가 시원해지고 일에 대한 의욕이 다시 솟아난다. 이때 머리카락 행법(140쪽)을 병행하면 효과적이다.

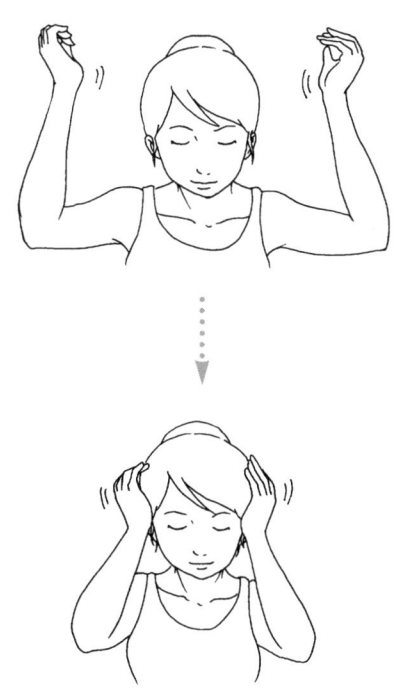

○ 양쪽 관자놀이를 손바닥으로 30회쯤 가볍게 탁탁 두들긴다.
두들기는 강도는 기분이 좋을 정도로 한다.

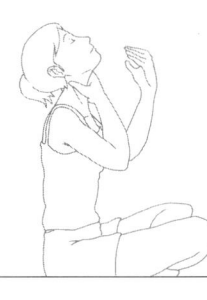

집중이 안 된다

일과 공부에 능률이 오른다

집중력이 부족하면 능률이 안 오르며 또한 실수도 많아진다. 일이나 공부를 잘하는 사람은 집중을 잘한다. 문제는 그 집중력을 어떻게 몸에 배게 하느냐인데, 집중력이 없는 원인을 알면 답은 간단하다.

집중력이 모자라는 원인의 대부분은 축농증에 있다. 스스로 축농증이라는 것을 모르고 있더라도 고름이 눈 뒤쪽까지 퍼져서 책상에서 고개를 숙이고 있으면 그 고름이 방해가 되어 정신집중을 못하게 되는 것이다. 따라서 이때는 축농증을 고치는 행법(142쪽)을 행하면 자연히 집중력도 생긴다. 이것을 아침, 저녁으로 2회, 가능하면 외출에서 돌아왔을 때도 반드시 하도록 한다. 그와 동시에 눈을 누르는 행법을 실시하면 집중력을 높이는 효과는 배가 될 것이다. 한번에 5~6회 반복하고 하루에 세 번쯤 하면 좋다. 이 행법에서 눈을 누르게 되면 코에서 콧물이 나오는데 이것은 눈 뒤쪽 깊숙이 괴어 있던 고름이다.

또 오랫동안 한 가지 일을 계속하면 피로 때문에 집중력이 떨어지는

데 앞에서 말했듯 도인술에서는 장시간 한 가지 일을 계속하는 것은 건강에 해롭다고 본다. 따라서 일이나 공부를 장시간 계속할 때는 가끔 자세를 바꿔주어야 한다.

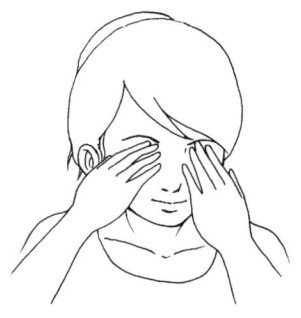

❶ 바닥이나 의자 모두 좋다. 앉은 자세로 행한다. 눈을 감고 양쪽 손가락 끝으로 눈을 가볍게 눌러준다.

❷ 손가락 끝에 힘을 주어 기분이 좋을 정도로 눈동자를 살짝 눌렀다가 2~3초 뒤에 손가락을 뗀다.

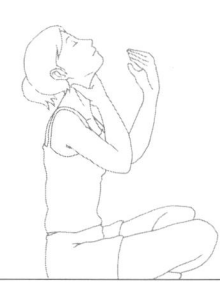

기억력이 나쁘다

일과 공부에 능률이 오른다

머리의 좋고 나쁨은 원래 기억력만으로 평가할 성질의 것이 아니다. 그러나 기억력이 나쁘면 결국 일이나 공부에서 손해를 보게 된다.

대학시험에 실패하고 나서 나를 찾아온 D군도 이 때문에 손해를 본 사람이다. 이야기를 들어본즉, 수학은 잘하지만 영어가 골칫거리였다. 단어가 도통 외워지지 않아서 항상 영어 점수는 평균 이하이고 결국 몇 점 차이로 희망 대학의 합격선에 못 미쳤다는 것이다.

그에게 가르쳐준 행법은 뒤통수를 가볍게 두들겨서 뇌하수체를 자극하는 방법이다. 일반적으로 도인술로 기억력이 좋아진다고 하면 놀라는 사람들이 많은데, 이 행법을 통해 기억력의 근원인 뇌하수체를 자극하면 확실히 기억력이 증진된다.

기억력을 높여주는 행법

기억해야 할 일이 산더미처럼 쌓인 수험생은 물론, 건망증이 심하거나 일에 잔 실수를 거듭하는 사람은 이 행법을 꼭 실시해보기 바란다. 지각知覺이 되살아날 뿐 아니라 활력이 넘치게 된다. 또한 노망기에도 효과가 있으니 노인들에게도 권한다.

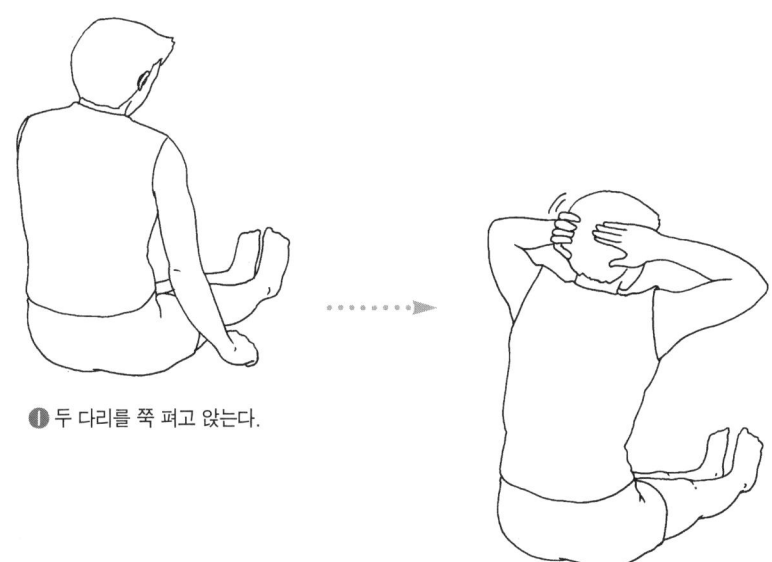

❶ 두 다리를 쭉 펴고 앉는다.

❷ 두 손바닥으로 귀를 누르고 양쪽 손가락을 뒤통수에 갖다댄다.

❸ 양쪽 가운뎃손가락이 닿는 곳, 즉 후두부의 중심을 가운뎃손가락의 배로 가볍게 튀기듯이 두들긴다. 횟수는 한 번에 30회씩, 하루 최소 2~3회 행한다.

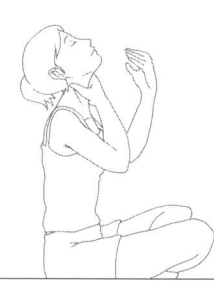

스트레스가 쌓인다

일과 공부에 능률이 오른다

현대인의 마음을 좀먹는 스트레스나 불안감은 상당히 심각한 듯하다. 그래서인지 스트레스가 심해져 위장에 궤양이 생기거나 불면증에 걸린 사람들이 치료받기 위해 많이 찾아온다. 그런 경우에는 각 증상에 맞는 행법을 가르쳐주고 있지만 문제는 불안해지기 쉬운 그 마음에 있다. 마음이 그런 상태인 이상 심신증心身症이 또다시 재발하지 않으리라는 보장이 없다.

　이들에게 "당신은 왜 불안하고 초조한가" 하고 그 원인을 물어보면 선뜻 대답하진 않지만 대부분 공통되는 것이 일이 뜻대로 되지 않는다는 것이다. 그러면 "당신 자신은 당신의 뜻대로 되는가"를 다시 물어본다. 대부분은 이 간단한 문답으로 불안함이 상당히 가라앉는다. 까닭인즉, 자신도 뜻대로 안 되는데 남이나 일이 자기 뜻대로 되지 않는 것은 당연하지 않은가. 이것은 체념과는 근본적으로 다르다. 자신의 마음가짐을 바꿈으로써 무의미한 스트레스로부터 자신을 구출하는 일종의 달

관達觀이다. 도가의 생각 속에는 얼핏 보기에 아무것도 아닌 것 같으면서 실은 진리를 꿰뚫고 있는 것이 많은데 이것도 그 중의 하나이다.

그러나 이론적으로는 잘 알고 있어도 뜻대로 되지 않는 것에 대한 분함은 그리 간단히 사라져버리지 않는다. 그런 사람들을 위해 몸으로부터 불안함을 제거하는 도인술을 소개한다.

불안함을 가라앉히는 호흡법

이 호흡법은 안달이 나서 머리로 올라가버린 피를 당장 내려보내기 때문에 즉효성이 있다. 발끈해서 아무에게라도 호통치고 싶을 때 이 호흡법을 실시하면 노여움도 가라앉아버린다. 이 호흡법은 또한 배 전체의 기혈 흐름을 촉진하는 효과도 있다. 스트레스로 내장이 안 좋아진 것 역시 머리로 피가 올라가 내장의 기혈 흐름이 나빠지기 때문인데 이것을 예방하는 데도 효과가 있다.

또한 안달이 심해져서 흥분이 가라앉지 않을 때는 머리를 두들기는 행법을 하면 좋다.

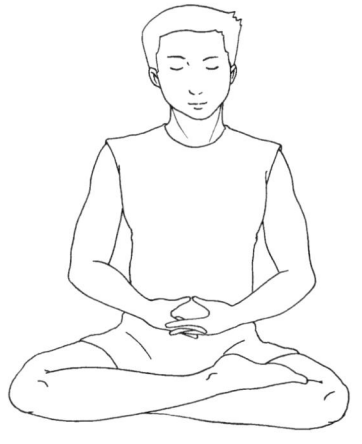

❶ 책상다리 자세로 앉아 두 손을 깍지 끼고 손바닥을 위로 향하게 한다.
❷ 두 손바닥을 하복부(치골에서 배꼽 밑에 걸쳐)에 갖다대고 끌어안듯이 한다.
❸ 입으로 숨을 토하고 코로 들이쉬면서 2~3회 호흡을 조절한다.

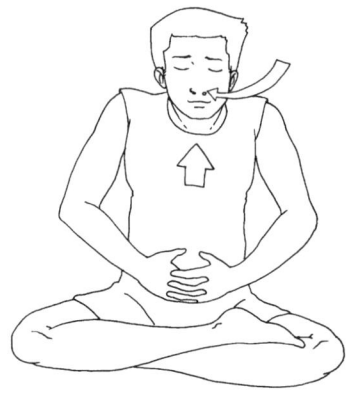

❹ 숨을 들이쉬면서 배를 밀어올리듯 두 손에 힘을 준다.

❺ 숨이 가빠지기 직전에 배에 가한 손바닥 힘을 늦추고 입으로 숨을 내쉰다.
❶~❺를 1~2회 행한다.

머리를 두들기는 행법

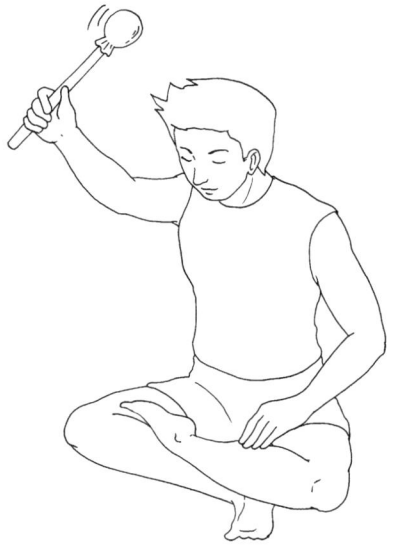

❶ 15cm쯤 되는 막대의 끝을 솜으로 싼 후 무명을 씌워 실로 동여맨다. 크기는 지름 3~5cm쯤으로 한다.

❷ 책상다리를 하고 솜방망이로 200~300회에서 1000회쯤 머리를 두들긴다. 팔이 아프거든 양팔을 번갈아가며 한다. 기분이 좋을 정도의 강도로 두들긴다.

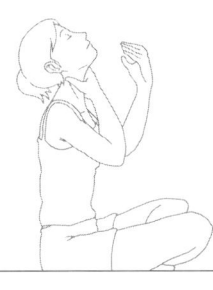

자율신경 실조증

일과 공부에 능률이 오른다

한창 일할 나이의 비즈니스맨에게서 흔히 볼 수 있는 증상이다. 그저 한마디로 자율신경 실조증이라고 하지만 그 증상은 불면, 식욕부진, 울렁증, 숨가쁨, 피로, 권태감 등등 여러 가지로 나타난다. 요컨대 '병 아닌 병'이라는 것이다. 그러나 이런 증상 때문에 일의 능률이 오르지 않거나 일을 적극적으로 할 수 없게 된다. 자율신경 실조증은 심신증心身症의 하나이기도 하다.

이른바 서양의학에서는 원인 모르는 병을 흔히 자율신경 실조증이라고 부른다. 예를 들어 본인은 고통을 느끼지만 검사를 해봐도 병은 발견되지 않으니 원인불명의 병으로 처리하고 결국 자율신경 실조증이라고 병명을 붙인다.

그러나 도인의학의 입장에서 보면, 자율신경 실조증 역시 몸이 약한데 근본적인 원인이 있다. 몸이 약하기 때문에 사소한 문제로 끙끙 앓고 고민을 키워서 몸을 더욱 나쁘게 만든 것에 지나지 않는다. 자율신경 실조증인 사람에게 효과적인 것이 도인술의 머리카락 행법(140쪽)이다. 당장 기분이 개운해진다.

자율신경 실조증인 사람에게 공통적인 것은 무엇이든 자기 책임이고 자기가 나쁘다고 굳게 믿는 것이다. 지나간 일을 가지고 자신을 꾸짖고 자기 껍질 속에 갇혀버린다. 상대가 그런 일에 조금도 개의치 않는다고 말해도 속으로는 용서하지 않을 거라며 있지도 않은 사실을 만들어내어 나쁘게만 해석해버린다.

그 결과 머리가 굳어버린다. '머리가 딱딱하다' 는 것은 단순한 비유가 아니다. 실제로 머리로 가는 혈액의 흐름이 정체하기 일쑤다.

이 행법을 하면 머리의 혈행血行이 좋아지기 때문에 보통 사람이 해도 기분이 좋아지지만, 특히 자율신경 실조증인 사람에게 효과가 있다. 이 행법을 계속하면 병을 만들어내던 머리의 딱딱함도 없어진다. 또한 백발, 탈모 등의 예방과 치료에도 효과가 있다.

자율신경 실조증은 앞에서 말한 대로 허약한 몸에도 그 원인이 있기 때문에 기력이 충실한 몸을 만들기 위해 스와이소(322쪽)를 병행하는 것이 좋다. 이렇게 해서 자율신경 실조증을 퇴치해버리면 일에 대한 의욕도 점점 솟구쳐오른다.

불리한 성격 고칠 수 있다

급한 성미
소심한 성격
완고한 성격
투덜거림 · 질투심
융통성이 없다

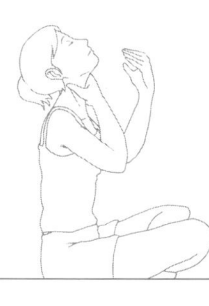

급한 성미

불리한 성격 고칠 수 있다

　일을 서두르면 실수를 하게 마련이다. 성미가 너무 급한 사람은 직장에서나 학교에서나 환영받지 못한다.

　사람들은 대개 자신의 생리리듬을 가지고 있다. 예를 들어 피아노를 칠 경우, 어떤 사람은 리듬이 점점 빨라지고 어떤 사람은 점점 느려진다. 그것은 맥박의 빠르고 느림과도 관계있는 것으로 1초라는 시간을 자신의 리듬상 빠르다고 느끼느냐 느리다고 느끼느냐에 따라 달라진다. 성급한 사람은 아침식사 때 이미 점심 준비를 해야겠다고 생각하고 점심 때는 저녁 장을 볼 생각을 한다.

　사업가인 경우, 성급한 사람의 수첩에는 스케줄이 빈틈없이 적혀 있으며 하루 빨리 그 일정을 소화해버려야 직성이 풀린다. 그러나 주위 사람들이 볼 때 그 리듬이 반드시 타당해 보이지는 않는다. '그 사람이 서두르는 바람에 실패했다'는 원망을 사는 경우도 없지 않을 것이다. 사람은 십인십색十人十色인 만큼 서두르기를 남에게 강요하는 것은 좋지 않다. 그러므로 성미가 급하다거나 일을 서두른다는 소리를 듣는 사람은 다른 사람의 리듬에도 주의를 기울여보는 것이 좋다.

일을 서두르는 것은 심장의 움직임이 빨랐다 느렸다 하는 부정맥不整脈이 원인이다. 또 일상생활에서 늘 성급하게 행동을 하면 심장에 부담이 생겨 부정맥의 원인이 되기도 한다.

이때는 심장의 복기법이 탁월한 효과가 있다. 단, 이 행법으로 몸이 좋아지면 또다시 밀린 일들을 단번에 해치우려 하기 쉬우므로 모름지기 도를 넘지 않도록 조심해야 한다.

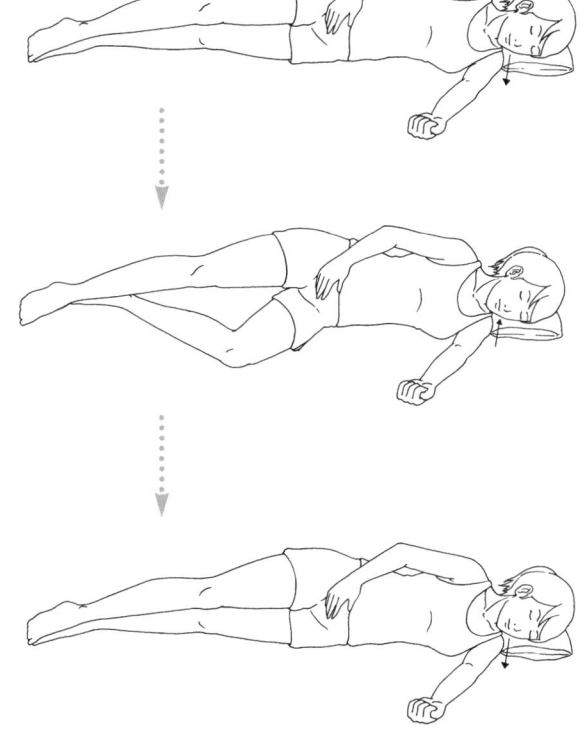

❶ 왼쪽으로 누워서 입으로 천천히 몸 안의 더러워진 기를 토해낸다.

❷ 입을 다물고 코로 천천히 신선한 공기를 들이마시면서 왼쪽 다리를 조용히 끌어올린다.

❸ 숨이 차기 직전에 끌어올린 왼쪽 다리를 원상태로 돌리면서 조용히 숨을 내쉰다.
이상을 3회 반복한다.

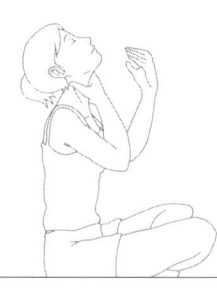

소심한 성격

불리한 성격 고칠 수 있다

마음이 약해서 하고 싶은 말의 반절도 할 수 없다는 사람이 있다. 남에게 뭔가 의지하게 되면 싫은 것도 말 못하고 교섭에서도 자신의 요구를 충분히 밝히지 못하며, 언제나 상대방이 말하는 바를 그대로 받아들이는 등 약한 마음 때문에 인생을 손해보는 일이 허다하다.

일반적으로 마음이 약한 사람에게 나타나는 공통적인 현상은 목이 대단히 약하다는 것이다. 그러한 사람의 목에는 몇 가닥의 주름이 잡혀 있기 때문에 금방 알 수 있다. 목이 약하면 사람들 앞에서 크게 말하기가 고통스럽고 점점 마음이 약해져간다.

이런 악순환을 단절시키기 위해서는 목을 튼튼히 하는 행법을 하여 목소리가 잘 나오도록 할 필요가 있다. 이 행법을 하루 5회 이상 행하면 자연히 목소리가 똑똑히 나오게 되고 겁을 먹는 일이 없어지므로 마음이 약해지는 소심증도 사라진다.

처음에는 목이 뜨끔뜨끔하고 기침이나 담이 나오지만 한 달쯤 계속하면 가라앉는다. 이 행법은 감기에 걸리기 쉬운 사람에게도 좋다.

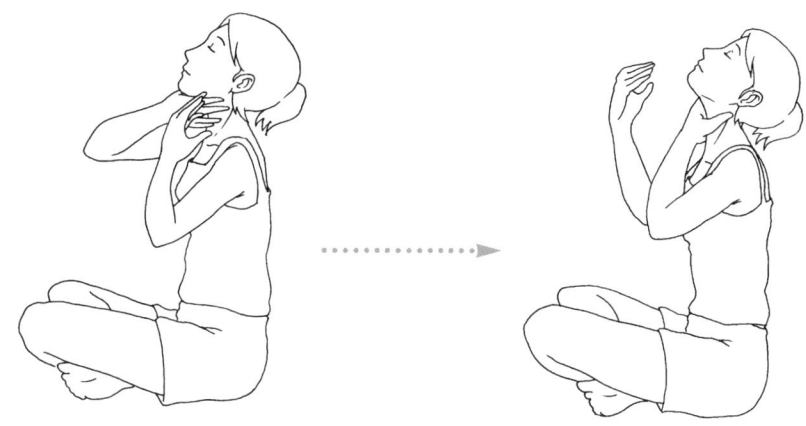

❶ 턱을 약간 위로 쳐들고 내미는 자세를 취한다.

❷ 엄지손가락과 나머지 네 손가락으로 V자 형을 만들어 턱에다 대고, 그대로 목 밑까지 문질러 내려간다. 두 손을 번갈아가며 18회 이상 반복한다.

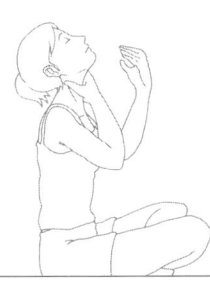

완고한 성격

불리한 성격 고칠 수 있다

인생을 즐겁게 산다는 것은 도가의 생각으로 말하면 자연과 일체가 되는 삶이다. 모든 아집을 버리고 자연에 순응하여 살아가는 일이야말로 최고의 삶이다.

그러나 세상에는 인생을 즐겁게 살기를 스스로 포기하고 있는 사람이 많다. 남의 이야기에 귀를 기울이려 하지 않는 완고한 사람이 그 전형이다. 까닭인즉 이런 사람은 대개 자기만의 생각에 얽매여 있기 때문인데, 이렇게 되면 주위 사람들과 쓸데없는 마찰을 빚어 그만큼 언짢은 일이 늘어난다.

일반적으로 남의 이야기에 귀를 기울이지 않는 사람의 귀를 잘 살펴보면, 생기 없는 귀가 옆머리에 바싹 붙어 있는 모습을 하고 있는 경우가 많다. 남의 이야기를 듣고 싶지 않다는 기분이 귀의 생기를 죽이고 머리에 바싹 붙게 하는 것이다. 이런 사람들은 자연에 순응하여 남의 이야기를 잘 듣기 위해서도 귀 모양을 고칠 필요가 있다. 이때는 다음의 행법을 행한다.

귀 모양을 고치는 행법

이 행법을 평소에 계속하면 차차 귀 모양이 좋아지고 남의 말도 순순히 듣게 된다. 일류 회사의 경영자는 대부분 훌륭한 귀를 가지고 있는데, 이는 다른 사람의 이야기를 잘 듣는 사람이 성공한다는 사실을 입증한다. 옛날부터 '복귀'라는 말이 있듯이 귀 모양이 좋아지면 인생도 바뀐다.

또 귀에는 몸의 각 부분에 해당하는 경혈이 모여 있다. 귀를 건드리거나 잡아당기면 아프거나 매우 불쾌하게 느끼는 사람이 있는데 이것은 몸이 안 좋다는 증거다.

따라서 이 행법을 계속하면 몸의 경혈들을 자극하는 효과가 있고 특히 약해진 신장을 좋게 한다.

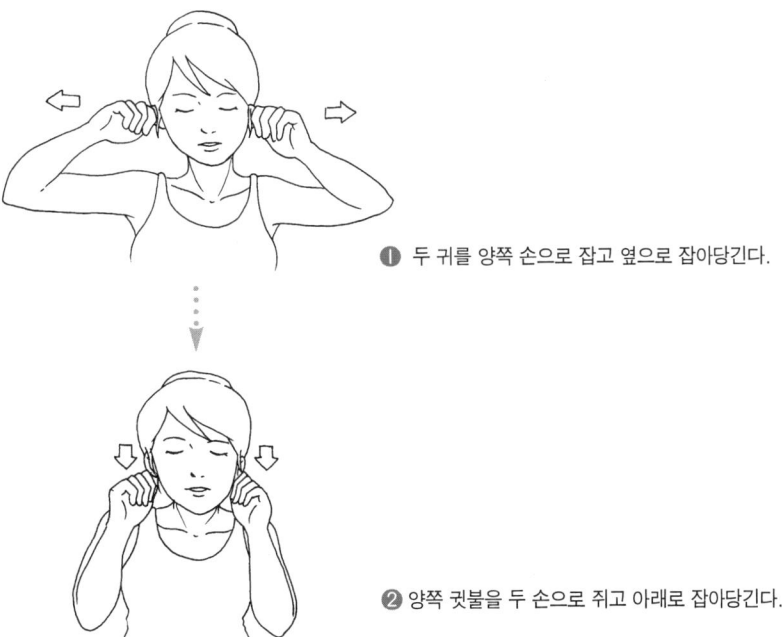

❶ 두 귀를 양쪽 손으로 잡고 옆으로 잡아당긴다.

❷ 양쪽 귓불을 두 손으로 쥐고 아래로 잡아당긴다.

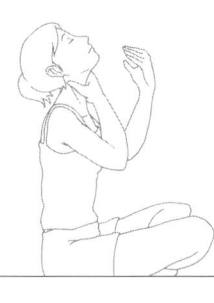

투덜거림 · 질투심

불리한 성격 고칠 수 있다

투덜거리기 잘하거나 질투심이 강한 사람은 다른 사람에 비해 그만큼 멋없는 인생을 보내기 쉽다. 매일을 즐겁게 살기 위해서는 이런 성격을 바꿀 필요가 있다. 이때는 부은 볼(광대뼈)을 누그러뜨리는 도인술을 실시하면 된다. 바로 얼굴 행법이다.

　이런 사람들은 반드시라고 해도 좋을 만큼 볼이 부어 있거나 광대뼈가 나와 있다. 분하다는 심정에 계속 사로잡혀 있으면 볼에 힘이 주어지기 때문에 볼이 붓는 것이다. 도인술에서는 이를 두고 턱에 사골邪骨(사기의 덩어리)이 생겼다고 한다.

　이렇게 되면 언제나 이를 악물고 사물을 생각하는 버릇이 붙게 되는데, 사골을 제거하는 행법을 계속하면 턱의 힘을 뺄 수 있다. 다시 말해 사고방식이 달라지는 것이다. 한두 달만 지나면 부었던 볼과 사골이 제거되어 거짓말같이 온순한 얼굴이 된다. 그 무렵에는 투덜거리지도 않고 남을 심하게 질투하는 일도 없어진다.

그런데 어떻게 도인술로 사골을 제거할 수 있을까. 뼈는 피로 만들어지는데 도인술이 바로 피를 맑게 해주기 때문이다. 피가 깨끗해지면 뼈도 변한다.

투덜거림은 자기만 불운하여 손해본다고 믿는 것이 원인이다. 남이 좋아 보여서 그 질투심에 투덜거리는 것이다. 사람은 누구나 질투심이 있지만 정도가 심하면 문제가 된다. 무슨 사물이든 질투심으로 포착하면 스트레스가 쌓이고 병에 걸리기도 쉬우니 유의해야 한다.

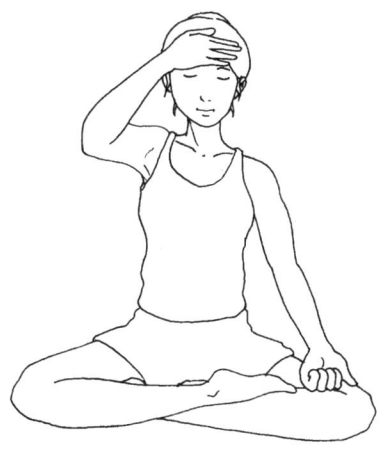
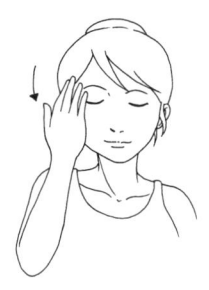
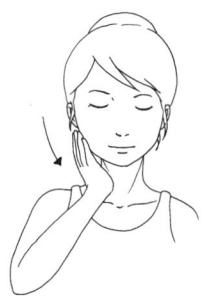

❶ 양쪽 손바닥을 비벼서 따뜻하게 한다.

❷ 오른손바닥으로 이마에서 오른쪽 볼→턱에 걸쳐 18회 문지른다.
왼손바닥으로 이마에서 왼쪽 볼→턱에 걸쳐 18회 문지른다.

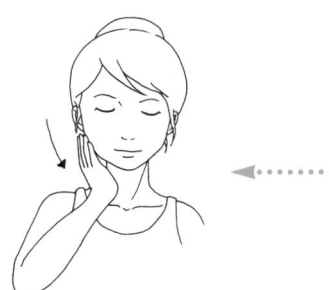
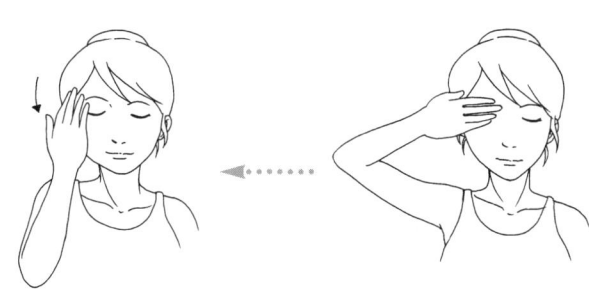

❸ 오른손바닥으로 오른쪽 눈에서 오른쪽 볼→턱에 걸쳐 18회 문지른다.
왼손바닥으로 왼쪽 눈에서 왼쪽 볼→턱에 걸쳐 18회 문지른다.

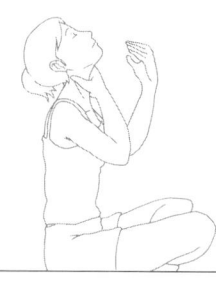

융통성이 없다

불리한 성격 고칠 수 있다

　우직하기만 하고 융통성이 없어 주위 사람들과 어울리지 못하고, 그 때문에 불쾌한 생각에 사로잡히는 경우가 적지 않다. 이런 사람들은 자신이 옳다고 믿는 그 생각이 괴로움의 원인을 만들어낸다는 사실을 미처 깨닫지 못하는 경우가 종종 있는데, 그런 생각을 갖게 하는 몸을 건강하게 고쳐주는 것이 바로 도인술이다.

　그렇다면 융통성이 없는 생각을 갖게 하는 몸이란 어떤 것인가. 한 마디로 말해서 유연성이 부족한 몸이다. 좀더 구체적으로 말한다면 어깨에 힘이 너무 들어가고 힘을 뺄 줄 모르는 그런 몸이다.

　만약, 당신 주위에 융통성이 없는 사람이 있거든 물어보라. 그런 사람은 예외 없이 어깨결림에 시달리고 있다. 이것은 어깨결림을 풀어주는 행법(129쪽)으로 간단히 나을 수 있다. 또한 몸을 유연하게 만들기 위해 어깨의 힘을 빼주는 어깨 떨어뜨리기 행법을 함께 병행하면 좋다.

어깨 떨어뜨리기 행법

다른 사람과 사귀지 못하는 사람이 이 행법을 한 달쯤 계속하면 어깨에 힘을 주지 않고 다른 사람과 스스럼 없이 어울리게 된다. 이 행법은 또한 어깨결림에도 효과가 있다. 인생을 멋없게 만들고 있던 마음의 얽매임과 함께 어깨에 쌓인 나쁜 기운을 몰아내준다.

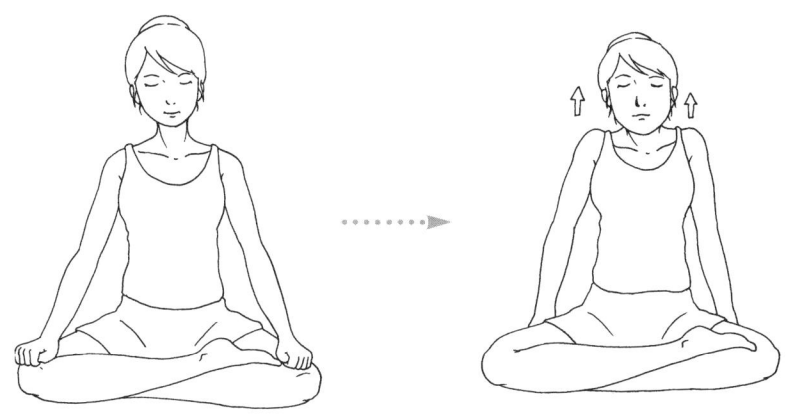

❶ 책상다리로 앉아서 눈을 지그시 감는다.

❷ 코로 숨을 들이쉬면서 목이 파묻히도록 양 어깨를 높이 치켜올린다.

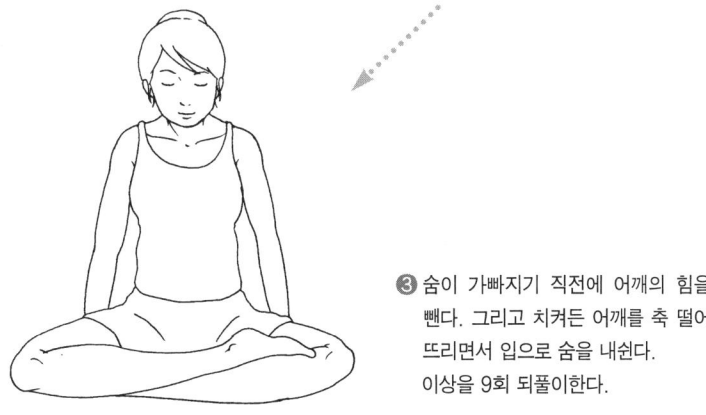

❸ 숨이 가빠지기 직전에 어깨의 힘을 뺀다. 그리고 치켜든 어깨를 축 떨어뜨리면서 입으로 숨을 내쉰다. 이상을 9회 되풀이한다.

상쾌한 하루, 즐거운 인생

기력이 없다
고소공포증
강박관념과 초조함
막연한 불안

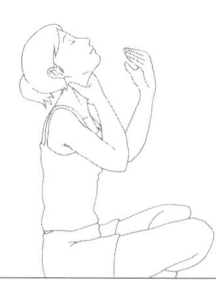

기력이 없다

상쾌한 하루, 즐거운 인생

지극히 간단한 동작을 반복하는 것만으로 건강을 증진하고 전신의 기력을 충실하게 해주는 것이 스와이소다. 특히 원인은 짚이는 데가 없는데 웬일인지 기력이 없고 삶의 보람이 없는 사람에게 권한다.

스와이소의 특징은 상실하허上實下虛에서 상허하실上虛下實로 바꾸는 데 있다. 사람의 몸은 두뇌를 비롯하여 중요한 내장이 모두 상반신에 집중되어 있다. 따라서 하반신보다 상반신에서 과도한 활동이 이루어지는데, 이때 의식도 항상 상반신으로 향하게 된다. 이것이 상실하허의 상태이다.

예컨대, 몇 시간이고 책읽기를 계속하면 눈이 충혈되고 머리가 무거워진다. 이렇게 되면 남의 이야기를 듣거나 무슨 생각을 하는 것도 싫어지는데, 바로 머리가 '실'이 된 상태이다. 상실上實이라는 것은 상반신 전체가 머리가 무거운 것 같은 상태로 되어 있는 것이다. 다시 말해서 상반신에 사기가 쌓여 있는 것인데, 이 상태가 계속되면 머리가 무거울 뿐 아니라 가슴이나 배가 답답하고 뻐근하며 발이 시리다. 이래서야 기력이 쇠약해지는 것은 당연한 일이다.

이때 스와이소를 하면 상반신에 쌓인 사기가 배설되고 신선한 기혈이 전신을 돌게 된다. 그리하면 상허하실로 바뀐 셈이 되어 몸의 불쾌감도 없어지고 기력도 충실해진다.

기력을 충실하게 하는 스와이소   손 흔드는 횟수를 처음에는 200~300회에서 시작하여 점차 늘려 나간다. 나중에는 1000~2000회쯤 흔들도록 한다. 시간으로 하면 약 30분 정도이다.

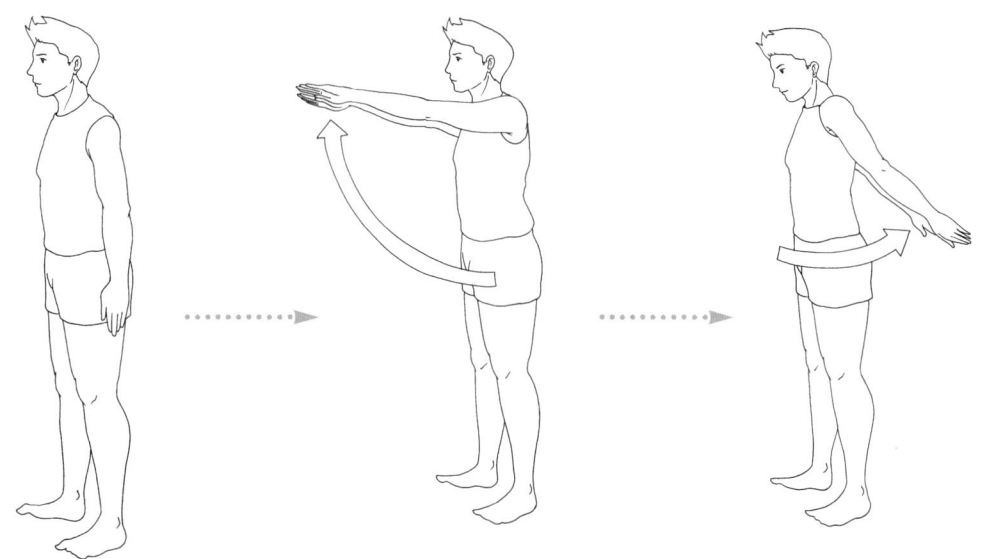

❶ 상반신과 두 다리를 펴고 선다. 다리는 어깨 너비 정도로 벌린다. 다리를 쭉 펴고 발가락에 약간 힘을 주고 발톱을 땅 속에 박는 기분으로 선다.

❷ 그 자세로 양팔을 앞뒤로 흔든다. 뒤로 흔들어 올릴 때는 약간 힘을 주고 앞으로 흔들어 올릴 때는 힘을 주지 않고 탄력으로 자동적으로 움직인다. 두 팔은 쭉 펴고 굽히지 않도록 한다. 눈은 앞을 바라보고 마음속에 잡념이 생기지 않도록 속으로 수를 세면 좋다.

요령은 '상3 하7' 즉 상반신은 3, 하반신은 7의 비율로 힘을 준다. 이렇게 하면 상반신에 쌓인 사기의 배출과 전신의 기혈 흐름이 촉진되기 쉽다. 이 요령을 터득하기 위한 16가지 포인트를 다음에 소개한다.

상삼하칠ㅗㅌㅜㅀ의 요령

(1) 상반신에 힘을 뺀다. 어깨에 힘을 주지 말고 아주 자연스럽게 두 팔을 흔들도록 한다.

(2) 하반신에 중심을 둔다. 묵직하게 중심을 내리기 위해서는 발바닥을 땅에 단단히 대야 한다. 이를 위해 구두나 양말을 벗고 맨발로 한다.

(3) 머리는 공중에 매달아놓은 그런 기분, 다시 말해 무엇인가에 매달려 있는 그런 기분이 들게 한다. 이것은 어깨의 힘을 빼는 방법이다.

(4) 입안의 근육을 느슨하게 한다. 즉 입을 꽉 다물지 않는다. 그렇다고 헤벌어져서도 안 된다. 요는 힘을 넣지 않는 것이다.

(5) 가슴 속에 아무것도 없는 상태가 된다. 이것저것 생각하지 않는다는 뜻으로 이를 통해 상반신을 '허'로 가져가는 것이다.

(6) 등을 치켜올리면서 흔들어 움직인다.

(7) 허리를 운동의 중심점으로 삼는다.

(8) 팔을 너무 높이 올리지 않는다.

(9) 팔을 내릴 때는 팔을 뿌리치는 그런 기분으로 한다.

(10) 팔을 노로 생각하고 물 대신 공기를 젓는 기분으로 두 팔을 젓는다.

(11) 제하단전臍下丹田에 조금 힘을 준다. 제하단전은 흔히 배꼽 아래 세 치 되는 곳에 있다고 하지만 사실인즉 배꼽에서 배 안쪽으로 세 치 되는 곳에 있다. 하복부로 생각해도 좋은데 이곳에 가볍게 의식을 집중하여 운동한다.

(12) 허벅다리 쪽을 긴장시키지 않는다. 스와이소는 '상허하실'로 하반신에 힘을 모은다지만 허벅다리에 힘을 주는 일이 없도록 하는 것이 중요하다.

(13) 항문을 아래로 끌어내리는 것처럼 한다.

(14) 발꿈치를 누름돌이라 생각하고 땅 위에 댄다.

(15) 발톱이 땅 속을 파고드는 기분으로 한다.

(16) 팔을 저을 때 손등은 위로 손바닥은 아래로 향한다. 팔을 흔드는 동작은 마음의 얽매임을 버리는 것과 관련이 있다. 스와이소로 심신이 모두 충실해지는 것은 이 때문이다.

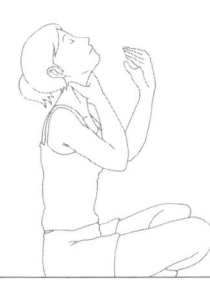

고소공포증

상쾌한 하루, 즐거운 인생

흔히 정신적인 원인에서 발생하는 것이라고 생각하지만, 실제로 그 참된 원인이 몸의 이상에 있는 경우가 의외로 많다. 고소공포증이 그 대표적인 예이다. 이것은 대개의 경우 축농증에 원인이 있다. 이때는 축농증을 고치는 행법을 행한다.

코로부터 눈의 안쪽, 뺨에 걸쳐 있는 부비공副鼻孔이 염증을 일으켜 농이 괴는 것이 축농증이다. 이 염증이 눈의 신경을 자극하여 현기증을 일으키는 것이다. 특히 고개를 숙일 때 일어나기 쉽다. 높은 곳에 오르면 누구든 고개를 숙여 아래를 내려다보기 쉬운데 이때 축농증 때문에 몸이 불안정한 상태가 된다. 이러한 생리적 원인에 정신적인 요소가 가세하여 고소공포증이 일어난다. 뾰족한 것을 보면 현기증을 일으키는 첨단공포증도 이와 유사하다. 염증으로 과민해진 눈의 신경이 뾰족한 것으로 눈을 찔리지 않을까 하는 정신적 공포에 의해 자극받아 현기증을 일으키는 것이다.

고소공포증이나 첨단공포증은 코를 세척하여 축농증을 치료하면 안정감을 얻게 되면서 해소된다. 코의 세척을 시작한 지 3주쯤 지나면 피고름이 빠져나오고 한 달쯤 계속하면 농이 다 빠지고 현기증도 사라진다.

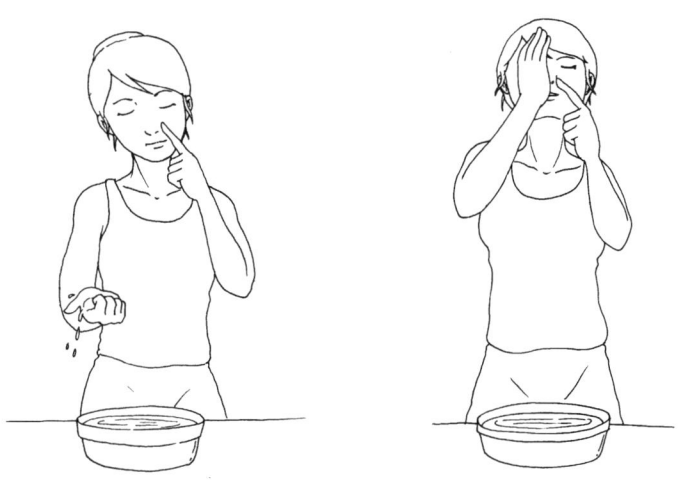

❶ 가운뎃손가락을 코 양옆에 대고 위아래로 18회 비빈다.

❷ 왼쪽 콧구멍을 누르고 오른손바닥에 물을 떠서 오른쪽 콧구멍으로 물을 빨아들인 후 입으로 내보낸다. 콧구멍에 물을 넣을 때는 빨아들이는 동시에 얼굴을 쳐든다.

❸ 같은 요령으로 왼쪽 콧구멍에도 물을 넣어서 입으로 뱉어낸다. 이 행법을 좌우 3회씩 한다.

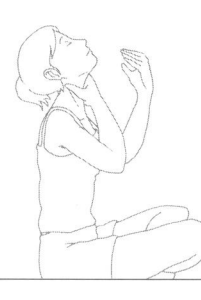

강박관념과 초조함

상쾌한 하루, 즐거운 인생

'완전주의자'는 어떤 사람인가. 청소를 할 때 유리창까지 철저히 닦지 않으면 직성이 풀리지 않으며 방이 깔끔하게 정리되어 있지 않으면 못 참는 그런 유형이다.

테이블보는 이래야 한다, 커튼은 이러이러하지 않으면 안 된다, 재떨이는 꼭 이렇게 해야 한다는 등 지나친 결벽증을 보인다.

그런 사람은 왠지 항상 마음이 조마조마하다. 예컨대 집에 있는 경우, 집안을 말끔히 정돈해놓지 않으면 사람이 찾아왔을 때 곤란하지 않을까 불안해하며 잠시도 가만있지 못하고 몸을 놀려서 기력을 소모해버린다.

손님이 왔을 때 방안이 잘 정돈되어 있지 않으면 왜 안 되는가. 그들은 '이렇게 해놓지 않으면…' 하고 생각하는 마음이 자신을 꽁꽁 묶고 있다는 사실을 모른다.

초조하다, 안달이 난다는 등의 증상은 뇌 속을 흐르는 혈액의 난조 때문에 일어나며 난조가 심해지면 뇌혈전腦血栓, 뇌일혈腦溢血의 원인이 된다. 또 졸도하기 직전에는 반드시 초조의 징후가 오는 법인데, 초조함이 심해지고 흥분을 잘할 때는 다음의 행법을 권하고 싶다.

머리를 두들기는 행법   이 행법은 안달이 날 때뿐만 아니라 일이나 공부에 열중한 뒤 쌓인 피로를 풀 때도 아주 좋다. 머리를 쓰면 그만큼 피가 머리로 올라오기 마련인데 그것을 아래로 확산시켜주는 것이다.

이 행법은 최소 2회 정도는 실시하는 것이 좋으나 고혈압인 사람은 혈압을 정상으로 돌리고 난 후(192쪽 참조) 실시하기 바란다.

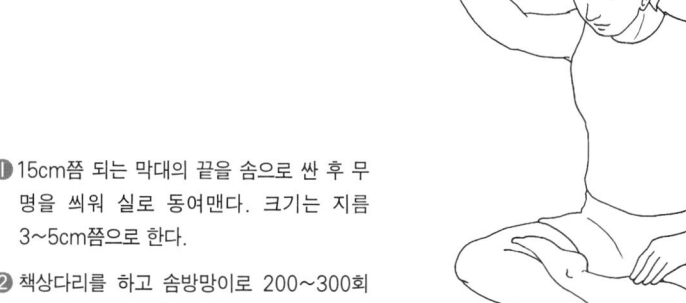

❶ 15cm쯤 되는 막대의 끝을 솜으로 싼 후 무명을 씌워 실로 동여맨다. 크기는 지름 3~5cm쯤으로 한다.

❷ 책상다리를 하고 솜방망이로 200~300회에서 1000회쯤 머리를 두들긴다. 팔이 아프거든 양팔을 번갈아가며 한다. 기분이 좋을 정도의 강도로 두들긴다.

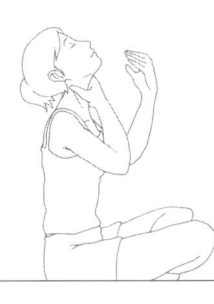

막연한 불안

상쾌한 하루, 즐거운 인생

까닭은 모르지만 막연한 불안을 느끼고 그 불안에서 빠져나올 수 없다는 사람이 많다. 그런 상태는 즐거운 인생과는 거리가 멀다. 이런 불안감을 해소하기 위해서는 심장의 복기법(166쪽)을 하면 좋다.

평소 하루에 두어 번 해두면 심장병이나 심장의 노화를 예방할 수 있고 또한 이렇게 심장을 튼튼히 해두면 공연히 불안을 느끼는 일도 적어진다. 물론 이것만으로 까닭 없는 불안의 근원을 완전히 끊어버리지는 못한다. 인생이란 한 발짝 앞에 무슨 일이 생길지 모르기 때문이다. 장래에 무슨 일이 일어날지 아는 사람은 아무도 없다. 그러나 위험을 예지하는 일은 어느 정도 가능하다.

예를 들어 항공기 사고가 있던 날, 원래 그 비행기를 탈 예정이었으나 어쩐지 언짢은 예감이 들어 여행을 하지 않았다는 사람의 이야기를 흔히 듣는다. 이런 일은 과학적으로 설명할 수 없다고 해서 우연의 일치라고 일축해버리는 사람이 많다. 그러나 사실인즉 동물에게는 위험을 예지하는 능력이 있다. "쥐가 집안에서 자취를 감추면 화재가 일어난다"는 등의 옛날부터 전해오는 속담은 동물에게 위험을 예지하는 능력이 있음을 보여준다.

물론 사람에게도 이런 능력이 있다. 다만 사람의 경우, 문명 때문에 심신이 자연으로부터 멀어져 그 능력이 퇴보한 것뿐이다. 심신을 자연상태에 접근시키면 예지능력은 회복될 수 있다. 도인술은 바로 인간을 자연상태로 돌리기 위한 행법이므로 오랜 세월 계속 실천하다보면 예지능력도 발달하게 된다.

위험을 예지할 수 있는 도인술을 아래에 소개한다. 이것은 누구나 간단히 할 수 있는 것으로, 인간이 본래 지니고 있는 예지능력을 직접 확인하는 방법이기도 하다. 어딘지 모르게 불안하다고 느낄 때 행하기 바란다. 위험의 내용까지는 몰라도 위험이 있음을 알면, 스스로 조심하여 충분히 그 위험을 피할 수 있다. 그러니 덮어놓고 불안을 느끼는 일은 없어진다. 비행기나 배 등을 타기 전에 이 행법을 하면 좋다.

위험을 미리 아는 삼맥법三脈法

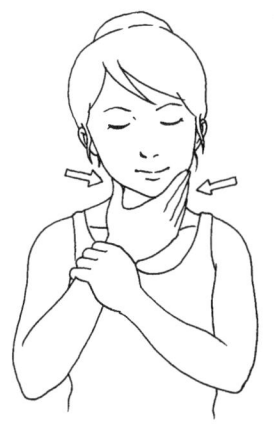

❶ 오른손으로 왼쪽 손목의 맥을 짚는다. 손은 좌우 반대로 해도 무방하다.

❷ 맥을 짚힌 손의 엄지손가락과 집게손가락으로 턱밑 좌우의 맥을 누른다.

❸ 이 상태로 세 군데의 맥을 동시에 본다. 이때 세 군데의 맥이 완전히 일치하면 안전하다. 그러나 일치하지 않으면 신변에 위험이 임박했다는 신호이므로 여행을 중지하는 등 신변에 주의를 기울이는 것이 좋다.

기의 흐름이 원활해지는 도인술

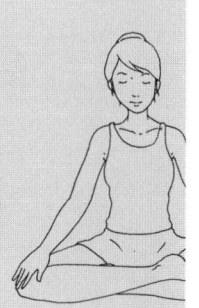

08

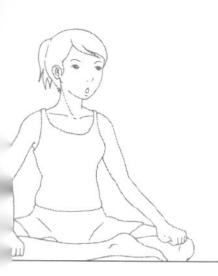

육기법으로 내장에 기(氣)를 가득 채운다

이 장에서는 기의 흐름을 바르게 하고 기를 충전하는 행법을 알아보기로 한다.

　내장에 기가 충만하여 기혈의 흐름이 좋아지고 내장 본래의 기능이 활발해지면 밖에서 바이러스 같은 것이 침입하거나 스트레스 같은 사기가 들어와도 그것이 쌓이는 일이 없이 저절로 몸 밖으로 배출된다는 것이 기의 과학의 기본적인 생각이다.

　내장을 잘 정비하고 기를 충만하게 하기 위한 특별한 호흡법으로서 육기법六氣法이라는 것이 있다. 이 육기법은 여섯 가지의 기를 몸 안으로 끌어들이는 방법이라 해도 좋을 것이다. 이 호흡법은 다음과 같이 각 내장에 대응한다.

간장	쓸개	심장	폐	신장	비장
↕	↕	↕	↕	↕	↕
噓(쉬)	嘻(시)	呵(허)	泗(스)	吹(취)	呼(후)

이것을 굳이 중국어 발음으로 한 것은 중국어 발음에 따라 숨쉬지 않고는 이 호흡법이 전혀 효과가 없기 때문이다.

구체적으로 행법을 설명하기 전에 몇 가지 주의할 점을 일러둔다.

(1) 숨을 입으로 내쉴 때는 소리는 내지 않는다 하더라도 그 발음을 하는 요량으로 숨을 내쉬도록 한다.
(2) 횟수는 어디까지나 자기 몸의 컨디션에 맞추어 하되 결코 지나치게 하지 말 것. 도를 넘으면 도리어 기를 잃고 만다.
(3) 배가 부를 때는 피하도록 한다.
(4) 가능한 한 맨발로 한다.

'쉬' 하는 숨으로 간장의 사기를 몰아낸다

간장은 사기가 특히 잘 쌓이기 쉬운 기관이다. 간장에 사기가 쌓였을 때 '쉬' 하고 숨을 내쉬면 사기가 몸 밖으로 빠져나간다. 배를 집어넣고 간을 밀어올리듯이 숨을 내쉰다.

구체적인 행법은 다음과 같다.

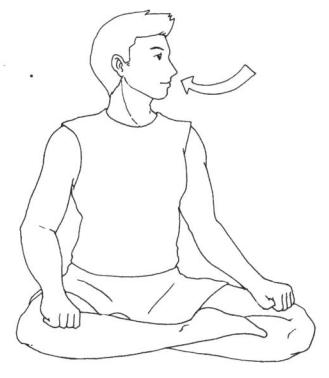 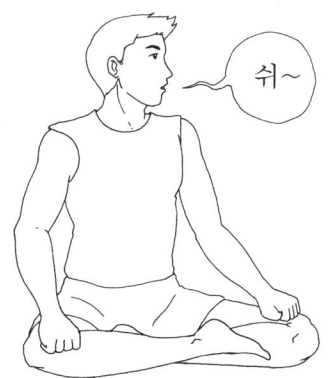

① 책상다리로 앉는다.
② 두 손은 엄지손가락을 안으로 가볍게 주먹을 쥐고 두 무릎 위에 얹어놓는다.
③ 이 자세로 우선 입으로 숨을 완전히 내쉬도록 한다.
④ 두 눈을 크게 뜨고 코로 천천히 숨을 들이쉰다.
⑤ 숨이 가빠지기 직전에 입으로 숨을 내쉬되 '쉬' 하는 느낌으로 내쉰다.

이 호흡법을 한 차례 실시할 때마다 대여섯 번 반복한다.

'시' 하는 숨으로 쓸개의 사기를 몰아낸다

육부六腑 중에서도 쓸개만은 오장五臟과 같은 취급을 한다. 이는 쓸개가 간과 연동連動하고 있기 때문일 것이다. 쓸개의 활동이 왕성해지면 간의 활동도 활발해지는 것이 보통이다.

그러면 쓸개의 역할은 무엇인가. 먹은 음식물을 깨끗이 하여 피를 흐리지 않게 하는 것이다. 쓸개의 사기를 몰아내는 호흡법은 다음과 같다. '우후후후' 하고 웃음을 터트리는 기분으로 '시' 하면서 숨을 내쉰다.

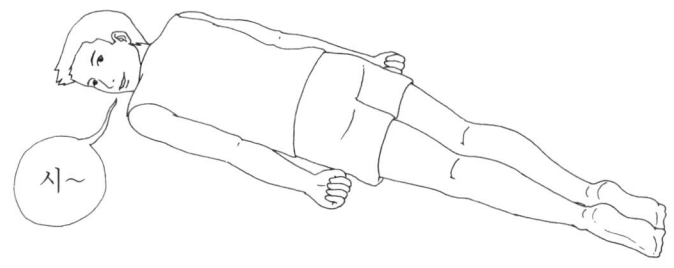

① 얼굴을 왼쪽으로 돌리고 엎드려 눕는다.
② 두 손은 엄지손가락을 안으로 가볍게 주먹을 쥐고 몸 옆에 댄다.
③ 이 자세로 옆으로 숨을 내쉰다.
④ 다음엔 코로 숨을 천천히 들이쉰다.
⑤ 숨이 막혀오기 직전에 입으로 숨을 내쉬되 '시' 하고 숨을 내쉰다.
이 호흡법을 한 번 할 때마다 6~9회 반복한다.

'허' 하는 숨으로 심장의 사기를 몰아낸다

뜻하지 않은 일을 당하면 이런 소리가 흔히 나오는데, 심장의 사기를 몰아내려 할 때 배로 숨을 내쉬는 것처럼 의식하고 숨을 쉬는 것이 요령이다. 입술을 약간 둥글게 한다는 기분으로 하면 된다.

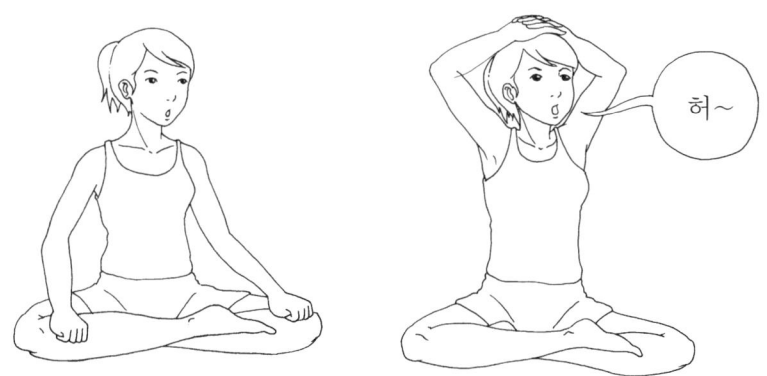

① 책상다리로 앉는다.
② 두 손은 엄지손가락을 안으로 가볍게 주먹을 쥐고 두 무릎 위에 얹어놓는다.

③ 이 자세로 우선 입으로 숨을 내쉰다.
④ 다음엔 두 손을 깍지 껴서 머리 위에 얹는다.
⑤ 천천히 코로 숨을 들이쉬었다가 숨이 가빠지기 직전에 입으로 '허' 하고 숨을 내쉰다.
　이 호흡법을 한 번 할 때마다 3회 반복한다.

'스' 하는 숨으로 폐의 사기를 몰아낸다

이와 이 사이로 숨이 지나가는 것 같은 기분으로 폐에 가득 들이마신 공기를 천천히 밀어낸다.

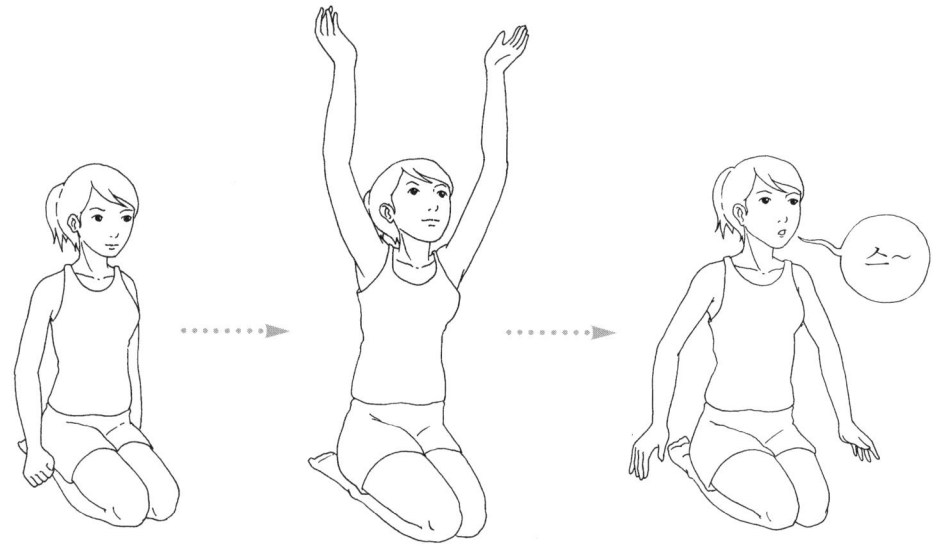

① 꿇어앉는다. 두 손은 엄지손가락을 안으로 가볍게 주먹을 쥐고 양 옆에 놓는다.
② 이 자세로 우선 입으로 숨을 크게 내쉰다.

③ 다음엔 코로 천천히 숨을 들이쉬면서 두 팔을 위로 펴서 하늘을 치받는 것처럼 한다.
④ 숨이 가빠지기 직전에 입으로 '스' 하고 숨을 내쉬는 동시에 치켜올렸던 두 팔을 내린다.
　이 호흡법을 한 차례 할 때마다 6~9회 반복한다.

'취' 하는 숨으로 신장의 사기를 몰아낸다

눈 앞에 벽이 있다고 생각하고 거기에 대고 숨을 뿜어대는 느낌으로 하면 좋다.

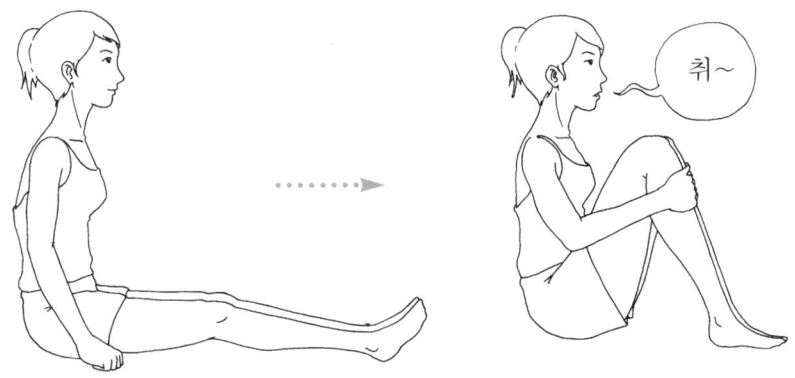

① 두 다리를 펴고 앉는다.
② 이 자세에서 입으로 숨을 내쉰다.
③ 다음엔 두 무릎을 굽히고 두 손으로 무릎을 끌어안듯이 한다.
④ 이 상태로 코로 숨을 들이쉰다.
⑤ 숨이 막히기 직전에 입으로 숨을 내쉬되 '취' 하고 내쉰다.
　이 호흡법을 한 차례 할 때마다 6~9회 반복한다.

'후' 하는 숨으로 비장의 사기를 몰아낸다

다른 네 장기를 관리하는 역할을 하는 비장은 매우 중요한 장기이므로, 항상 좋은 기로 충만해 있는 것이 바람직하다. '후' 소리는 혀뒷소리라고 하여 목구멍을 죄는 것처럼 하고 발음하는 것인데, 비장의 사기도 함께 토해내고 있다고 스스로 들려주면서 호흡하도록 한다.

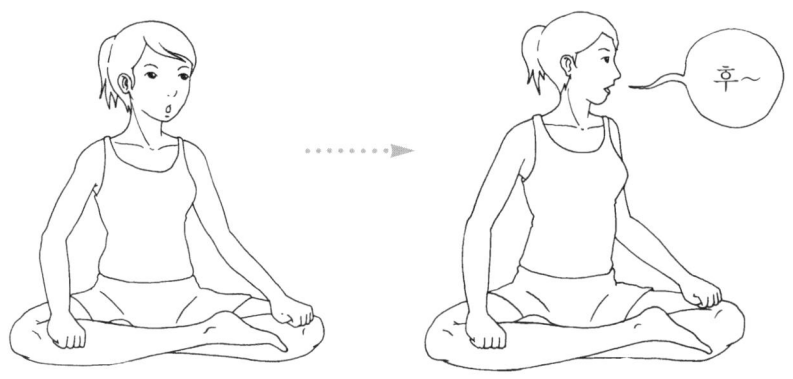

① 편안한 자세로 앉는다.
② 두 손은 엄지손가락을 안으로 주먹을 가볍게 쥐고 두 무릎 위에 올려놓는다.
③ 이 자세로 처음에 입으로 숨을 내쉰다.
④ 다음엔 코로 조금씩 숨을 들이쉰다.
⑤ 숨이 막히기 직전에 입으로 숨을 내쉬되 '후' 하고 내쉰다.
　　이 호흡법을 한 차례 실시할 때마다 6~9회 반복한다.

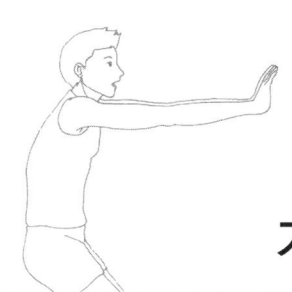

기를 모아둔다

기는 그날그날의 건강상태에 따라 변하는 것이지만, 스스로 간단히 모아둘 수도 끌어들일 수도 있는 행법이 있다. 이 행법은 아침에 일어나자마자 실행하면 좋은데 우선 눈을 뜨거든 해의 방향, 즉 동쪽을 향하여 맨발로 선다.

기를 모아두는 행법 ① 다리를 어깨 넓이보다 약간 더 넓게 벌리고 선다. 다음엔 몸이 안정될 만큼 무릎을 앞으로 굽히면서 허리를 떨어뜨리고, 숨을 내쉬면서 팔을 천천히 위로 가져간다. 이때 시선은 그대로 앞을 바라본다. 손바닥은 앞으로 향한다. 팔이 어깨 높이까지 올라가거든 숨을 천천히 들이쉬면서 팔을 내려 처음 상태로 돌아간다. 한 차례 실시할 때마다 3회 되풀이한다.

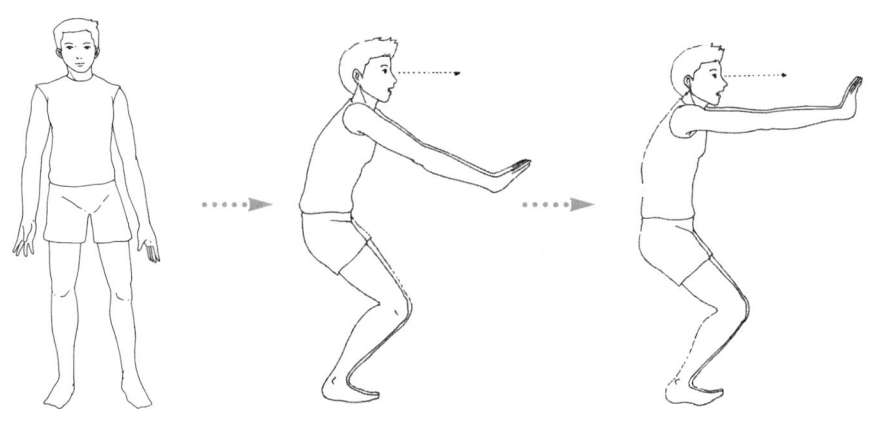

기를 모아두는 행법 ②   다리를 어깨 넓이보다 약간 넓게 벌리고 선다. 몸이 안정될 만큼 무릎을 좌우로 벌리면서 허리를 떨어뜨리고, 숨을 내쉬면서 팔을 천천히 좌우로 쳐든다. 시선은 그대로 앞을 보고 손바닥을 바깥쪽으로 향하게 한다. 팔이 어깨 높이까지 올라가면 숨을 천천히 들이쉬면서 팔을 내리고 원상태로 돌아간다. 이것을 3회 되풀이한다.

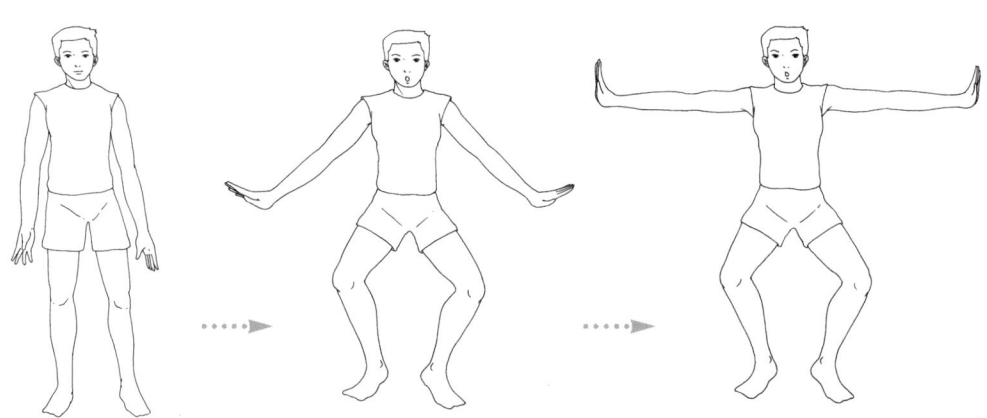

342

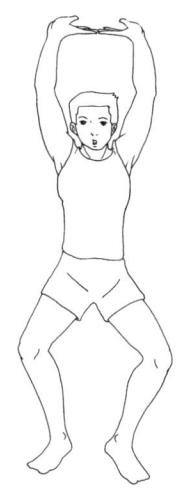

기를 모아두는 행법 ③ 다리를 어깨 넓이보다 약간 더 넓게 벌리고 서서 몸이 안정될 정도로 허리를 내리고 무릎은 좌우로 벌린다. 그리고 숨을 내쉬면서 팔을 천천히 좌우로 벌린다. 시선은 그대로 앞을 보고 손바닥은 바깥쪽을 향한다. 팔을 어깨 높이에서 눈높이로 높여가며 머리 꼭대기에서 좌우로 손가락 끝을 맞붙여 큰 원을 만든다. 그리고 숨을 천천히 들이쉬면서 팔을 내리고 원상태로 돌아간다. 이것을 3회 되풀이한다.

①~③을 각각 3회씩 하더라도 1분도 안 되는 시간에 할 수 있는 손쉬운 행법이지만 그 효과는 아주 크다. 아침의 살아 있는 기를 몸 안에 충분히 모아둘 수 있다.

그러므로 이 행법으로 몸 안에 기를 끌어들였거든 곧 화장실로 가지 말고 적어도 15분 이상 지난 뒤에 가도록 해야 한다. 곧바로 화장실로 가서 소변을 보면 모처럼 모은 기도 함께 배설되어버린다.

그리고 아침의 기를 끌어들이는 이 행법은 날씨가 좋을 때만 행하는 것이 중요하다. 왜냐하면 비가 오거나 하면 습한 기가 몸 안에 들어가 우울해지기 쉽기 때문이다.

그리고 행법 ②에서 팔을 위로 쳐드는 것은 일상생활에서 별로 하지 않는 동작이고 당수 등을 하는 사람은 위를 찌를 일이 별로 없기 때문에, 동작에 고통을 느끼는 일도 적지 아니하다. 팔이 잘 안 올라간다고 해도 단념하지 말고 할 수 있는 범위 안에서 조금씩 움직이는 것이 요령이다.

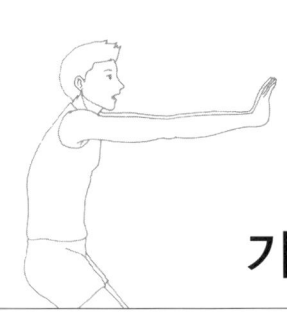

기를 잘 흐르게 한다

이 책에는 '기의 흐름'이니 하는 말들이 자주 나오는데, 기의 과학은 매우 복잡해서 기의 흐름을 고르게 하는 방법도 여러 가지가 있다.

연수법 기의 흐름을 고르게 하는 행법 중 하나로 누워서 할 수 있는 연수법軟酥法을 소개한다. 이 연수법은 현대 정신의학에도 많은 영향을 끼쳐 스트레스 해소법으로 쓰이고 있다.

연수법은 원래 백은白隱이라는 스님이 난치병을 고치는 방법으로 널리 보급한 것인데 기의 과학에서는 그 이전부터 그것과 순서는 다르나 기의 흐름을 고르게 하는 같은 행법이 있었다고 한다.

이 행법을 실시하려면 우선 자리 위에 몸을 죽 펴고 위를 향하여 반듯하게 누운 후 몸의 힘을 빼고 눈을 감는다. 그리고 코끝에 아주 가벼운 새털 같은 것이 붙어 있다 생각하고 그것이 흔들리지 않게끔 조용히 숨을 고른다. 호흡이 조절되어 조용해지면 천천히 20까지 수를 센다. 그리하여 마음이 안정되면 본 행법으로 들어간다.

이 행법은 이마 위에 달걀만한 크기의 환약丸藥이 놓여 있다고 생각하는 데서부터 시작한다. 그 약은 이루 말할 수 없이 향기롭고 마치 버터와도 같이 연하다. 우유로 만든 버터나 치즈 비슷한 것을 '연수'라 부르는데, 이 연수와 비슷한 느낌의 환약이 이마 위에 놓여 있다고 생각하면 된다.

연수를 이마에 얹어놓고 산 위에 있는 넓은 마당 위에 반듯이 누워 있다고 생각한다. 그러는 동안에 햇볕과 체온에 의하여 연수가 녹기 시작한다. 천천히 녹아서 기름처럼 흘러내리기 시작한다. 이마에서 귀언저리를 지나 뒤통수로 흘러서 마침내 머리 전체가 온통 연수로 덮여버린다. 뜨뜻미지근한 촉감과 향기로움에 싸여 기분이 이루 말할 수 없이 좋아진다.

이어서 머리 전체에 퍼진 연수는 아래쪽으로 흘러내려간다. 목에서 어깨로, 어깨에서 가슴으로, 다시 배로, 등으로도 흘러내려간다. 연수는 그저 살갗 위를 흘러가는 것이 아니라, 몸 안으로도 스며들어가 폐에도 위에도 간에도 천천히 스며들어 이상이 있는 곳에 작용을 한다.

그리하여 연수는 온몸에 골고루 퍼져 오장육부를 씻어주고는 아랫배에서 허벅지를 지나 무릎으로 흘러서 발끝에서 물방울처럼 떨어진다. 물방울처럼 떨어진 연수는 점점 불어서 마당 전체에 넘쳐흐르고 마치 온천에 들어가 있는 것 같은 느낌이 들게끔 등, 허리, 배, 가슴을 적셔나간다.

이렇게 해서 이루 말할 수 없는 편안한 기분을 만들어주고 나서, 연수는 침대 밑의 병 속으로 떨어져들어가 버린다.

이것이 연수법인데 이 행법은 마음속의 근심 걱정, 언짢은 일들을 말끔히 씻어준다. 기의 흐름을 활발하게 해주는 것이다.
　매일 잠들기 전에 이 행법으로 하루의 피로를 말끔히 씻어주면 이튿날은 기력이 넘치는 상쾌한 아침을 맞게 될 것이다. 보통 사람은 맛보기 어려운 참으로 상쾌한 아침을 말이다.

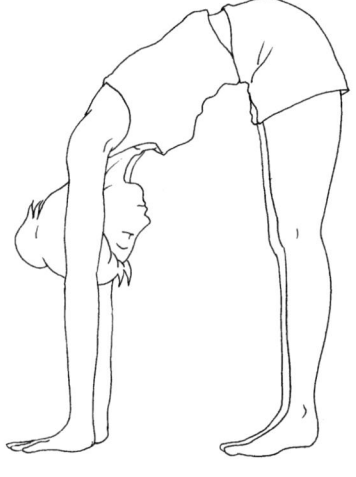

도인행법의 체계화
불로좌공 不老坐功 24식

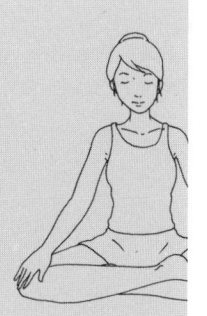

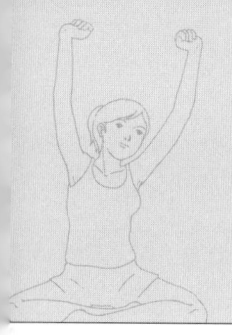

비전 중의 비전

    매일 조금씩 반복하면 전신의 기혈 흐름을 원활히 하고 노화를 방지하여 수명이 다하는 날까지 기력 좋게 살아갈 수 있는 '건강증진, 노화예방' 행법의 대계大系를 소개한다.

    이것은 중국 송나라 때 도인술의 대가 진희이陣希夷라는 사람이 대성한 도인술의 체계이다. 모두 24가지 행법으로 이루어져 있는데 아주 효과적인 구성이다. 즉 24가지 행법으로 온몸의 경락을 자극하여 온몸 구석구석까지 기혈의 흐름이 활발해지도록 구성되어 있다. 이 24가지 행법만으로 전신의 건강유지와 노화예방의 목적을 달성할 수 있는 하나의 완성된 건강비결이다. 그 효과의 탁월함은 일찍이 도인술 수행자 사이에 알려져 비전秘傳으로 900년 가까이 전해내려왔다. 대부분 앉아서 하는 행법, 즉 '좌공坐功'으로 되어 있으므로 전문가들은 이를 가리켜 '진희이의 좌공'이라고 부른다. 이 책에서는 '불로좌공'이라고 부르기로 한다.

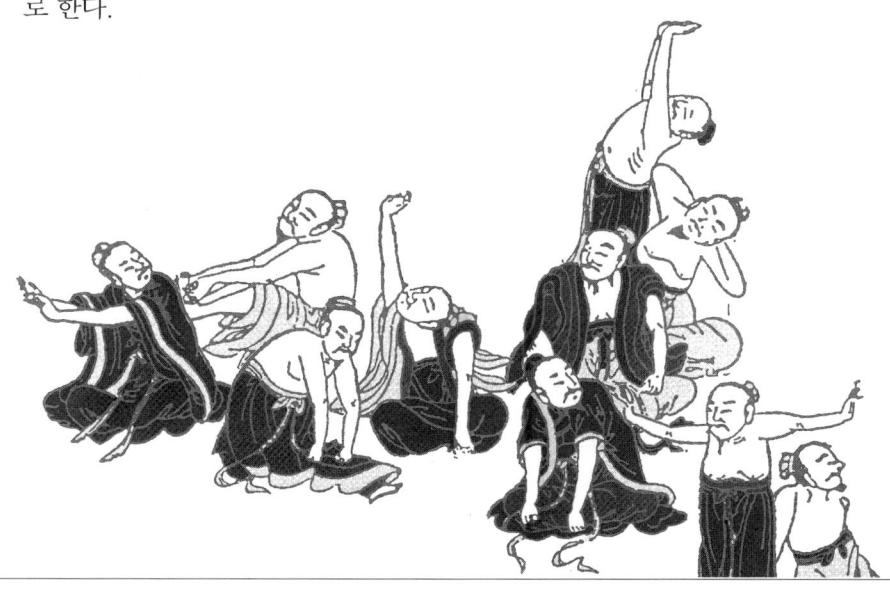

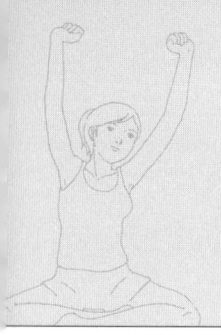

좌공의 행법

건강증진과 노화예방의 비결로서 좌공 행법을 설명하기로 한다. 이것은 몸의 특정한 이상이나 노화를 치료하기 위해서가 아니라, 노화를 예방하여 젊음과 건강을 계속 유지하기 위한 행법이다. 가능하면 건강에 자신이 있는 사람도 30대부터는 이 행법을 매일 조금씩 하는 것이 좋다. 그리하면 50, 60대가 되었을 때 다른 사람들과 비교하여 훨씬 젊고 건강한 자신을 발견하게 될 것이다. 물론 그때까지 병다운 병에도 걸리는 일이 없을 것이다.

좀더 탁월한 효과를 얻기 위해서는 24좌공 전체를 하루에 한 번씩 차례로 실시하는 것이 이상적이다. 그러나 그것은 전문적인 도인술 수행자의 방법이다. 24좌공 전체를 한꺼번에 실시하면 도인술에 익숙하지 못한 사람의 경우, 몸에 강한 반응이 나타나 쑤시거나 열이 나는 수가 있다. 다행히 이렇게까지 철저하게 하지 않고도 일반 사람들이 충분한 효과를 올릴 수 있는 방법이 있다.

실행해보면 누구나 알게 되겠지만 24좌공 하나하나의 효과는 매우 크다. 이에 24좌공을 계절마다 6가지씩 차례로 행하여 충분한 효과를 올릴 수 있는 비결이 개발되었다. 다음과 같은 순서로 한다.

봄의 행법　(2, 3, 4월)　：불로좌공 (1) ~ (6)
여름의 행법 (5, 6, 7월)　：불로좌공 (7) ~ (12)
가을의 행법 (8, 9, 10월)　：불로좌공 (13)~(18)
겨울의 행법 (11, 12, 1월)：불로좌공 (19)~(24)

예컨대 현재가 10월이라면 가을의 행법, 즉 좌공(13)~(18)을 매일 1회씩 하는 것이다. 실행할 때는 다음의 주의사항을 꼭 지켜주기 바란다. 가능하면 이 행법 이외에 발 행법(2)(114쪽)도 하루에 한 번 실시한다. 그러면 효과는 한결 더 커질 것이다. 노화나 병으로 몸에 이상이 있는 사람은 각 행법 중에서 필요한 것을 골라 불로좌공 전에 행하면 좋다. 또한 지정된 횟수는 어디까지나 하나의 기준에 지나지 않으므로 횟수에 너무 구애받지 말고 무리하지 않는 범위 안에서 자신의 기분에 맞을 정도로 한다.

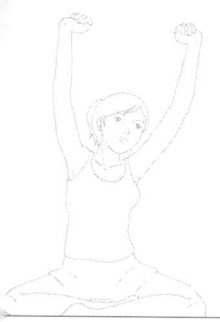
불로좌공 01

봄의 행법

2단계로 나뉜다. 손바닥을 포개어 허벅지를 누르고 그 자세로 윗몸을 비트는 행법이다.

- ◆ **건강효과**   등의 결림, 허리의 나른함이나 손발의 저림을 없애준다. 이 행법을 계속하면 눈이 밝아지고 시력이 좋아진다.
- ◆ **치료효과**   감기, 인플루엔자, 수막염, 뇌염, 측두 동맥염, 편두통, 류머티즘, 관절염, 관절 류머티즘, 손발의 병.

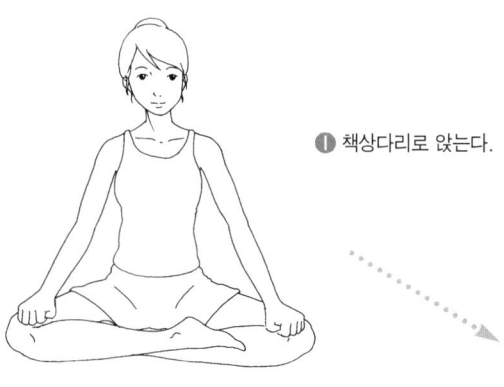

❶ 책상다리로 앉는다.

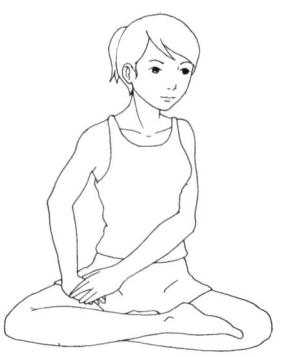

❷ 오른손에 왼손을 포개어 오른쪽 허벅지에 놓는다. 윗몸의 무게를 걸듯이 하여 두 손으로 오른쪽 허벅지를 누른다. 3~5회 반복한다.

❸ 왼쪽 허벅지를 마찬가지로 행한다.

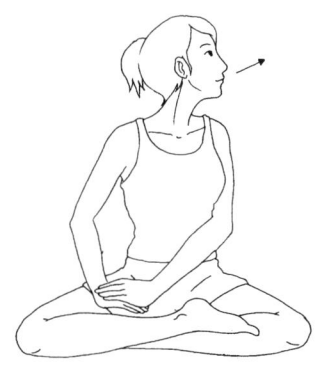

❹ 다시 ❶의 자세로 돌아와 두 손을 포개어 오른쪽 허벅지에 놓는다. 허벅지를 누르면서 머리를 왼쪽으로 비틀며 입으로 숨을 내쉰다. 눈을 뜨고 뒤쪽 좌상방 左上方을 쳐다본다. 3~5회 반복한다.

❺ 반대쪽에 대해서도 마찬가지로 행한다.

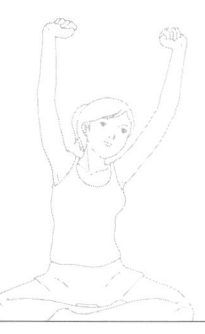

불로좌공 02

봄의 행법

두 손으로 장딴지를 누르고 뒤쪽을 돌아다보는 행법이다. 좌공(1)에서는 허벅지를 눌렀으나 이번에는 장딴지를 누른다.

- 건강효과   등의 뻐근함이 없어지고 발이 가벼워진다.
- 치료효과   울혈성 심부전, 부정맥, 고혈압, 심외막염, 출혈성 방광염, 요로감염증, 신정맥 혈전증, 급성 신염, 편도선염, 후두염, 급성 중이염, 부비강염副鼻腔炎.

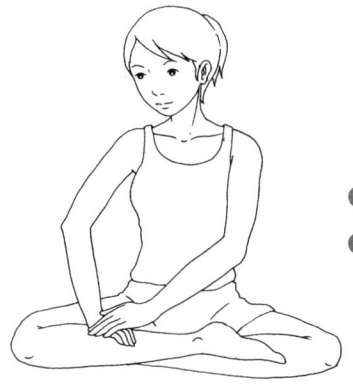

❶ 책상다리로 앉는다. 오른발을 왼쪽 다리에 얹는다.
❷ 두 손을 포개어 오른쪽 종아리에 놓는다.

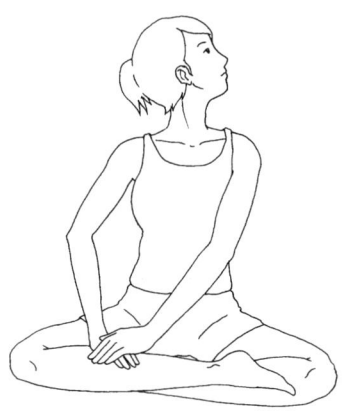

❸ 종아리를 세게 누르고 고개는 왼쪽 뒤를 돌아다보면서 입으로 숨을 내쉰다. 눈은 똑바로 뜬다. 3~4회 반복한다.
❹ 다리를 바꾸어 반대쪽도 마찬가지로 행한다. 왼쪽 종아리를 누를 때는 고개를 오른쪽 뒤로, 오른쪽 종아리를 누를 때는 고개를 왼쪽 뒤로 각각 돌리는데, 무리가 가지 않도록 비스듬히 뒤를 볼 것. 눈은 똑바로 뜨고 비스듬히 위를 보는 것처럼 하는 것이 좋다.

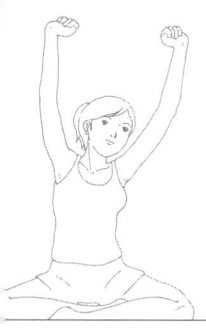

불로좌공 03

봄의 행법

2단계로 나뉜다. 하나는 머리를 옆으로 넘어뜨리는 행법, 또 하나는 팔꿈치를 굽혀 뒤로 당기는 행법이다.

- 건강효과   어깨뼈 언저리의 뻐근함과 등이나 목의 뻐근함을 풀어 준다.
- 치료효과   급성 요통(삔 허리), 추간판 헤르니아, 변형성 요통증, 백내장, 홍채염, 야맹증, 급성 비염, 비출혈(코피), 인두염咽頭炎, 구내염口內炎, 각막염.

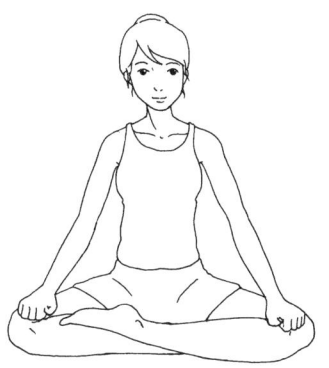

❶ 책상다리로 앉아서 주먹을 쥐고 무릎을 누른다. 주먹을 쥘 때는 엄지손가락을 안에 넣는다.

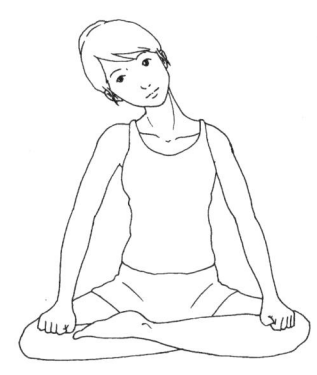

❷ 머리를 좌우로 무리 없이 넘어뜨리면서 입으로 숨을 내쉰다. 5~6회 반복한다.

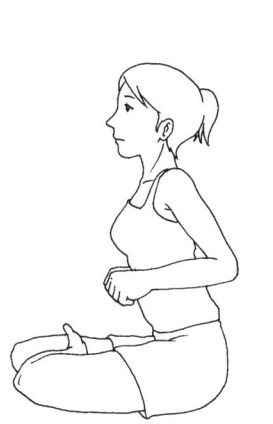

❺ 그대로 뒤로 빨리 당긴다. 5~6회 반복한다. 이때 손등은 아래로 가는 것이 좋지만 위로 해도 무방하다. 마지막으로 손을 원위치로 돌릴 때 입으로 숨을 내쉰다.

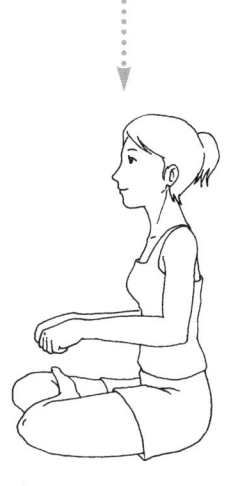

❸ 다시 ❶의 자세로 돌아온다.

❹ 주먹을 쥔 채로 팔꿈치를 굽힌다.

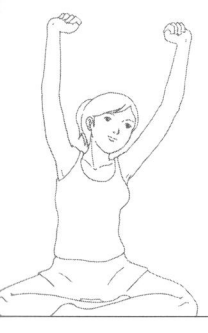

불로좌공 04

봄의 행법

두 팔을 앞으로 펴고 고개를 좌우로 돌리는 행법이다.

- 건강효과　등의 뻐근함이 풀린다. 손 저림도 없어진다.
- 치료효과　잠자는 자세가 나빠서 생긴 통증, 오십견, 목뼈 삔 것 (경추염좌), 유행성 이하선염(이른바 항아리손님), 감기, 급성 신염, 관절염, 고혈압, 신결석腎結石, 마른버짐, 갑상선 기능항진증.

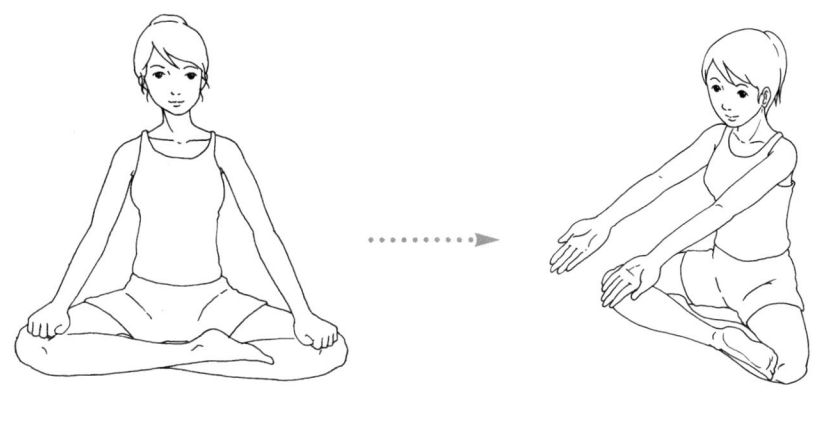

❶ 책상다리로 앉는다. 천천히 호흡하며 의식을 통일한다.

❷ 손바닥을 펴고 팔을 앞으로 힘껏 편다. 손바닥은 위로 향하게 한다.

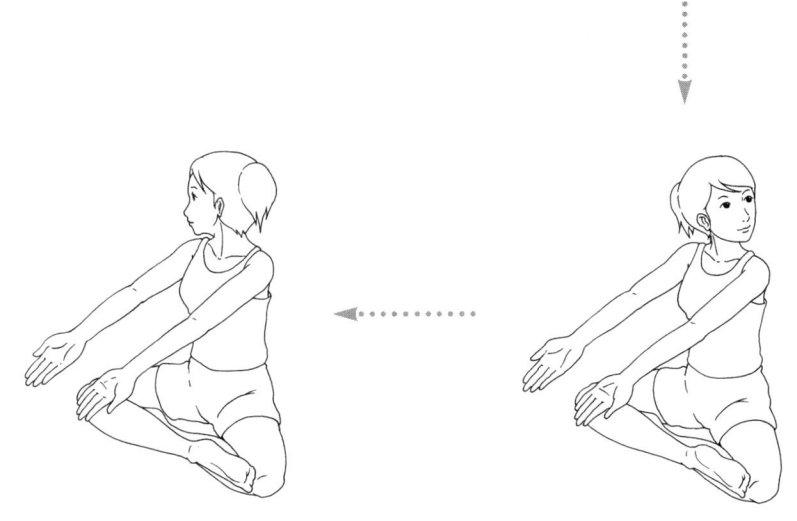

❸ 머리를 좌우로 천천히 돌리면서 입으로 숨을 내쉬고 눈은 뜬다. 이때 얼굴은 좌우 뒤를 향하게 하는 것이 중요하다. 교대로 6~7회 반복한다.

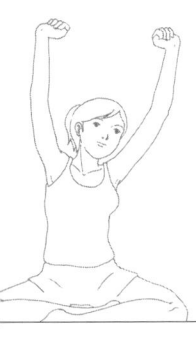

불로좌공 05

봄의 행법

앉아서 활 당기는 자세를 취하는 행법이다.

- ▶ **건강효과**　가슴의 답답함이나 어깨 관절의 아픔이 제거된다.
- ▶ **치료효과**　급성 요통, 부정맥, 울혈성 심부전, 감기, 중이염, 갑상선염, 오십견, 잠자는 자세가 나빠서 생긴 통증, 신경통, 관절염.

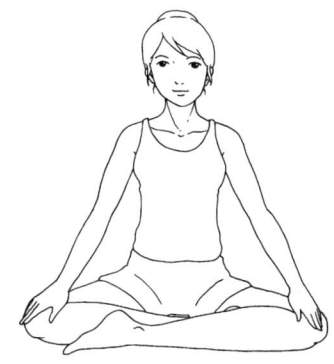

❶ 단좌端坐한다. 단좌는 다리를 포개지 않고 책상다리하듯이 앉는 것이다. 천천히 호흡을 하며 의식을 통일한다.

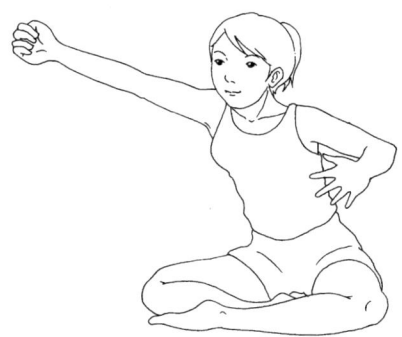

❷ 오른팔은 앞으로 충분히 펴고 왼팔은 팔꿈치를 굽히며 세차게 뒤로 당긴다. 이때 눈을 크게 뜬다.

❸ 활을 최대한으로 당겼거든 순간 멈추고, 오른손은 주먹을 쥐고 왼손은 손가락을 힘주어 펴면서 입으로 숨을 내쉰다.

❹ 좌우 번갈아가며 7~8회 반복한다. 실제로 강한 활시위를 손에 잡고 있는 기분으로 행하는 것이 중요하다.

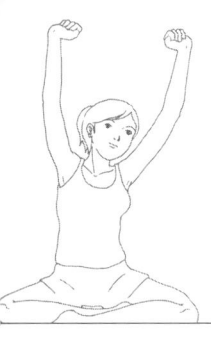

불로좌공 06

봄의 행법

한쪽 팔을 곧추 위로 뻗고 다른 쪽 손으로 젖가슴을 누르는 행법이다.

- **건강효과**　가슴안의 사기가 제거되고 목덜미에서 어깨뼈에 걸친 결림이나 아픔이 풀어진다.
- **치료효과**　급성 위염, 빈혈, 결막염, 비출혈, 상악부 종양, 급성 임파선염, 결핵, 유주신遊走腎, 신주위 농양腎周圍膿瘍.

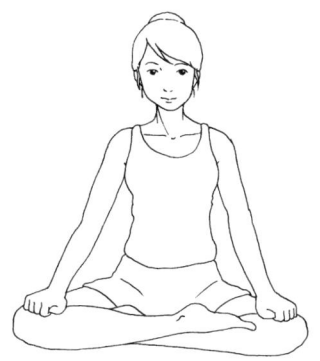

❶ 책상다리로 앉는다. 천천히 호흡을 하며 의식을 통일한다.

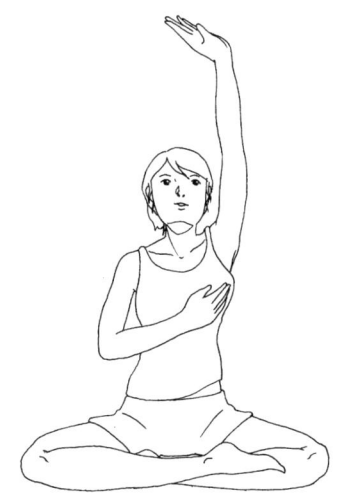

❷ 양쪽 손바닥을 편다. 왼손바닥은 무거운 돌을 위로 밀어올리듯이 곧추 뻗고 오른손바닥은 왼쪽 젖가슴을 누른다.

❸ 왼손가락 끝을 안으로 해서 손등을 보며 입으로 숨을 내쉰다.

❹ 좌우를 교대하여 각각 5~7회 반복한다.

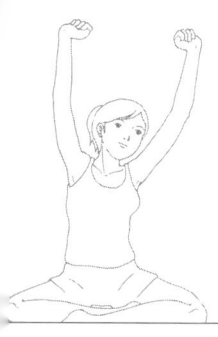

불로좌공 07

여름의 행법

무릎을 굽혀서 앞으로 끌어당기는 행법이다.

- ◎ 건강효과 무릎의 아픔, 저림, 나른함이 풀린다. 앉기가 힘든 사람, 걷기가 고통스러운 사람이 이 행법을 하면 앉거나 걷는 것이 수월해진다.
- ◎ 치료효과 신경통, 관절 류머티즘, 유두염, 급성 임파선염, 대상포진帶狀泡疹.

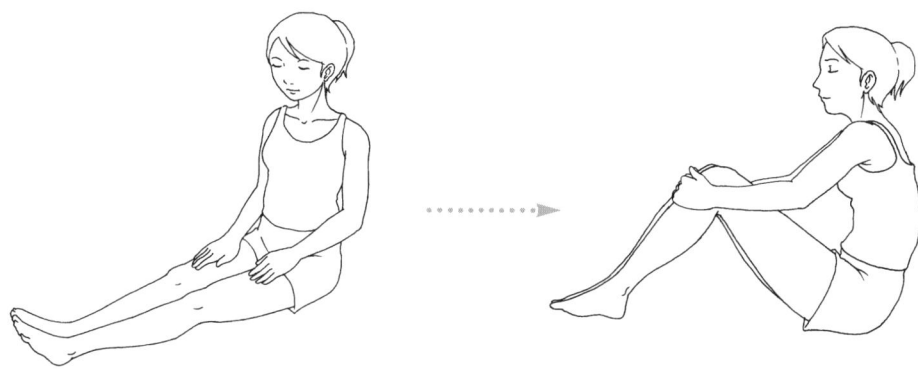

❶ 두 다리를 가지런히 앞으로 편다.

❷ 입을 다물고 눈을 지그시 감는다. 천천히 호흡하며 의식을 통일시킨다.

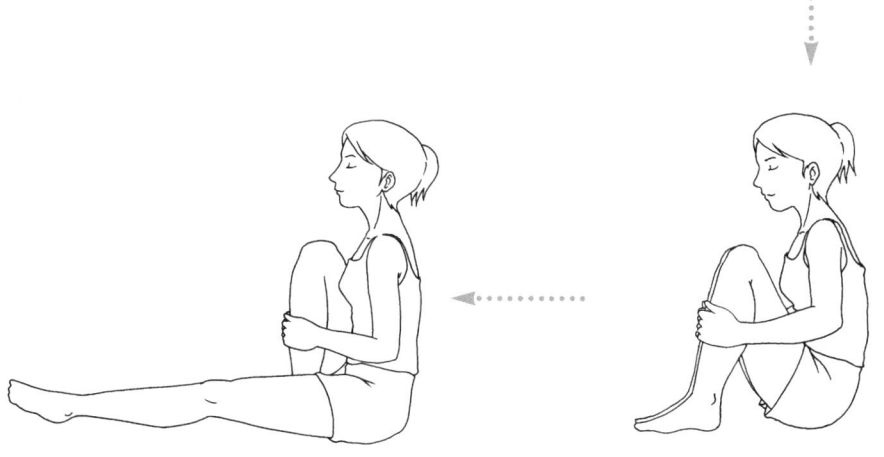

❹ 다시 두 다리를 앞으로 편다.

❺ 두 손을 포개어 오른쪽 발꿈치가 넓적다리 관절에 닿을 정도로 힘껏 끌어당기며 입으로 숨을 내쉰다.

❻ 오른쪽 다리를 펴고 이번에는 왼쪽 다리를 끌어당긴다. 좌우 각각 5~7회 반복한다.

❸ 두 무릎을 세우고 두 손으로 힘주어 끌어당기면서 입으로 숨을 내쉰다.

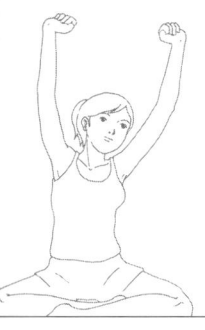

불로좌공 08

여름의 행법

한쪽 팔을 들면서 다른 쪽 손으로 허벅지를 누르는 행법이다.

● **건강효과**   등의 뻐근함이 풀리고 팔다리의 관절통에도 효과가 있다. 기관지를 튼튼하게 하므로 기관지가 약한 사람에게 특히 좋다.

● **치료효과**   폐렴, 기관지염, 고혈압, 부정맥, 심근염, 류머티즘열, 심장내막염, 흉막염, 대동맥류大動脈瘤.

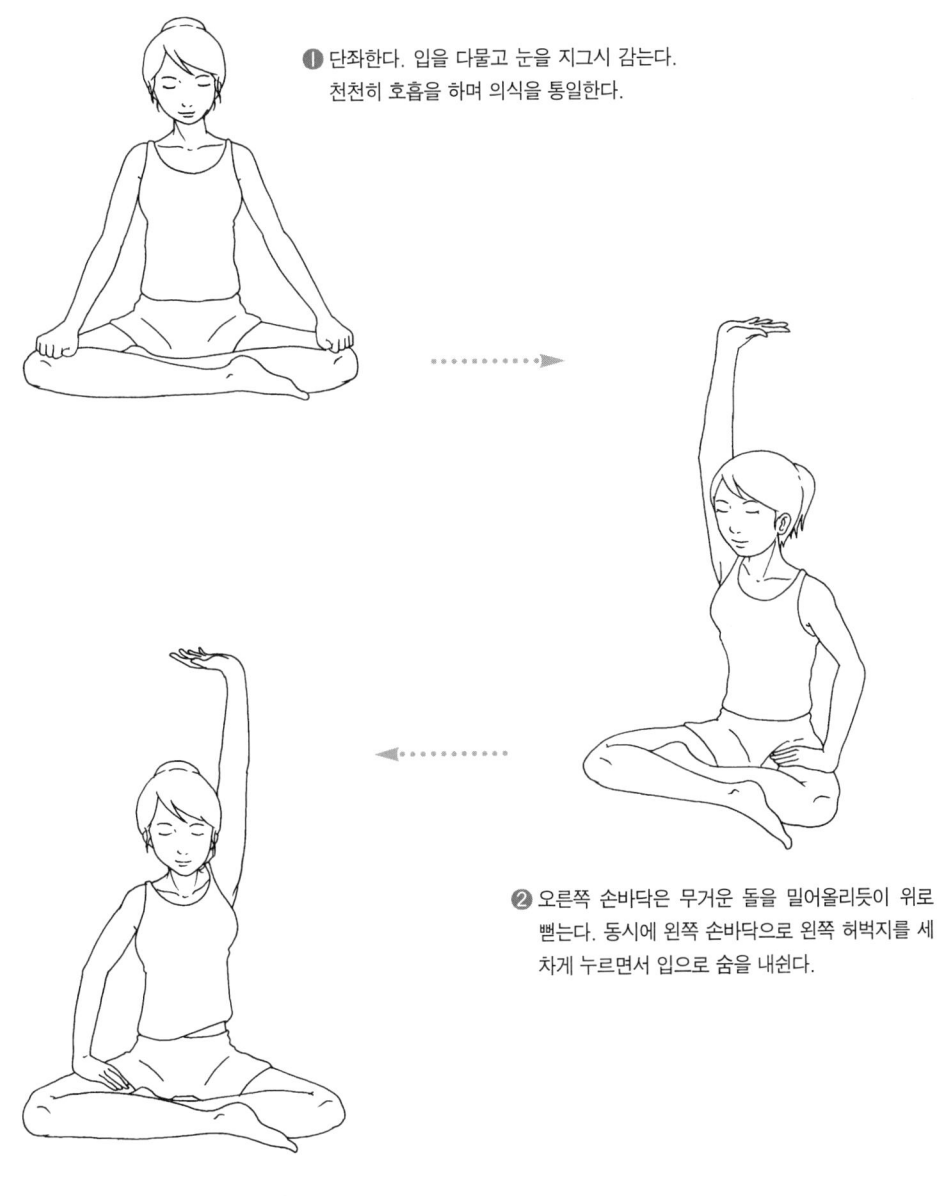

❶ 단좌한다. 입을 다물고 눈을 지그시 감는다. 천천히 호흡을 하며 의식을 통일한다.

❷ 오른쪽 손바닥은 무거운 돌을 밀어올리듯이 위로 뻗는다. 동시에 왼쪽 손바닥으로 왼쪽 허벅지를 세차게 누르면서 입으로 숨을 내쉰다.

❸ 다시 ❶의 자세로 되돌아간다.
❹ 좌우 교대하여 각각 3~5회 반복한다.

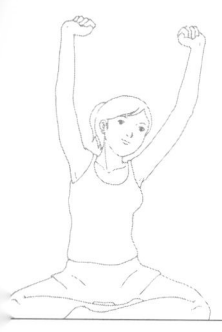

불로좌공 09

여름의 행법

똑바로 서서 두 팔을 들며 몸을 뒤로 젖히는 행법이다.

- ● 건강효과   일어서고 앉을 때 허리의 아픔이나 나른함을 풀어준다. 특히 신장이 나쁜 사람에게 권한다.
- ● 치료효과   부정맥, 심장내막염, 류머티즘열, 신염, 신동맥 협착, 임신신姙娠腎, 심장성 천식, 방광염, 열성 감기, 삔 목뼈, 편두통, 측두 동맥염, 고혈압.

370

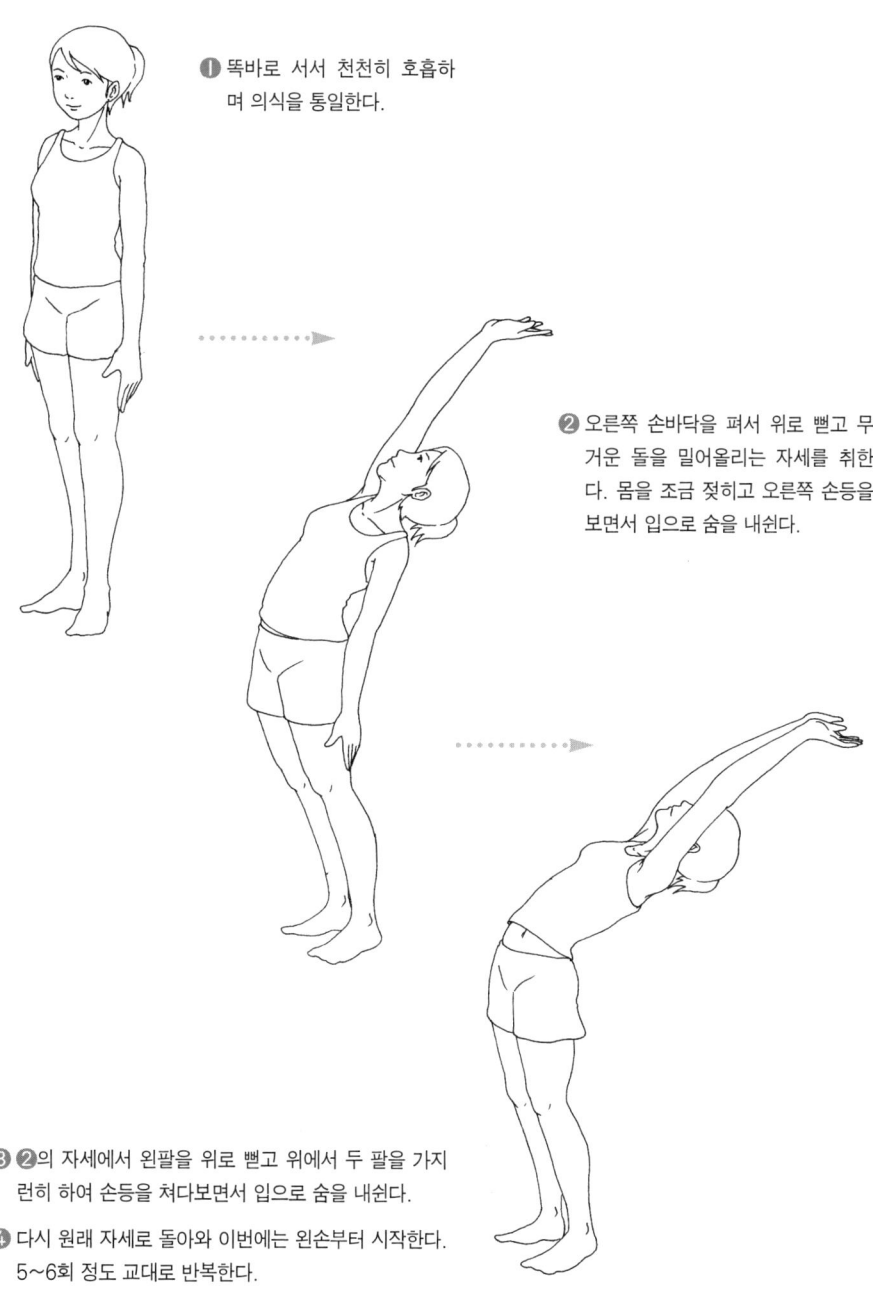

❶ 똑바로 서서 천천히 호흡하며 의식을 통일한다.

❷ 오른쪽 손바닥을 펴서 위로 뻗고 무거운 돌을 밀어올리는 자세를 취한다. 몸을 조금 젖히고 오른쪽 손등을 보면서 입으로 숨을 내쉰다.

❸ ❷의 자세에서 왼팔을 위로 뻗고 위에서 두 팔을 가지런히 하여 손등을 쳐다보면서 입으로 숨을 내쉰다.

❹ 다시 원래 자세로 돌아와 이번에는 왼손부터 시작한다. 5~6회 정도 교대로 반복한다.

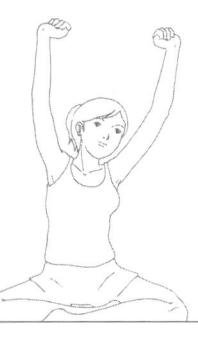

불로좌공 10

여름의 행법

두 팔을 쳐드는 행법과 다리를 한쪽씩 뻗는 행법으로 나뉜다.

- **건강효과**   좌골신경통, 허리부분의 아픔이나 나른함, 다리의 아픔이나 저림을 풀어준다.
- **치료효과**   신경통, 신결석, 추간판 헤르니아, 급성 요통, 변형성 요통증, 요추 분리증腰椎分離症, 요추 미끄럼증.

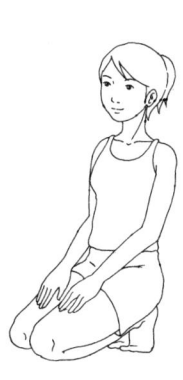
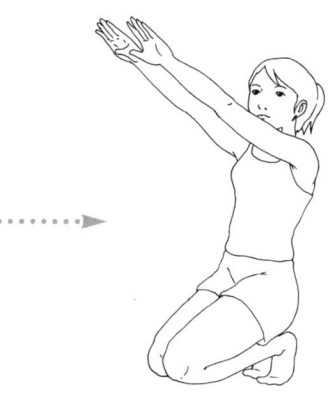
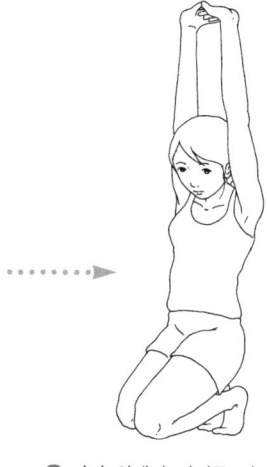

❶ 꿇어앉는다. 엉덩이는 발꿈치 위에 놓고 발가락을 세워서 받친다. 천천히 호흡을 하며 의식을 통일한다.

❷ 엉덩이를 발꿈치에서 쳐들고 두 팔은 펴서 위로 쳐든다.

❸ 머리 위에서 깍지를 끼고 팔을 쭉 펴면서 입으로 숨을 내쉰다.

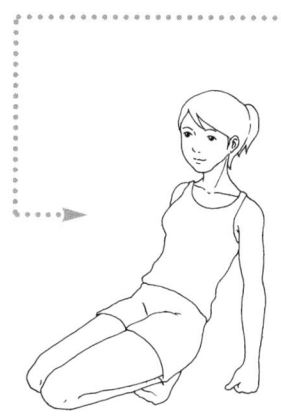
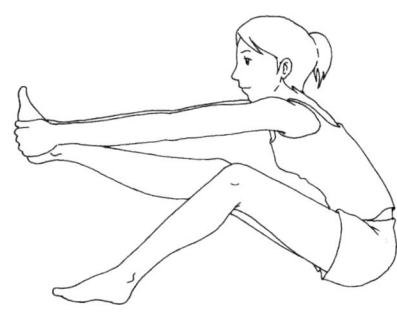

❹ 두 손을 뒤쪽 바닥에 대고 다시 꿇어앉는다.

❺ 엉덩이를 바닥에 대고 무릎을 굽힌 채로 앉는다.
❻ 오른쪽 발바닥에 두 손을 걸고 팔꿈치와 오른쪽 무릎을 쭉 편다.

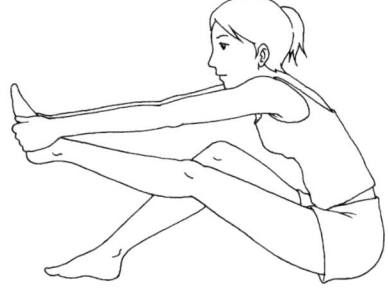

❼ 왼발도 마찬가지로 행한다. 좌우 교대로 5~7회 정도 반복한다.

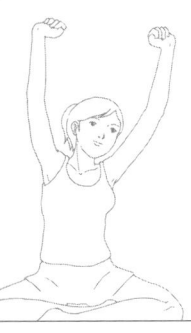

불로좌공 11

여름의 행법

몸을 뒤로 넘어뜨리고 팔과 다리로 몸을 지탱하는 행법이다.

- 건강효과   약해진 내장에 활력을 준다.
- 치료효과   신경통, 담석증, 급성 췌장염, 위경련, 뇌염 후유증, 다발성 신경염, 중증 근무력증, 건망증, 탈항脫肛.

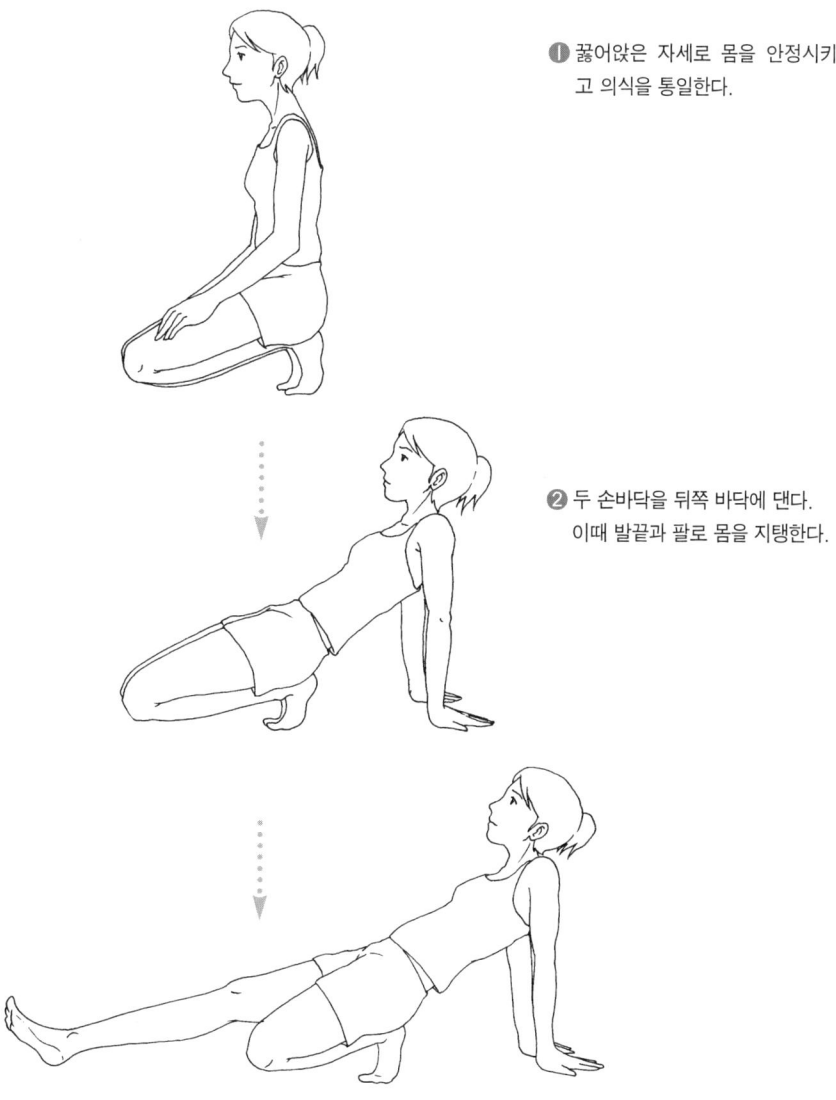

❶ 꿇어앉은 자세로 몸을 안정시키고 의식을 통일한다.

❷ 두 손바닥을 뒤쪽 바닥에 댄다. 이때 발끝과 팔로 몸을 지탱한다.

❸ 오른쪽 다리를 앞으로 힘껏 뻗으면서 입으로 숨을 내쉰다. 왼쪽 무릎은 바닥에 닿지 않도록 한다.
❹ 곧게 뻗은 오른쪽 다리를 뒤로 당겨서 원위치로 돌아간다.
❺ 이번에는 왼쪽 다리를 힘껏 뻗어 마찬가지로 행한다. 좌우 각각 3~5회 반복한다.

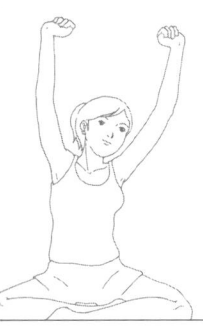

불로좌공 12

여름의 행법

두 팔을 뻗어 주먹을 바닥에 대고 양 어깨를 보는 행법이다.

- 건강효과　　목의 뻐근함이 없어진다. 등의 사기가 빠져나가 가볍고 시원해진다.
- 치료효과　　수막염, 감기, 흉막염, 급성 요통, 목 임파선염, 편도선염, 백혈병, 기관지염, 신경통, 류머티즘, 위궤양, 숙취.

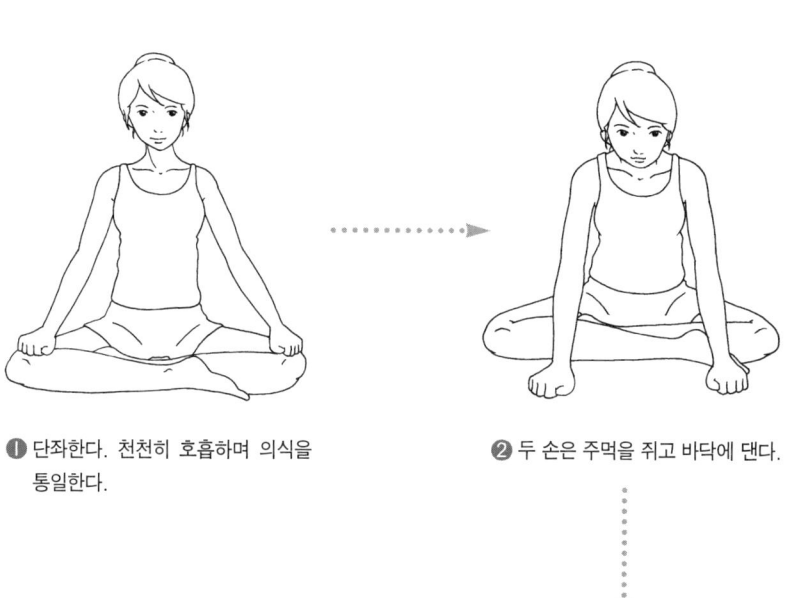

❶ 단좌한다. 천천히 호흡하며 의식을 통일한다.

❷ 두 손은 주먹을 쥐고 바닥에 댄다.

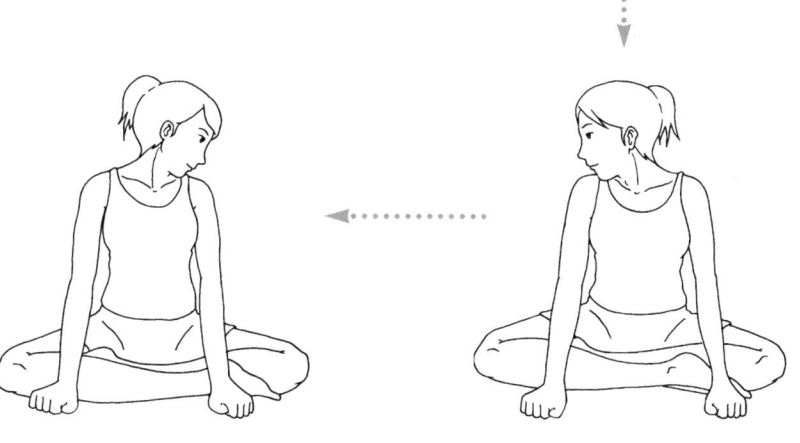

❹ 왼쪽 어깨를 호시한다. 좌우 번갈아 가며 3~5회 되풀이한다.

❸ 고개를 돌려 오른쪽 어깨를 호시하며 입으로 숨을 내쉰다. 호시虎視란 호랑이 눈처럼 빛을 내며 힘차게 주시함을 뜻한다.

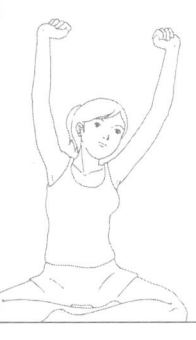

불로좌공 13

가을의 행법

몸을 움츠렸다가 솟구치듯이 일어서는 행법이다.

- **건강효과** 머리가 아프거나 무겁고, 일어설 때 현기증이 나는 등의 만성적인 증상을 없애준다.
- **치료효과** 급성 신염, 네프로제(신장병), 반복성 신출혈, 추간판 헤르니아, 골조증骨粗症, 구내염, 구각마란증口角摩爛症, 신경통, 류머티즘, 방광염, 뇌염, 편두통, 측두 동맥염, 녹내장, 신경염, 흉막염, 결핵, 농흉膿胸.

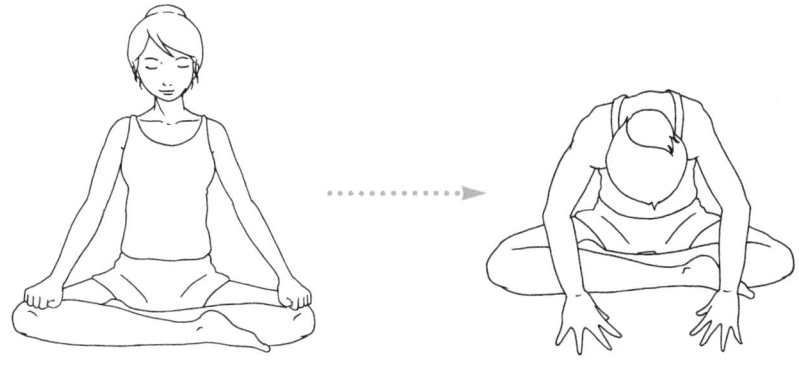

❶ 단좌한다. 호흡을 천천히 하며 의식을 통일한다.

❷ 두 손바닥을 펴서 바닥에 댄다. 그대로 몸을 오므려 윗몸을 충분히 앞으로 쓰러뜨린다.

❸ 앞으로 엎드린 채로 입을 다물고 조용히 숨을 쉰다. 1~2분 계속한다.

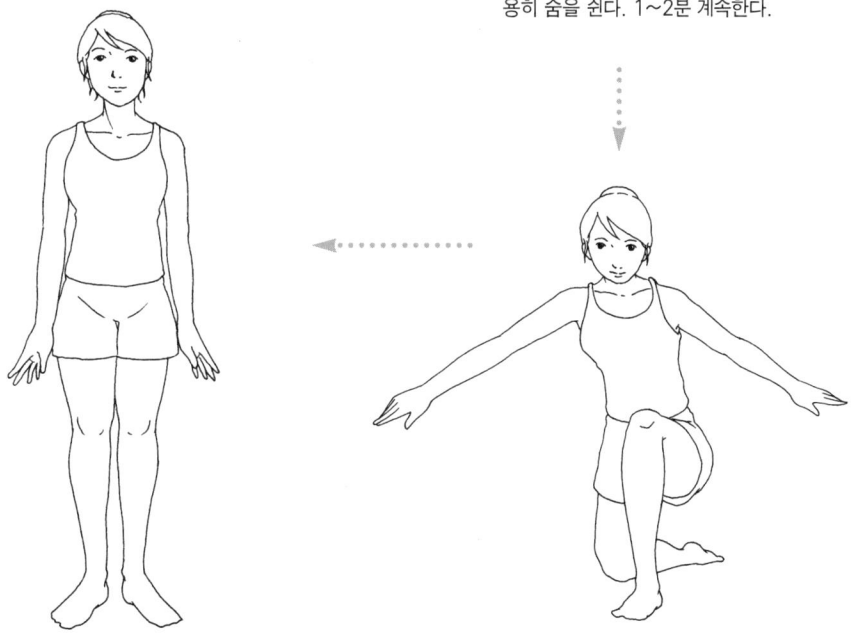

❹ 몸을 일으켜 솟구치듯이 일어선다.

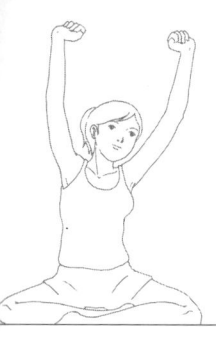

불로좌공 14

가을의 행법

팔을 위로 쳐들고 머리를 회전시키며, 손으로 등을 두드리는 행법이다.

- ● **건강효과** 목이나 어깨의 뼈근함을 풀어주고 허리 근처의 나른함을 없애준다.
- ● **치료효과** 요추골수염, 골연화증骨軟化症, 결핵, 흉막염, 폐렴, 열성 감기, 관절염, 류머티즘.

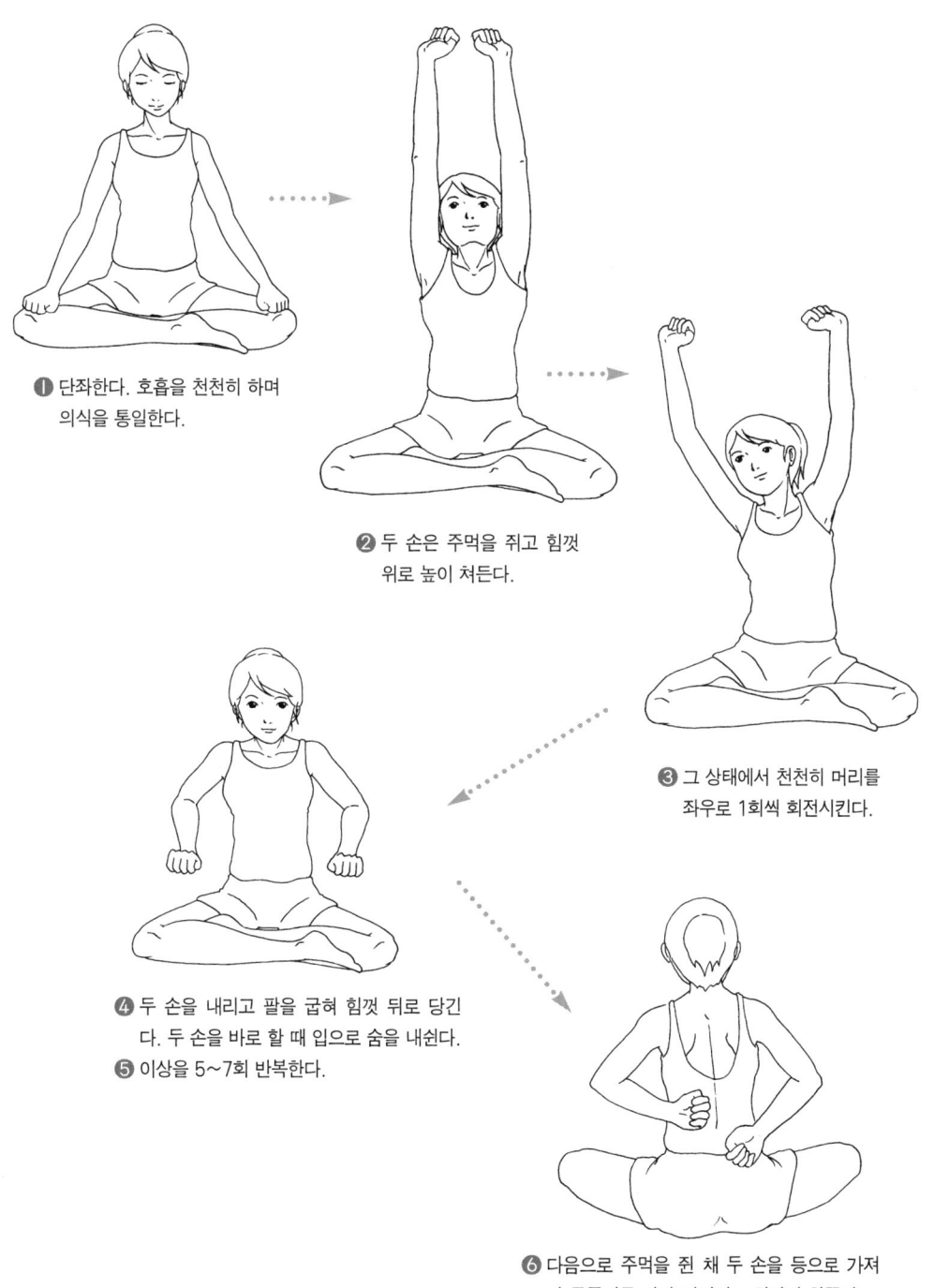

❶ 단좌한다. 호흡을 천천히 하며 의식을 통일한다.

❷ 두 손은 주먹을 쥐고 힘껏 위로 높이 쳐든다.

❸ 그 상태에서 천천히 머리를 좌우로 1회씩 회전시킨다.

❹ 두 손을 내리고 팔을 굽혀 힘껏 뒤로 당긴다. 두 손을 바로 할 때 입으로 숨을 내쉰다.
❺ 이상을 5~7회 반복한다.

❻ 다음으로 주먹을 쥔 채 두 손을 등으로 가져가 등줄기를 따라 엉덩이 근처까지 한쪽씩 조용히 두드린다. 좌우 각각 5~7회 반복한다.

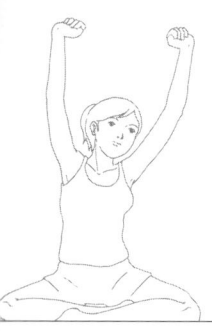

불로좌공 15

가을의 행법

팔을 위로 쳐들고 머리를 회전시키며, 팔을 굽혀 당기는 행법이다.

- ● 건강효과　　목에서 어깨뼈에 걸쳐 쌓여 있는 사기를 제거한다.
- ● 치료효과　　감기, 류머티즘열, 코피, 목 임파선염, 급성 신염, 알레르기성 비염, 인두염, 화농성 편도선염.

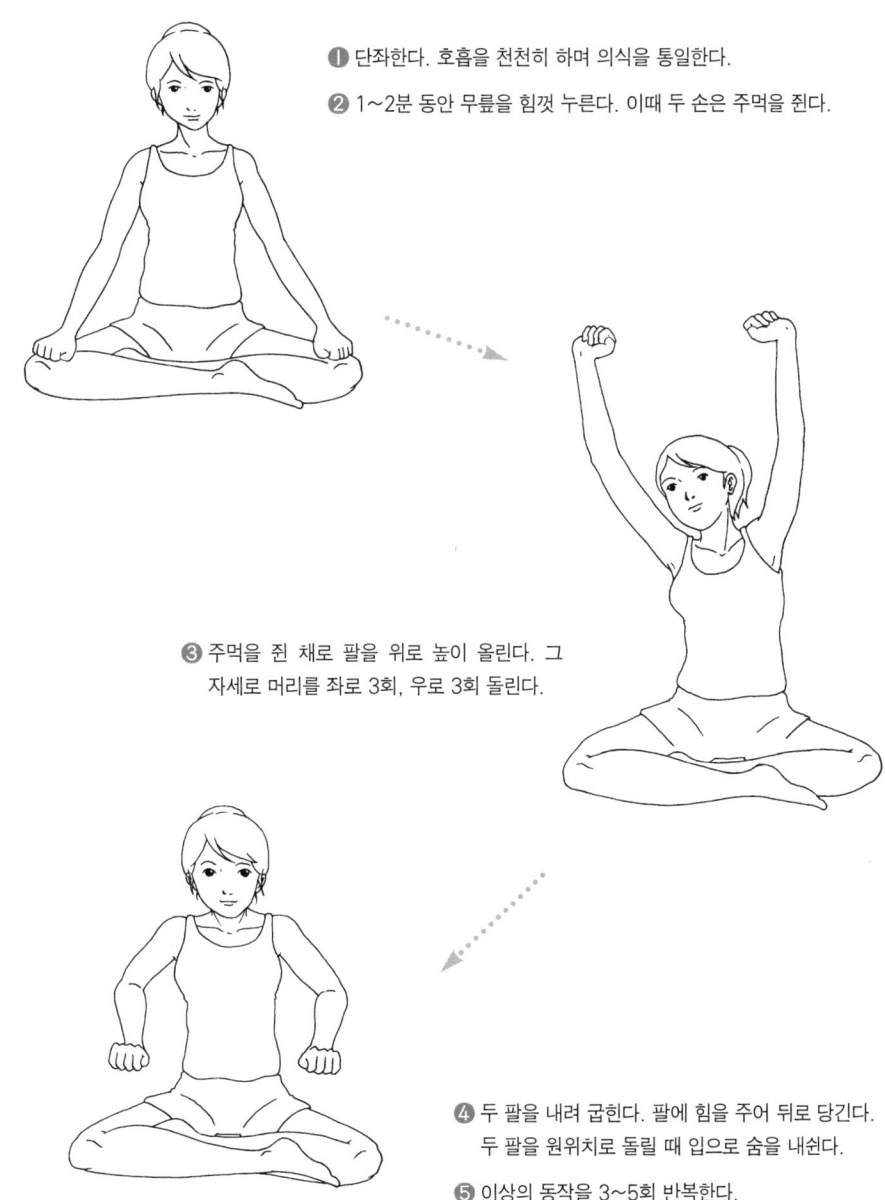

❶ 단좌한다. 호흡을 천천히 하며 의식을 통일한다.

❷ 1~2분 동안 무릎을 힘껏 누른다. 이때 두 손은 주먹을 쥔다.

❸ 주먹을 쥔 채로 팔을 위로 높이 올린다. 그 자세로 머리를 좌로 3회, 우로 3회 돌린다.

❹ 두 팔을 내려 굽힌다. 팔에 힘을 주어 뒤로 당긴다. 두 팔을 원위치로 돌릴 때 입으로 숨을 내쉰다.

❺ 이상의 동작을 3~5회 반복한다.

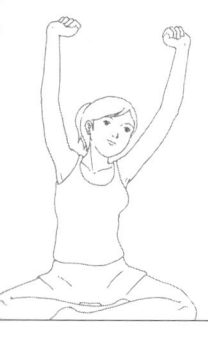

불로좌공 16

가을의 행법

몸을 좌우로 넘어뜨리는 행법이다.

- **건강효과** 신장이 약한 사람과 신장 질환이 있는 사람에게 효과가 있다.
- **치료효과** 열성 감기, 류머티즘열, 폐렴, 화농성 흉막염, 기관지 확장증, 울혈성 심부전, 신장증, 신염, 간경변, 점액 수종粘液水腫, 야뇨증, 위 확장.

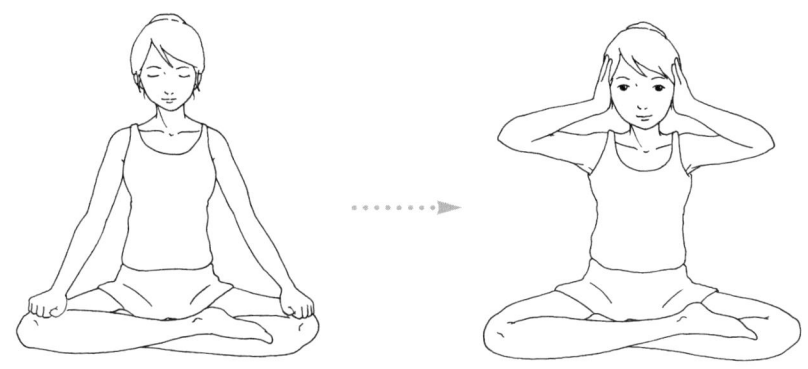

❶ 책상다리로 앉는다. 천천히 호흡하며 의식을 통일한다.

❷ 손을 펴서 귀에 갖다댄다.

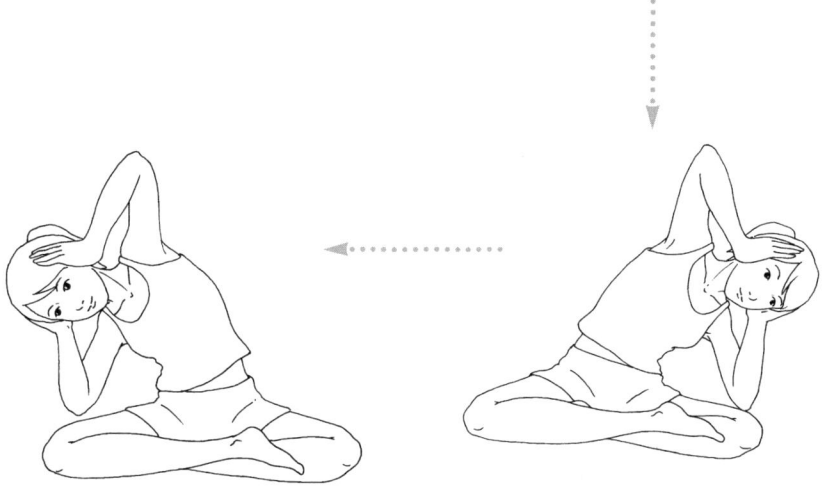

❹ 몸을 오른쪽으로 천천히 굽히면서 입으로 숨을 내쉰다. 좌우 각각 3~5회 반복한다.

❸ 몸을 왼쪽으로 천천히 굽히면서 입으로 숨을 내쉰다. 다시 정면을 향한다.

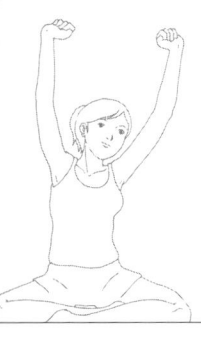

불로좌공 17

가을의 행법

팔을 펴고 머리를 회전시키는 행법이다.

- **건강효과**　어깨의 아픔이나 목덜미의 뻐근함이 없어진다. 윗몸의 사기가 제거된다.
- **치료효과**　열성 감기, 류머티즘열, 중이염, 편두통, 치질, 오한, 경직성 척추관절염, 척추 미끄럼증, 측두 동맥염, 긴장성 두통, 부비강염성副鼻腔炎性 두통, 코피, 급성 누낭염淚囊炎, 각막 궤양.

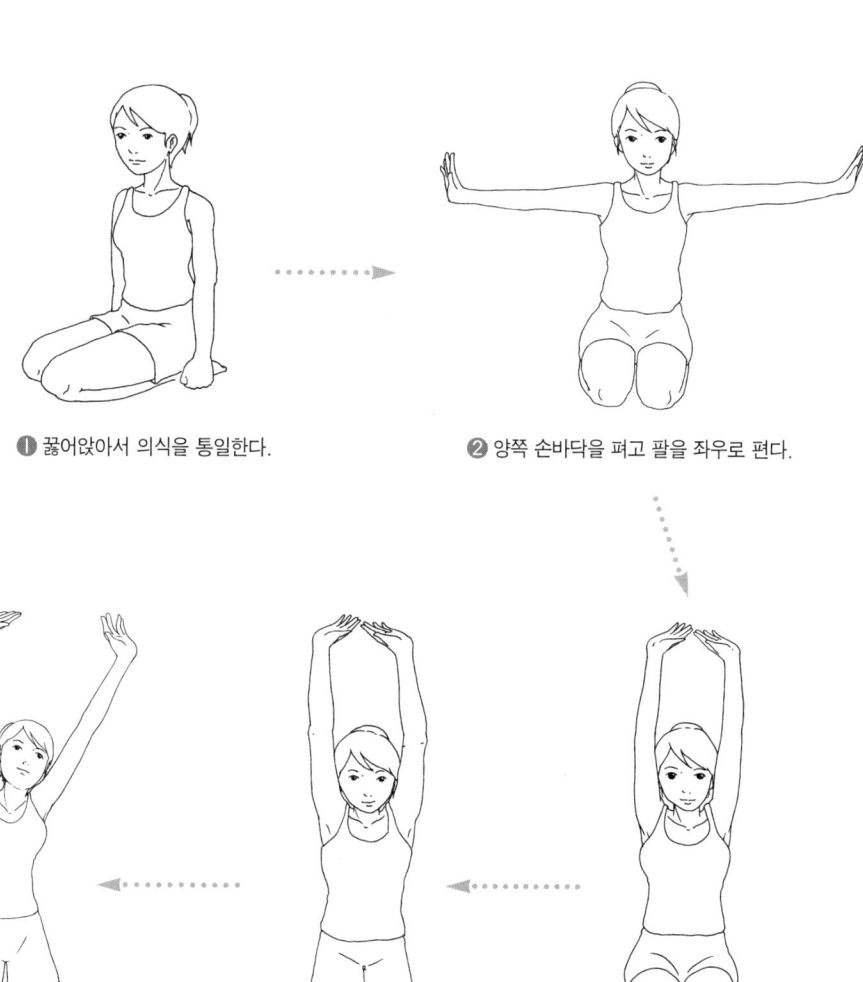

❶ 꿇어앉아서 의식을 통일한다.

❷ 양쪽 손바닥을 펴고 팔을 좌우로 편다.

❸ 팔을 위로 높이 뻗는다. 손등을 아래로 하면서 입으로 숨을 내쉰다.

❹ 두 팔을 위로 올리는 동시에 튕기듯이 똑바로 일어선다.

❺ 그 자세로 머리를 3~5회 회전시키고 끝날 때 입으로 숨을 내쉰다.

❻ 이상의 동작을 3~5회 반복한다.

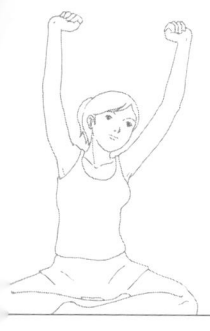

불로좌공 18

가을의 행법

한쪽 발바닥에 손을 걸고 잡아당기는 행법이다.

- ▶ **건강효과**　허리 아픔, 무릎과 다리의 아픔이나 저림을 풀어준다.
- ▶ **치료효과**　피부염, 중증 근무력증, 신경통, 류머티즘, 전립선염,
　　　　　　　임질, 방광염, 방광 결석, 췌장염, 간염, 위궤양.

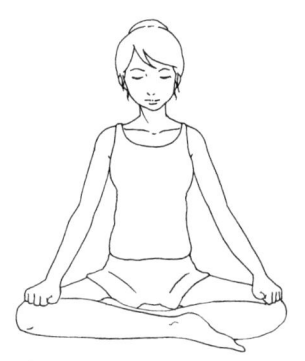

❶ 단좌한다. 천천히 호흡을 하며 의식을 통일한다.

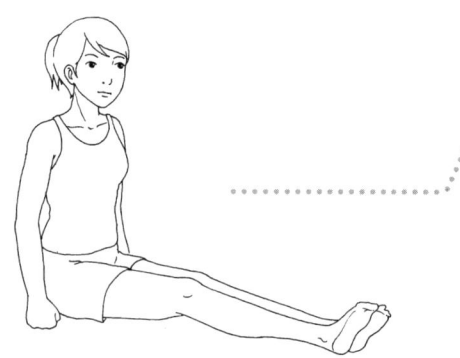

❷ 다리를 가지런히 하여 앞으로 뻗는다.

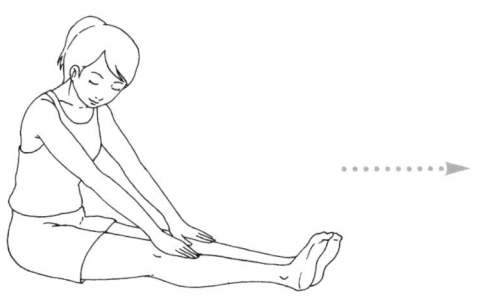
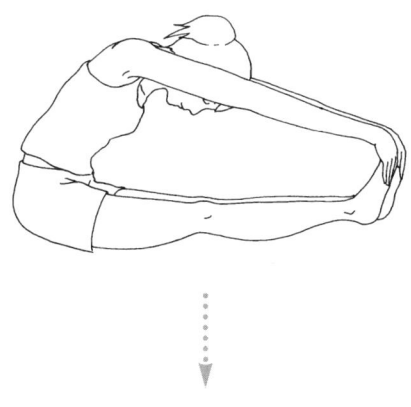

❸ 입으로 숨을 내쉬면서 두 손바닥으로 무릎 근처에서 발끝을 향하여 높은 곳을 오르는 기분으로 눌러 나간다.

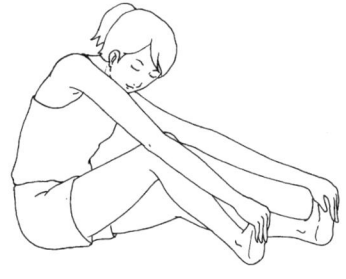

❺ 발뒤꿈치가 허벅다리 관절에 닿도록 힘껏 잡아당긴다.

❹ 손가락이 발등에서 발가락을 넘어 발바닥까지 닿으면, 먼저 오른발바닥에 손을 걸고 잡아당기면서 입으로 숨을 내쉰다.

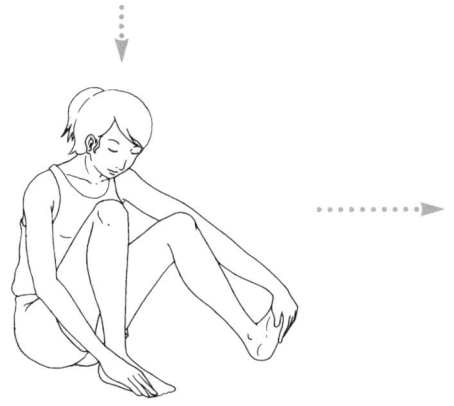
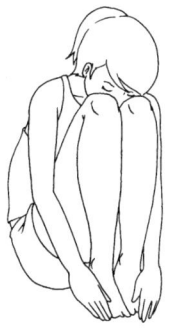

❻ 그 자세로 이번에는 왼발바닥에 손을 걸고 발뒤꿈치가 허벅다리 관절에 닿도록 힘껏 잡아당긴다.

❼ 이마를 무릎에 댄다.
❽ 이상의 동작을 5~7회 반복한다.

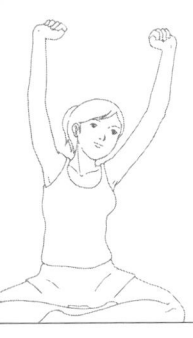

불로좌공 19

거울의 행법

한쪽 팔꿈치를 당기고 위로 뻗은 손바닥을 쳐다보는 행법이다.

- ◆ 건강효과 어깨나 등에 쌓인 사기가 깨끗이 제거된다.
- ◆ 치료효과 늑간신경통, 흉막염, 폐결핵, 급성 요통, 요추분리증, 추간판 헤르니아, 경직성 척추관절염, 카리에스, 편두통, 급성 위염, 중이염, 부스럼.

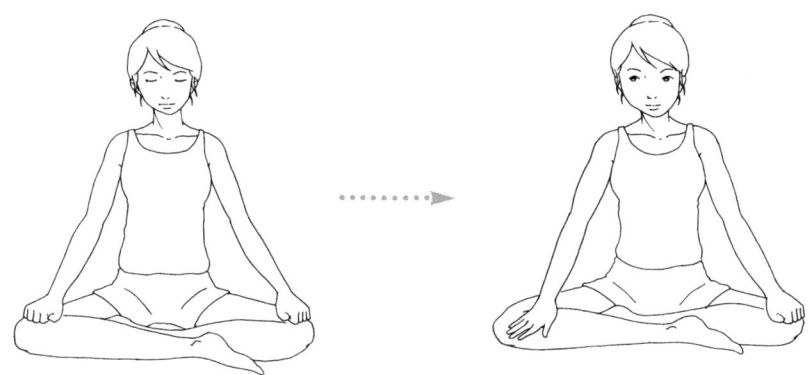

❶ 단좌한다. 천천히 호흡하며 의식을 통일한다.

❷ 왼손은 주먹을 쥐고 오른손은 편다. 오른손바닥으로 오른쪽 무릎을 단단히 누른다.

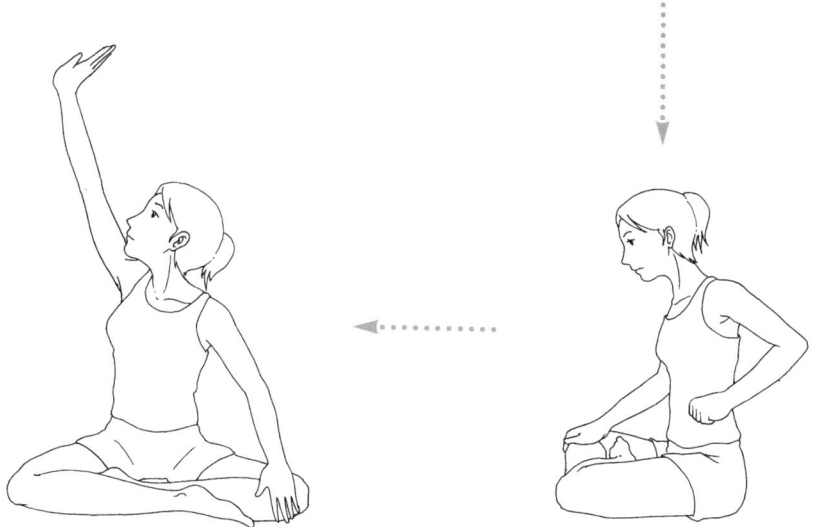

❺ 다시 단좌의 자세로 돌아와 두 손바닥을 펴고 무릎에 놓는다.

❻ 오른팔을 위로 높이 쳐들고 눈을 똑바로 뜨고 쳐다보면서 입으로 숨을 내쉰다. 손등은 아래로 향한다. 좌우 교대로 3~5회 반복한다.

❸ 동시에 왼손은 주먹을 쥔 채로 팔꿈치를 굽히어 힘껏 뒤로 당기면서 입으로 숨을 내쉰다.

❹ 다시 단좌의 자세로 돌아가 이번에는 오른손은 주먹을 쥐고 왼손은 펴서 같은 방법으로 행한다. ❶~❹를 3~5회 반복한다.

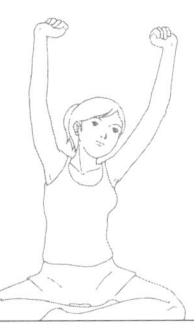

불로좌공 20

겨울의 행법

한쪽 팔꿈치를 굽혀 뒤로 잡아당기는 행법이다.

- 🔵 건강효과   어깨에서 등에 걸쳐 퍼져 있는 완고한 결림이 풀어진다.
- 🔵 치료효과   류머티즘열, 골관절증, 감기, 관절 류머티즘, 인플루엔자, 자궁근종子宮筋腫, 난소낭종卵巢囊腫, 변비증, 야뇨증, 고환종양, 음낭수종, 서경鼠徑 헤르니아, 족통풍足痛風, 폐렴, 기관지염, 흉막염, 기관지 천식.

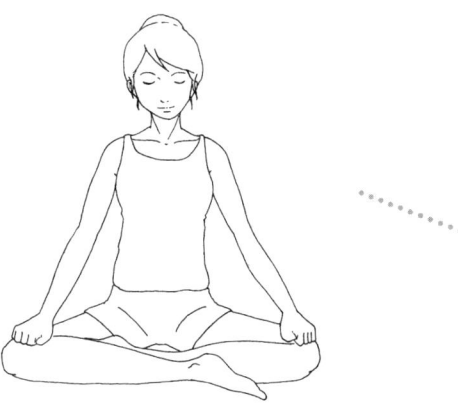

❶ 단좌한다. 천천히 호흡하며 의식을 통일한다.

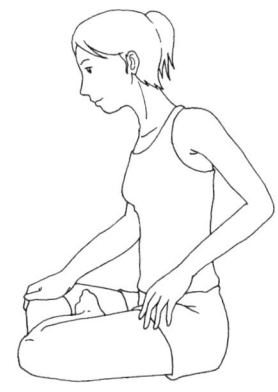

❷ 오른손을 펴서 오른쪽 무릎을 힘껏 누르고 왼손을 펴면서 팔을 굽힌다.

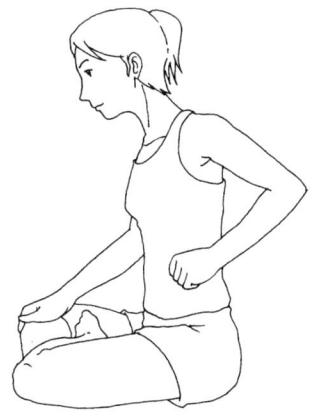

❸ 왼팔꿈치를 힘껏 뒤로 당기면서 엄지손가락을 안으로 주먹을 꼭 쥔다.

❹ 원래 자세로 돌아오면서 입으로 숨을 내쉰다.

❺ 이번에는 왼손과 오른손을 바꾸어 행한다. 좌우 교대로 3~5회 되풀이한다.

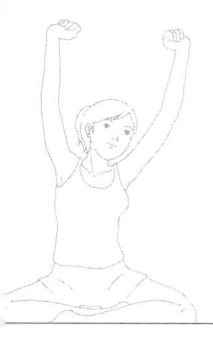

불로좌공 21

겨울의 행법

팔을 위로 뻗은 채 발을 천천히 디디는 행법이다.

- 건강효과 팔다리 관절의 아픔이나 겨드랑이의 아픔이 제거된다. 배가 따뜻해지고 완고한 변비도 해소된다.
- 치료효과 동맥경화, 혈전성 정맥염, 통풍痛風, 관절 류머티즘, 변형관절증, 지단홍통증肢端紅痛症, 인두염, 편도염, 유행성 간염, 혈청 간염, 간경변, 간암, 담석증, 만성 위염, 만성 변비증, 만성 췌장염, 장염, 위암, 폐결핵, 폐암, 폐경색, 야맹증, 신경통, 공포증.

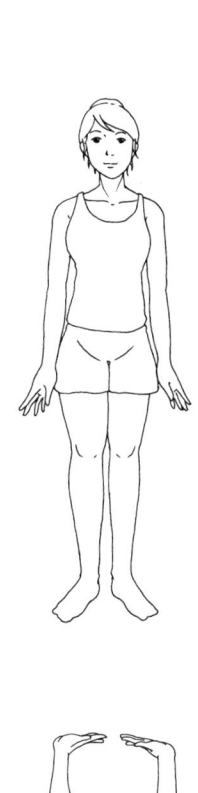

❶ 똑바로 서서 천천히 호흡하며 의식을 통일한다.

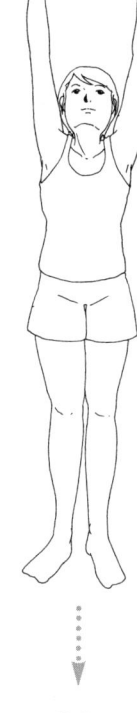

❷ 두 손바닥으로 무거운 돌을 밀어올리듯이 팔을 높이 뻗는다. 고개를 들고 손등을 쳐다보면서 숨을 내쉰다.

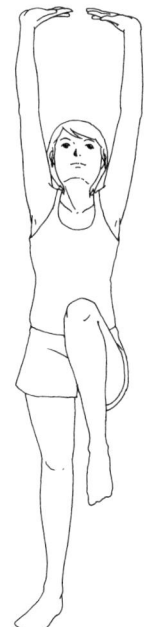

❹ 왼발을 천천히 힘껏 들어올렸다 내려밟는다.

❺ 다시 ❶의 자세로 돌아간다.

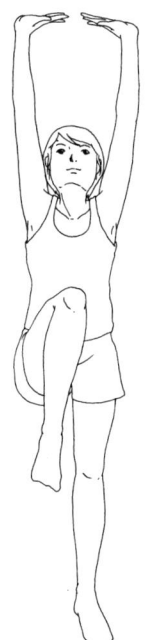

❸ 오른발을 천천히 힘껏 들어올렸다 내려밟는다.

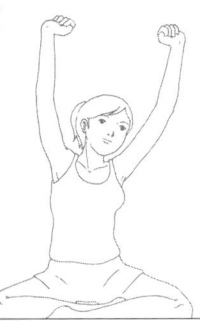

불로좌공 22

겨울의 행법

손등으로 무릎을 누르는 행법이다.

- ● **건강효과** 무릎이나 하퇴下腿의 아픔과 저림이 제거된다.
- ● **치료효과** 신경통, 류머티즘, 동맥경화, 악성 빈혈, 졸음 오는 병, 변비, 위와 십이지장궤양, 급성 췌장염, 당뇨병, 결핵성 관절염, 갑상선 기능항진증, 임파선염, 갑상선 종기, 대상포진, 설사.

❶ 책상다리로 앉는다. 천천히 호흡하며 의식을 통일한다.

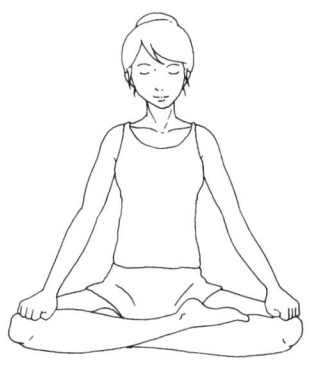

❷ 두 다리를 앞으로 뻗고 가지런히 모은다.

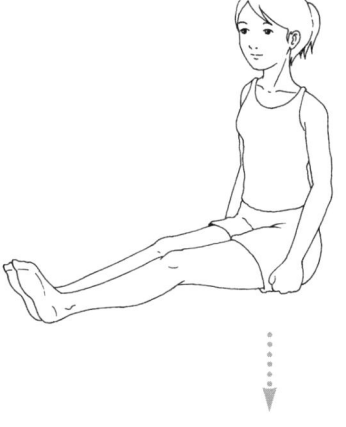

❸ 양 엄지손가락을 안에 넣고 살짝 주먹을 쥔다. 주먹의 등으로 양쪽 무릎을 힘껏 누르면서 입으로 숨을 내쉰다. 3~5회 되풀이한다.

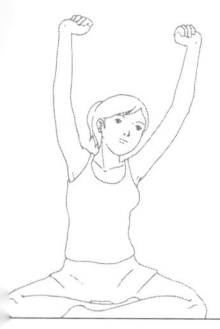

불로좌공 23

겨울의 행법

발바닥을 누르면서 팔을 위로 뻗고 그 손등을 쳐다보는 행법이다.

- ▶ 건강효과   목덜미에서 어깨에 걸친 뻐근함이 사라지고 갈비뼈나 겨드랑이에 쌓인 사기가 제거된다.
- ▶ 치료효과   위염, 위궤양, 십이지장궤양, 충수염(맹장염), 췌장염, 급성 간염, 심막염, 협심증, 심근경색, 간암, 간경변.

❶ 단좌한다. 의식을 통일한다.

❷ 오른손바닥으로 오른발바닥을 힘껏 누른다.

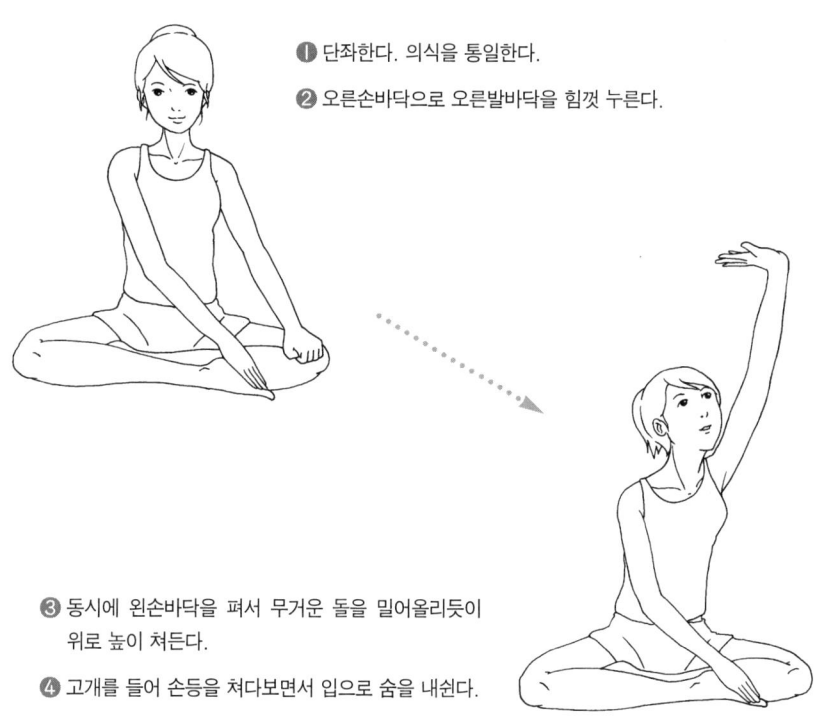

❸ 동시에 왼손바닥을 펴서 무거운 돌을 밀어올리듯이 위로 높이 쳐든다.

❹ 고개를 들어 손등을 쳐다보면서 입으로 숨을 내쉰다.

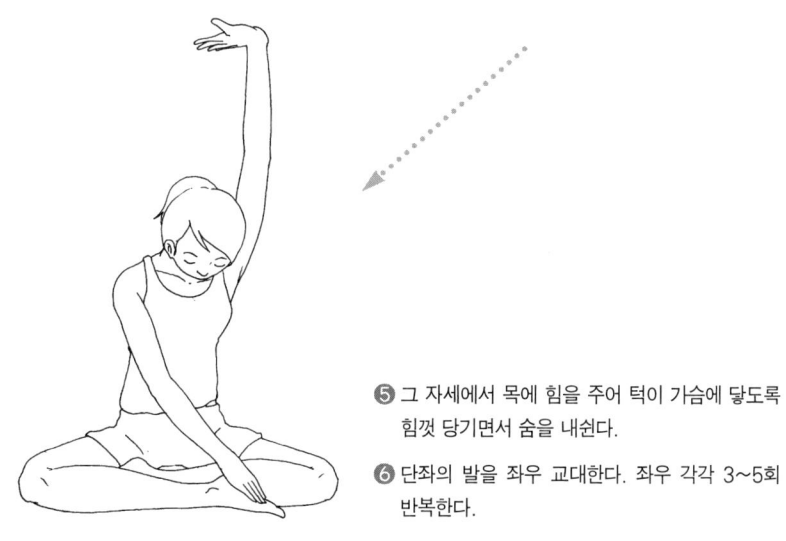

❺ 그 자세에서 목에 힘을 주어 턱이 가슴에 닿도록 힘껏 당기면서 숨을 내쉰다.

❻ 단좌의 발을 좌우 교대한다. 좌우 각각 3~5회 반복한다.

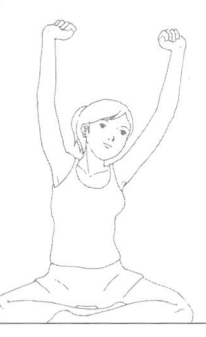

불로좌공 24

겨울의 행법

몸을 뒤로 넘어뜨려 팔과 다리끝으로 몸을 지탱하고 한쪽 다리를 앞으로 펴는 행법이다.

- 건강효과   내장이 안 좋은 사람에게 적당하다.
- 치료효과   설염, 성홍열, 불면증, 신경통, 류머티즘, 구멍 뚫리는 복막염, 장폐색, 간경변, 만성 위염, 소화불량, 위 확장.

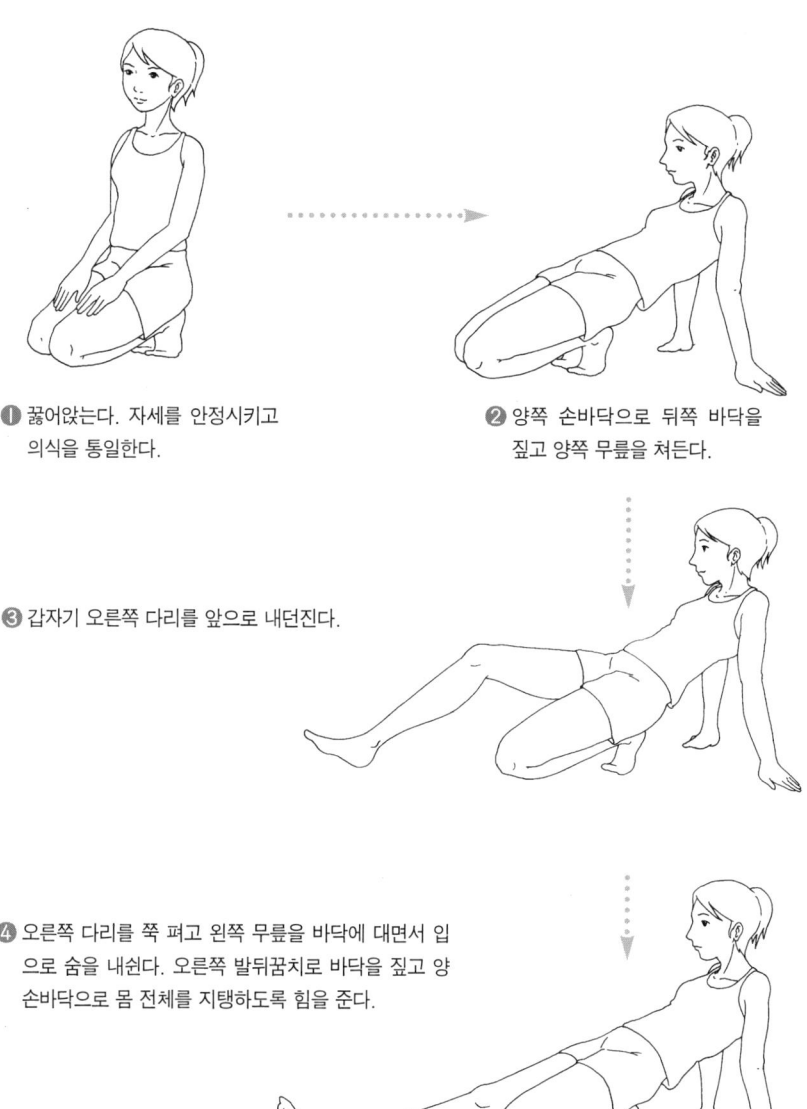

❶ 꿇어앉는다. 자세를 안정시키고 의식을 통일한다.

❷ 양쪽 손바닥으로 뒤쪽 바닥을 짚고 양쪽 무릎을 쳐든다.

❸ 갑자기 오른쪽 다리를 앞으로 내던진다.

❹ 오른쪽 다리를 쭉 펴고 왼쪽 무릎을 바닥에 대면서 입으로 숨을 내쉰다. 오른쪽 발뒤꿈치로 바닥을 짚고 양 손바닥으로 몸 전체를 지탱하도록 힘을 준다.

❺ 오른쪽 다리를 당기고 이번에는 왼쪽 다리를 갑자기 앞으로 내던지며 마찬가지로 행한다.

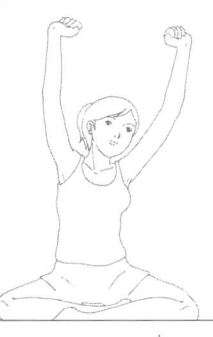
다른 행법과의 병행

　이상의 24가지 건강행법 '불로좌공'은 하나의 연결된 체계로서 하나하나의 행법이 다른 도인술의 행법과 마찬가지로 독자적인 효능을 갖는다. 그 효능을 겨냥하여 각각 독립적으로 행하면 이미 소개한 다른 도인술과 같이 몸의 모든 부분의 건강증진과 병 치료에도 커다란 효과를 발휘한다. 이런 경우, 24가지 중에서 자기가 지향하는 목적에 가장 적합한 행법을 선택할 필요가 있다. 그 선택 방법을 설명해둔다.

　각 행법마다 어떤 효과가 있으며 어떤 병이 낫는가를 밝혀놓았으니 그것을 기준삼아 자기 몸의 이상과 관련이 있는 행법을 몇 개 골라서 해보기 바란다. 그 중에서 가장 기분 좋게 느껴지는 것이 자신의 몸 상태에 알맞는 행법이다. 기분이 좋아지는 것은 기혈의 흐름이 나빠진 부분에 신선한 기혈을 보내주기 때문이다. 이렇게 선택한 최적의 좌공과 기타 행법을 병행하면 그 효과는 더욱 확실해진다.

　예를 들어, 허리가 안 좋아서 요통에 시달리는 사람은 앞에 소개한 허리 행법(1), (2)를 집중적으로 실시하여 우선 허리의 아픔을 제거한다. 그러고 나서 이 두 가지 행법을 매일 최소한 1회는 행한다. 이때 좀 더 허리를 건강하게 만들고 싶다면 좌공(1), (9), (10), (18)을 차례로 해 보는 것이 좋다. 이것들은 모두 허리에 특효가 있는 행법이다. 그리고 그 중에서 가장 기분이 좋아지는 행법을 골라서 허리 행법(1), (2)와 함께 매일 최소 1회 행하면 그 효과는 한층 더 커질 것이다.

불로좌공과 다른 도인술의 병행방법은 여러 가지가 있을 수 있다. 예컨대 선택한 좌공과 허리 행법(1)만 병행해도 좋고 (2)하고만 병행해도 무방하다. 물론 좌공이 두세 개 선택될 경우도 있을 것이다. 또한 행법 없이 불로좌공만 몇 가지 행해도 상관없다.

도인술은 '이론보다 실제'이다. 직접 해보면 당장 효과를 알 수 있기 때문에 어느 행법을 선택할지 바로 알 수 있다. 단, 너무 많이 할 필요는 없다. 몸의 특정 부분의 이상을 고치기 위해서는 한 부분에 대하여 세 가지 행법이면 충분하다.

정신세계사의 책들

【겨레 밝히는 책들】

1—丹
민족의 역사와 미래, 정신수련법을 다룬 민족소설/권태훈 증언/김정빈 지음

2—다물
오도된 역사를 바로잡고 웅비하는 통일민족의 미래를 그린 소설/김태영 지음

3—한단고기
사대주의와 식민사학에 밀려 천여 년을 떠돌던 문제의 역사서/임승국 역주

4—맥이
한 농부 사학자의 줏대 있는 민족사 해석이 역사의식을 바로잡는다/박문기 지음

5—大東夷(1-6, 전6권)
소설로 엮은 최초의 한민족 태고사. 민족의 자각을 드높인다/박문기 지음

6—백두산족에게 고함
《丹》의 주인공이 직접 쓴 민족의 미래, 수행에 대한 증언들/권태훈 지음

7—삼가 적을 무찌른 일로 아뢰나이다
충무공의 기록을 토대로 새로이 밝혀낸 거북선과 임진해전의 진상/정광수 지음

8—天符經의 비밀과 백두산족 文化
우주의 원리가 숨쉬는 秘典《天符經》의 심오한 세계와 우리 문화/권태훈 지음

9—겨레얼 담긴 옛시조 감상
선조들의 생활, 겨레의 멋과 얼이 담긴 옛시조 345편과 그 해설/김종오 편저

10—우리말의 상상력 1
우리말 어휘들의 기원과 변천을 통해 밝히는 민족정서와 의식구조/정호완 지음

11—민족비전 정신수련법
우리 민족 고유의 정신수련법을 정리, 해설한 책/봉우 권태훈 옹 감수/정재승 편저

12—옛 詩情을 더듬어
한시 300여 수를 현대감각으로 풀어 옮기고, 자세한 평설을 수록했다/손종섭 지음

13—우리민족의 놀이문화
우리민족 고유의 스포츠, 놀이, 풍속의 기원과 역사를 밝힌다/조완묵 지음

14—우리말의 상상력 2
우리 땅이름의 유래와 변천을 통해 본 우리 문화의 원류와 신앙체계/정호완 지음

15—실증 한단고기
25사에 나타난 단군조선과 고구려·백제·신라의 대륙역사를 파헤친다/이일봉 지음

16—우리말의 고저장단
우리말의 고저와 장단의 유기적 시스템을 완벽하게 입증해낸 역작/손종섭 지음

17—숟가락
숟가락 문화를 통해 본 우리말, 우리 풍속의 역사/박문기 지음

18—바이칼, 한민족의 시원을 찾아서
태초의 호수 바이칼로 탐험가와 학자들이 한겨레의 뿌리를 찾아 떠난 여행/정재승 엮음

19—장보고의 나라
장보고호 한중일 횡단 뗏목탐험기. 해상왕 장보고가 빚다 만 미완성의 제국 '장보고의 나라'가 되살아난다!/윤명철 지음

20—아나타는 한국인
일본과 한국의 언어학자가 함께 찾아낸 일본어의 유전자/시미즈 기요시·박명미 공저

21—한자로 풀어보는 한국 고대신화
한자를 통해 새로 쓰는 한국 고대사! 한자 속에 담긴 오천 년 비밀의 역사/김용길 지음

【영혼의 스승들】

1—요가난다(상·하, 전2권)
20세기 최고의 수행자 요가난다의 감동적인 자서전/P. 요가난다 지음/김정우 옮김

4—히말라야의 성자들(상·하, 전2권)
히말라야 성자들의 신비로운 세계와 구도자의 길/스와미 라마 지음/박광수 외 옮김

【수행의 시대】

1—명상의 세계
명상의 개념과 역사, 명상가들의 일화를 소개한 명상학 입문서/정태혁 지음

2—박희선 박사의 생활참선
과학자가 터득한 참선의 비결과 효과. 심신강화의 탁월한 텍스트/박희선 지음

3—초월명상 TM 입문
초월명상 TM의 원리와 배경, 의식세계의 비밀을 밝힌다/피터 러셀 지음/김용철 옮김

4—마음의 창조학 마인드컨트롤
창안자들이 직접 쓴 정신응용학 마인드컨트롤 지침서/호세 실바 외 지음/봉준석 옮김

5—붓다의 호흡과 명상(전2권)
불교 호흡 명상의 근본 교전 《安般守意經》과 《大念處經》 번역 해설/정태혁 역해

6—마음닦기
붓다의 수행법을 그대로 재현한 수행 지침서/무산본각 지음

7—보면 사라진다
수행인들의 생생한 체험을 통해 만나는 붓다의 위빠싸나/김열권 지음

8—나무마을 윤신부의 치유명상
성직자인 지은이가 명상을 치유의 수단으로 바라보며, 그 다양한 기술들을 소개하고 있다(명상CD 포함)/윤종모 지음

9—게으른 사람을 위한 잠과 꿈의 명상
티베트의 영적 스승이 들려주는 잠과 꿈을 이용한 명상/텐진 완걀 린포체 지음/홍성규 옮김

10—요가 우파니샤드
국내 최초의 요가 수행자가 전하는 정통 요가의 모든 것/정태혁 역해

11—누구나 쉽게 깨닫는다
나와 우주가 하나되는 지구점 명상. 누구나 할 수 있는 단순하고 쉬운 수련/김건이 지음

12—달라이 라마의 자비명상법
나 스스로 관세음보살이 되는 가장 쉽고 빠른 길/라마 툽텐 예세 해설/박윤정 옮김

【믿는다는 것 총서】

성서 속의 붓다
세계적인 비교종교학자 로이 아모르가 명쾌하게 밝혀낸 불교와 기독교의 본질과 상호 영향관계/로이 아모르 지음/류시화 옮김

성서 밖의 예수
1945년, 1천 6백 년 안에 이집트의 작은 마을 나그함마디에서 발견된 영지복음서의 비밀을 밝힌다/일레인 페이젤 지음/방건웅·박희순 옮김

【티베트 시리즈】

티벳 死者의 書
죽음의 순간에 단 한번 듣는 것만으로 해탈에 이른다/파드마삼바바 지음/류시화 옮김

티벳의 위대한 요기 밀라레파
단 한 번의 생애 동안에 부처가 된 위대한 성인 밀라레파의 전기/라마 카지 다와삼둡 영역/유기천 옮김

티벳 밀교 요가
위대한 길의 지혜가 담긴 티벳 밀교 수행법의 정수/라마 카지 다와삼둡 영역/유기천 옮김

티벳 해탈의 書
마음을 깨쳐 이 몸 이대로 해탈에 이르게 하는 티벳 최고의 경전/파드마삼바바 지음/유기천 옮김

사진이 있는 티벳 사자의 서
두려움 없는 죽음을 위하여 살아 있는 동안 반드시 명상해야 할 책/스티븐 호지 · 마틴 부드 편저/유기천 옮김

티베트 역사산책
티베트 창세기부터 달라이 라마에 이르기까지, 세계 최초의 티베트 역사 여행기/다정 김규현 지음

티베트 문화산책
우리 안의 티베트를 찾아 떠나는 다정 김규현의 티베트 문화 여행기/다정 김규현 지음

히말라야, 신의 마을을 가다
히말라야의 오지, 그 속에 오래도록 지혜의 텃밭을 일궈온 티베트인들의 삶과 풍경/이대일 사진 찍고 씀

【비총서】

성자가 된 청소부
마음의 평화와 깨달음을 주는 감동의 영적 소설집/바바 하리 다스 지음/류시화 옮김

꼬마성자
사랑과 깨달음을 주제로 한 우화 열여덟 편/미국 수피즘협회 지음/우계숙 풀어옮김

자유를 위한 변명
구도의 춤꾼 홍신자의 자유롭고 파격적인 삶의 이야기/홍신자 지음

파라독스 이솝우화
인간에 대한 신선한 역설이 담긴 (전혀 다른) 이솝우화/로버트 짐러 지음/김정우 옮김

어린 방랑자
진리를 찾아 떠난 한 소년의 이야기. 한 편의 시와 같은 구도여행기/댄 카비키오 지음/김석희 옮김

내 안의 나
신이 들려준 영혼의 교과서/조셉 배너 받아적음/유영일 옮김

마음으로 한다
마음의 힘을 성공 에너지로 전환시키는 마인드 파워 테크닉/존 키호 지음/신양숙 옮김

나를 점쳐 본다
동서고금의 모든 방법으로 알아보는 자신의 운명/다이어그램 그룹 지음/정현숙 옮김

새로운 나 만들기
강력한 나로 확 바꾸는 자율 훈련 교실/류한평 지음

한달 뒤에 보자
변화를 이끄는 자기 창조 20일 워크북/우에다 노리유키 지음/최성현 옮김

세일즈 파워
모든 세일즈맨의 꿈을 이루어 주는 마인드 컨트롤 기법/호세 실바 외 지음/홍승균 옮김

설기문 교수의 최면과 전생퇴행
상담심리학 교수가 강의하는 최면과 전생퇴행의 실전적 지침/설기문 지음

김영국 교수의 그림최면 시리즈 1, 2, 3
그림최면기법을 이용한 살빼기 책, 담배 끊는 책, 집중력을 높이는 책/김영국 지음

김영국 교수의 음악그림최면
음악을 들으면서 그림최면기법을 이용하면 저절로 살이 빠진다/김영국 지음

영혼의 마법사 다스칼로스
영혼의 치유사 다스칼로스의 영적인 가르침/키리아코스 C. 마르키데스 지음/이균형 옮김

사랑의 마법사 다스칼로스
다스칼로스와 함께한 생생한 체험 기록/키리아코스 C. 마르키데스 지음/이균형 옮김

나는 환생을 믿지 않았다
정서장애 여인의 치료과정에서 마주하게 된 놀라운 환생의 증거/브라이언 와이스 지음/김철호 옮김

나는 티벳의 라마승이었다(1-3, 전3권)
신비로운 영혼의 여로를 밝힌 티베트 고승의 자전적 소설/롭상 람파 지음/박영철 옮김

달마
라즈니쉬가 특유의 날카로운 시각으로 강의·해설한 달마어록/라즈니쉬 강의/류시화 옮김

식물의 정신세계
식물의 사고력, 감각과 정서, 초감각적 지각의 세계/피터 톰킨스 외 지음/황정민 외 옮김

장미의 부름
시를 쓰고, 우주와 교신하는 식물의 신비로운 세계/다그니 케르너 외 지음/송지연 옮김

동물은 무엇을 생각하는가
의식적이고 효율적으로 사고하는 동물의 정신세계/도널드 그리핀 지음/안신숙 옮김

코
낌새를 맡는 또 하나의 코, 야콥슨 기관/라이얼 왓슨 지음/이한기 옮김

한국인에게 무엇이 있는가
21세기 한국의 비전, 민족적 자아의 각성을 촉구하는 전 고려대 총장의 명강의를 엮은 책/홍일식 지음

本主(상·하, 전2권)
근대사의 격동기에 나타나 국운을 돌려놓고 사라진 신인(神人)의 실화를 담은 책/박문기 지음

해인의 비밀(전3권)
초능력, 우주의 비밀들에 대한 기적의 이야기들을 엮은 실화 소설/최현규 지음

윷경
민속놀이에서 찾아보는 고대 민족문화사의 보고/심원봉 편역

주역의 과학과 道
음양으로 풀어보는 우주와 인간의 비밀/이성환·김기현 공저

봉우일기 1, 2
소설 ≪단≫의 실존 주인공 봉우 권태훈 선생의 유고집/정재승 편저

세상 속으로 뛰어든 신선
명상과 변혁을 아우른 우리 시대의 초인 봉우 권태훈 이야기/정재승 엮음

쏟아지는 햇빛
수채화처럼 그려낸 한국 비구니 스님의 스리랑카 명상 여행/아눌라 스님 지음

초대
자기를 치유하여 세상을 구원한 속 깊은 이야기/오리아 마운틴 드리머/우계숙 옮김

내가 만난 스승들 내가 찾은 자유
현대의 성자 14인과 만나는 영혼의 순례기/마두카르 톰슨 지음/손민규 옮김

우리는 명상으로 공부한다
민족사관고 수재들의 氣 살리고 성적 올리는 명상학습 비결/민정암 지음

알기쉬운 역의 원리
원리를 모르면 외우지도 말라! 주역, 음양오행, 사주명리의 길잡이/강진원 지음

알타이 이야기
알타이 사람들이 입담으로 전해주는 그들의 신화, 전설, 민담들/양민종 지음

샤먼 이야기
기발한 착상과 색다른 세계관이 가득한 샤먼 세상으로의 여행/양민종 지음

참사람부족의 메시지
고대로부터 전해진 호주원주민의 지혜로 현대인의 영혼을 치유하는 소설/말로 모건 지음/도솔 옮김

그대, 여신이 되기를 꿈꾸는가
고대 그리스 여성의 일상 속으로 떠나는 고고학자의 시간여행!/우성주 지음

영혼의 거울
인간의 육체와 심령을 정밀하게 해부한 수십 폭의 그림 속으로 떠나는 환상여행!/알렉스 그레이 지음/유기천 옮김

동물도 말을 한다
동물은 무엇을 생각하고 어떻게 느끼는가?

텔레파시로 전해듣는 동물의 세계/소냐 피츠패트릭 지음/부희령 옮김

마법사 프라바토
실존했던 20세기 최고의 마법사, 프란츠 바르돈의 자전소설/프란츠 바르돈 지음/조하선 옮김

비르발 아니면 누가 그런 생각을 해
지혜로 가득한, 인도우화의 가장 빛나는 보석/이균형 엮음/정택영 그림

인도네시아 명상기행
인도네시아 섬 누스타리안, 그곳에서 일어나는 자연과 치유, 원시의 이야기/라이얼 왓슨 지음/이한기 옮김

하타요가와 명상
요가 아사나의 상징·비밀·은유의 세계/스와미 시바난다 라다 지음/최정음 옮김/정강주 감수

행복한 아이 성공하는 아이
상담전문가 윤종모 교수의 자녀교육 특강/윤종모 지음

여자, 혼자 떠나는 세계 여행
'나홀로 여성' 스물두 명의 지구촌 여행/탈리아 제파토스 외 지음/부희령 옮김

암이 내게 행복을 주었다
암으로부터 살아돌아온 사람들, 그 기적 같은 치유의 기록/가와다케 후미오 지음/최승희 옮김/기준성 감수

내 운명 내가 바꾼다
김영국 교수의 그림최면! 가만히 보는 것만으로 운명을 바꿀 수 있다/김영국 지음

창조신화
인간과 우주의 기원에 관해 신화와 종교와 과학이 알고 있는 모든 것/필립 프런드 지음/김문호 옮김

세계의 미스터리, 비밀을 벗다
세상의 모든 불가사의에 대한 도발적 질문과 충격적 해설!/실비아 브라운 지음/김석희 옮김

명당의 원리
잃어버린 우리의 정신문명, 그 명당의 원리가 처음 밝혀진다/덕원 지음

나는 왜 아버지를 잡아먹었나
자기들의 진화 문제를 놓고 고민한 '원시인들 이야기'/로이 루이스 지음/김석희 옮김

초인들의 삶과 가르침을 찾아서
인류에게 진리의 빛을 던져주는 불멸의 초인들, 그들이 펼치는 기적의 초인생활/베어드 T. 스폴딩 지음/정창영·정진성 옮김

박광수의 이야기 대체의학
'내가 나를 치유하는' 생활 속의 대체의학/박광수 지음

붓다의 러브레터
조건 없는 사랑을 체계적으로 길러내는 자애명상 실천서/샤론 살스버그 지음/김재성 옮김

사람을 살리는 사혈요법
피가 맑으면 모든 병이 물러난다. 사혈요법의 원리와 실제 치료의 모든 것!/양태유 지음

인디언 조
캐나다 최고의 이야기꾼 W.P. 킨셀라의 단편소설집/W.P. 킨셀라 지음/김석희 옮김

춤추는 사계
흑백사진, 그 흙빛에 담아낸 한국의 사계와 풍경이야기/이대일 사진 찍고 씀

도시남녀 선방가다
선 수행과 연인들의 사랑을 접목시킨 21세기 '사랑의 기술'/브렌다 쇼샤나 지음/부희령 옮김

죽기 전에 알아야 할 영혼 혹은 마음
수호령 천사 유령 소울메이트 등 우리와 늘 함께하는 영혼들의 이야기/실비아 브라운 지음/박윤정 옮김

어느 관상수도자의 무아체험
다 비워버린 내 안에서 만난 하느님! 40여 년 동안 관상기도를 해온 저자의 체험과 깨달음/버나뎃 로버츠 지음/박운진 옮김